Visual 栄養学テキスト

ヴィジュアル

食べ物と健康 I

食品学総論
食品の成分と機能

編集

寺尾純二・村上 明

監修

津田謹輔
帝塚山学院大学学長・人間科学部教授

伏木 亨
甲子園大学副学長・栄養学部教授

本田佳子
女子栄養大学栄養学部教授

中山書店

刊行にあたって

　近年，栄養学はますますその重要性を増しています．わが国は少子化と同時に超高齢社会を迎えていますが，健康で寿命をまっとうするには毎日の食事をおろそかにはできません．わたしたちの物質としての体は，おおよそ7年で細胞が総入れ替えになるといわれています．毎日食べているもので入れ替わっていくのです．まさに"You are what you eat."なのです．このような営みが，生まれた時から生涯を終えるまで続きます．

　胎児の栄養状態は，成人になってからの健康や疾病に大きな影響をもたらす―すなわちDOHaD（ドーハッド：Developmental Origin of Health and Diseases）という考え方が，最近注目されています．学童期には心身の健全な発達のため，また将来の生活習慣病予防のために，「食育」という栄養教育が始まっています．青年期から中年期にかけての生活リズムは，たとえば50年前と今とでは大きく変化しており，生活リズムの変化が栄養面に及ぼす影響は，近年の「時間栄養学」の進歩によって明らかにされつつあります．高齢者では，たんぱく質・エネルギー不足が注目されており，身体活動低下とともに，サルコペニアやフレイルが問題となっています．このように栄養は，ヒトの一生を通じて大変に大切なものなのです．

　このような時期にふさわしい栄養学の教科書として，このたび「Visual栄養学テキスト」シリーズを刊行いたします．栄養士・管理栄養士養成校の授業で使えるわかりやすい教科書ですが，単なる受験書ではなく，栄養学の面白さや魅力が伝わるようなテキストをめざしています．また，単なる知識ではなく，現場で役立つ観点を盛り込んだものにしたいと願っています．

　そのほかに，本シリーズの特徴として，次のようなものがあります．
① 新しい管理栄養士養成カリキュラムと国家試験ガイドラインに沿った内容．
② 冒頭にシラバスを掲載し，授業の目的や流れ，学習内容を把握できる．
③ 各章（各項目）冒頭の「学習目標」「要点整理」で，重要ポイントを明示．
④ 文章は簡潔に短く，図表を多くしてビジュアルでわかりやすくする．
⑤ サイドノート欄の「豆知識」「用語解説」「MEMO」で，理解を深められる．
⑥ シリーズキャラクター「にゅーとり君」が本文中の重要ポイントをつぶやく．
⑦ 関係法規などの参考資料はネットに掲載し，ダウンロードできるようにする．

　栄養士・管理栄養士の果たす役割は，今後もますます重要になっていくことでしょう．この新しいシリーズが，その育成に少しでも貢献できれば幸甚です．

2016年2月吉日

監修　津田謹輔・伏木　亨・本田佳子

監修 ———— 津田　謹輔　帝塚山学院大学

伏木　　亨　甲子園大学栄養学部

本田　佳子　女子栄養大学栄養学部

編集 ———— 寺尾　純二　甲南女子大学医療栄養学部

村上　　明　兵庫県立大学環境人間学部

執筆者（執筆順）— 須藤　紀子　お茶の水女子大学基幹研究院自然科学系

村上　　明　兵庫県立大学環境人間学部

谷　　幸則　静岡県立大学食品栄養科学部環境生命科学科

加藤　陽二　兵庫県立大学環境人間学部

高橋　正和　福井県立大学生物資源学部生物資源学科

中村　宜督　岡山大学学術研究院環境生命科学学域

新井　博文　北見工業大学食品栄養化学研究室

山本　浩範　仁愛大学人間生活学部健康栄養学科

室田佳恵子　島根大学生物資源科学部生命科学科

向井　理恵　徳島大学大学院社会産業理工学研究部

三好　規之　静岡県立大学食品栄養科学部栄養生命科学科

額　惠理香　甲南女子大学医療栄養学部

榊原　啓之　宮崎大学農学部応用生物科学科

石井　剛志　神戸学院大学栄養学部

辻　　　愛　奈良女子大学研究院生活環境科学系

川畑　球一　甲南女子大学医療栄養学部

高杉美佳子　九州産業大学生命科学部生命科学科

石坂　朱里　兵庫県立大学環境人間学部

近藤（比江森）美樹　徳島文理大学人間生活学部食物栄養学科

はじめに

　本書「食品学総論」は，栄養学の面白さや魅力を伝えながら，栄養学に関する最新の知識を理解しやすく学ぶことができる「Visual栄養学テキストシリーズ」の1冊として刊行されました．この「食品学総論」と「食品学各論」を合わせて，管理栄養士養成課程カリキュラムの専門基礎分野科目「食べ物と健康」の食品学で学修する内容をすべて網羅しています．

　栄養学を学ぶにあたって，カリキュラムで最初に取り組む学問分野のひとつが食品学です．食品とは，栄養素と非栄養素から構成される生物由来産物であり，食品を摂取すると栄養素は吸収代謝され，エネルギー源や生体構成材料などに利用されます．一方，非栄養素も生体にはたらきかけて，さまざまな生理機能を発揮することが知られています．食品の機能は一次機能（栄養機能），二次機能（嗜好機能），そして三次機能（体調調節機能）で説明されます．食による健康維持・増強の観点から，一次機能に加えて三次機能が最近注目されており，さまざまな機能性食品が開発されるようになってきました．さらに食嗜好の重要性から，二次機能にかかわる研究も急速に発展しつつあり，現在ではこれら3つの機能を統合するアイデアも生まれています．

　したがって食品学を学修するためには，栄養素の一次機能とともに嗜好成分などの非栄養素の二次機能や三次機能を含めて，食品に含まれる多種多様な成分の構造と機能，そしてそれら成分間の相互作用を深く総合的に理解することが必要となります．またさまざまな食品が生産され，消費されている現状に関する歴史的あるいは社会的背景や，現在流通している食品の法律制度を知ることも，食品学で学ぶべき内容に含まれます．

　この「食品学総論」では，大学で実際に食品学を講義されている若手，中堅，ベテランの先生方がバランス良く執筆しています．また，「豆知識」などサイドノートのさまざまな工夫により，誰でもわかりやすく理解できるような構成となっていますので，管理栄養士養成課程で学ぶ学生だけでなく，食品学に関心をもたれる多くの皆さんに役立つものと自負しています．本書が皆さんを食品学の学問領域に誘うきっかけになれば，編者にとって望外の喜びです．

2017年12月

編者　寺尾純二・村上　明

食品学

シラバス

本書では1〜8回分を収載

一般目標	●総論では，食文化，健康，環境問題から食生活を理解し，食品表示制度と規格基準を学ぶとともに，食品を機能面から説明できるようにする． ●各論では，食品の分類や成分を学び，食品の保存・加工・成分の変化を理解し，それぞれの食品について特性，利用法を説明できるようにする．

回数	学習主題	学習目標	学習項目	総論
1	食文化と食生活	●日本食の起源と歴史的背景を理解する ●米偏重の食生活から健康的な日本型食生活への変遷を学ぶ	●食文化とその歴史的変遷 ●食生活の時代的変化 ●食物連鎖	1章
	食生活と健康	●和食や欧米型食事の特徴，食習慣と生活習慣病の関係を学ぶ ●より健康的な食生活普及のための政策や諸省庁の指針を知る	●食嗜好の形成 ●食生活の変化と生活習慣病，健康維持・管理	
	食料と環境問題	●世界とわが国の食料事情を把握する ●食料生産に必要な環境資源と環境問題を理解する	●食料生産，食料自給率，地産地消，フード・マイレージ ●農業用水，肥料，農薬，食品ロス・廃棄，フードバンク活動	
2	たんぱく質	●アミノ酸の構造，ペプチド結合，たんぱく質の分類や構造を学ぶ	●アミノ酸の構造，種類，分類，性質 ●たんぱく質の一次〜四次構造と分類，性質，変性，栄養価	
3	炭水化物（糖質，食物繊維）	●食品中の炭水化物（単糖，少糖，多糖）の種類と構造，性質と所在を理解する ●食物繊維（水溶性，不溶性）の化学成分と生理的機能を理解する	●炭水化物（単糖，少糖，多糖）の構造と分類 ●食物繊維の種類と生理的機能，糖の吸収と栄養	
4	脂質	●脂質の種類，構造，物理学的・化学的性質，生理作用を理解する ●脂質の摂取基準と欠乏・過剰摂取による健康への影響を理解する	●グリセロール，ステロール，中性脂肪，リン脂質，糖脂質 ●飽和脂肪酸，不飽和脂肪酸，必須脂肪酸，n-3/n-6 ●油脂の性質，油脂の過剰摂取と健康，トランス脂肪酸	2章-1
	ビタミン	●ビタミンの種類，分類，生理作用を理解する ●ビタミンが多く含まれる食品を理解する ●ビタミンの欠乏症と過剰症を理解する	●脂溶性ビタミン（ビタミンA，D，E，K） ●水溶性ビタミン（ビタミンB_1，B_2，B_6，B_{12}，C，ナイアシン，パントテン酸，ビオチン，葉酸） ●欠乏症と過剰症，夜盲症，くる病，脚気，ペラグラ，壊血病	
	ミネラル	●ミネラルの種類，性質，所在，生理的機能を理解する ●ミネラルの欠乏症と過剰症を理解する	●多量ミネラル（Na，K，Ca，Mg，P）の機能と欠乏症・過剰症 ●微量ミネラル（Fe，Zn，Cu，Mn，I，Se，Cr，Mo）の機能と欠乏症・過剰症	
5	水分	●食品中の水の状態と，水分と食品の状態との関係を理解する ●水分活性について学び，食品の保存に対する影響を理解する	●水の構造と性質，冷凍・冷蔵保存，加熱調理 ●水分含量，結合水，自由水，水分活性 ●人体の水分補給	
	色素成分	●色素の名称と構造，および各色素が含まれる食品を理解する ●調理加工・保存中の色素の変化を理解する	●ヘム，クロロフィル，カロテノイド，フラボノイドの構造と機能 ●ミオグロビン，アナトー色素，アントシアニン，カテキン，テアフラビン，クルクミン	
6	呈味成分	●味覚を感知するしくみを理解する ●呈味成分の分類と，食事におけるかかわりについて理解する	●甘味，酸味，塩味，苦味，うま味，辛味，渋味，えぐ味 ●味を感じるしくみ，味覚成分の構造と機能	2章-2
	香気・におい成分	●食品の香りを感知するしくみを理解する ●香気・におい成分の特徴的な性質を理解する ●食品が放つ独特なにおいの原因となる成分について理解する	●においを感じるしくみ ●香気・におい成分の構造と性質 ●アミノカルボニル反応，ストレッカー分解，メイラード反応	
	食品物性	●コロイドの特性と種類を理解する ●食品のテクスチャーについてレオロジー（流動と変形）の観点から理解する	●コロイド科学，乳化，エマルション，サスペンション，ゾル，ゲル，流体，レオロジー，ニュートン運動 ●テクスチャーとその測定	
7	生体調節機能	●食品の三次機能を理解する ●機能性成分の生体調節機能と作用する部位としくみを理解する ●食品成分による抗酸化作用，生活習慣病の予防効果，アレルギー改善効果を理解する	●腸内細菌叢（腸内フローラ），食物繊維，オリゴ糖，ビフィズス菌，プレバイオティクス，プロバイオティクス ●整腸作用，脂質・糖吸収抑制作用，ミネラルの吸収促進作用 ●抗酸化作用，血圧調節，IPA，DHA，n-3系多価不飽和脂肪酸，GABA，アレルギー，骨代謝	2章-3
8	食品表示制度，規格基準	●食品表示法の概要と規定を理解する ●保健機能食品と特別用途食品の種類と制度を理解する ●栄養成分表示と強調表示を理解する	●食品表示法と食品表示基準（期限表示，成分表示，品質表示基準） ●特定保健用食品，機能性表示食品，栄養機能食品，特別用途食品，栄養成分表示	3章

回数	学習主題	学習目標	学習項目	各論
9	食品の分類	●性質や特徴に基づく，さまざまな観点から，食品が分類されることを理解する ●栄養成分による食品の分類は，栄養指導・教育での利用を念頭に理解を深める ●食事バランスガイド，食品成分表，食品表示で用いる食品の分類について理解する	●原料，生産様式，栄養素，食習慣による分類 ●3色食品群，4つの食品群，6つの基礎食品群 ●食事バランスガイド	1章
10	食品成分表	●食品成分表の意義と形式を理解する ●食品成分表の成り立ちを理解し，正しく利用できるようになる	●「日本食品標準成分表2020年版（八訂）」 ●食品の分類・配列，食品番号，廃棄率，成分項目と表示法 ●食品成分の分析法と算定法	2章
11	植物性食品	●植物性食品の特徴や分類を理解する ●植物性食品の主要成分や生理活性成分，嗜好成分，有毒成分などについて理解する ●植物性食品の主な利用法や貯蔵法，加工法について理解する	●穀類の特徴，米，小麦，とうもろこし，そば ●いも類の特徴，じゃがいも，さつまいも，さといも，こんにゃくいもなど ●種実類の特徴，らっかせい，アーモンド，ごま，くり，ココナッツなど ●豆類の特徴，だいず（大豆），大豆加工食品，あずき，いんげんまめ，えんどうなど ●野菜類の分類・特徴，葉菜類，茎菜類，根菜類，果菜類，花菜類 ●果実類の特徴，仁果類，核果類，漿果類，準仁果類，瓜果類，熱帯性果実類 ●きのこ類の特徴，しいたけ，まつたけ，きくらげなど ●藻類の特徴，紅藻類，褐藻類，緑藻類など	3章
12	動物性食品	●食肉の種類・特徴，組織・構造，成分を理解する ●食肉の死後変化として，死後硬直，解硬と熟成のしくみ，色調変化のしくみを理解する ●食肉の加工理論，食肉製品の種類を理解する ●卵に含まれる栄養成分と特徴について理解する ●卵の鮮度低下に伴う変化と鮮度判定について理解する ●卵の加工特性について理解する ●牛乳成分の内容と栄養学的特徴を理解する ●カゼインミセルの構造と飲用乳や乳製品について理解する ●飲用乳と乳製品の種類を理解する ●魚介類に含まれる栄養成分について理解する ●水産食品の鮮度判定や保存方法について理解する ●魚介類を原材料とした加工食品について理解する	●食肉の種類・特徴（牛，豚，鶏），食肉の組織・構造，食肉の成分，熟成，色調，食肉の加工（ハム，ベーコン，ソーセージ） ●卵類の種類・特徴，鶏卵の構造・成分，卵の貯蔵と鮮度判定，加工特性，卵の加工（液卵，凍結・乾燥卵，マヨネーズ，ピータンなど） ●乳類の特徴，乳類の成分，飲用乳と乳製品（ヨーグルト，チーズ，バター，クリームなど） ●魚介類の種類・分類（海水産魚類，淡水産魚類，甲殻類など），魚介類の組織・構造，魚介類の成分，魚介類の貯蔵・鮮度，水産食品の加工（冷凍品，乾燥品，練り製品，燻製品，缶詰など）	4章
13	微生物利用食品	●アルコール飲料の種類と製造方法の特徴について理解する ●発酵調味料（みそ，しょうゆ，食酢，みりん）の製造法と成分変化，関与する微生物について理解する ●さまざまな発酵食品の種類と特徴，製造方法について理解する	●醸造酒（清酒，ビール，ワイン），蒸留酒（ウイスキー，ブランデー，焼酎など），混成酒 ●みそ，しょうゆ，食酢，みりん ●納豆，漬物類，発酵乳製品（ヨーグルト，チーズ），カツオ節，水産発酵食品（塩辛，魚醤，くさや）	5章
14	油脂・甘味料・調味料・香辛料・嗜好飲料	●油脂食品の一般的性質を学び，植物性油脂と動物性油脂，加工油脂の性質の違いを理解する ●甘味料の種類と特徴を理解する ●塩，ソース，たれ類，トマト加工品の調味料の特徴を理解する ●香辛料を用途別に分類・整理する ●さまざまな嗜好飲料の製法を学ぶ	●植物性油脂（大豆油，なたね油，米ぬか油，オリーブ油など），動物性油脂（ラード，ヘット，魚油），加工油脂（硬化油，マーガリンなど），採油法，精製法 ●天然甘味料（砂糖など），準天然甘味料（ソルビトール，オリゴ糖など），人工甘味料 ●塩，ソース，たれ類，トマト加工品，香辛料 ●茶，コーヒー，ココア，清涼飲料，ジュース，スポーツドリンク	6章
15	食品の保存と加工	●食料生産と栄養の関係性を理解する ●食品保存における物理化学的因子の役割を理解する ●代表的な加工法が食品に果たす役割を理解する	●食品加工，食料生産と栄養 ●加熱，低温，pH，水分活性，空気，食品添加物，電磁波，燻煙 ●加工方法（粉砕，分離，加熱，抽出，乾燥，濃縮など）	7章
16	食品の加工と成分の変化	●食品の加工によるたんぱく質・糖質・ビタミンの変化を説明できる ●食品の加工・貯蔵における脂質の変化を説明できる ●食品成分間反応による成分の変化を説明できる	●たんぱく質の変性 ●でんぷんの糊化・老化，ペクチンのゲル化 ●脂質の酸化（自動酸化，光増感酸化，熱酸化など） ●ビタミンの変化・分解 ●褐変（酵素的褐変，アミノカルボニル反応）	8章

目　次

1章　人間と食品

2章　食品の機能

3^章　食品の表示と規格基準

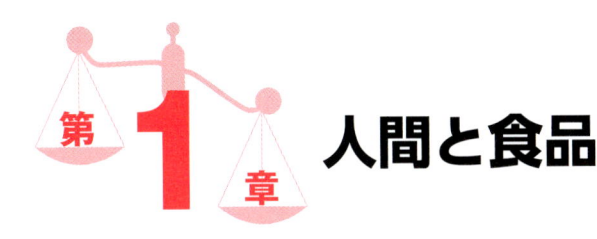

第1章 人間と食品

1 食文化と食生活

学習目標
- 日本食の起源と歴史的背景を理解する
- 伝統的な米偏重の食生活から，健康的な日本型食生活に変化していった時期を理解する
- 食物連鎖と生物濃縮の関連について理解する

要点整理
- ✓ 飯，汁，菜，香の物の四点を組み合わせる日本料理の基本型は本膳料理の本膳に由来する．
- ✓ ビタミンB_1欠乏症である脚気は「江戸わずらい」と呼ばれた．明治時代に入ると，肉食が広まるとともに，いろいろな物を食べるようになり，減少した．
- ✓ 健康的な「日本型食生活」とは，エネルギー産生栄養素バランスが適正になった1970年代以降の食事を指す．
- ✓ 生産者 (緑色植物) と消費者 (動物) の排泄物や遺骸は，分解者 (細菌・菌類) によって分解され，分解物は生産者に利用される．これを食物連鎖という．
- ✓ 有害物質が食物連鎖によって生体内で濃縮されていく過程を生物濃縮という．

1 食文化とその歴史的変遷

古 代

- 人間は雑食性のため，地球上のあらゆるところに生息域を広げていくことができた．
- 定住した場所の気候風土によって主食となる作物は異なった．麦やとうもろこしは貯蔵性が高く，人々が食料生産以外の活動に従事することを可能にし，古代文明の発祥につながった一方，たろいも，やむいもなど水分含有量の多い根菜農耕文化圏で古代文明は興っていない[1]．
- 縄文時代の食事は，木の実 (くるみ，どんぐり，くり，とち) が中心で，しじみ，いのししなども食されていた[2]．
- 本格的な水田稲作が始まったのは弥生時代である[3]．

中世～近世

- 日本料理は中国料理や仏教の一派である禅宗の影響を受けている (❶)．
- 飯，汁，菜，香の物の四点を組み合わせる日本料理の基本型は，室町時代の本膳料理の本膳 (❷) に由来する．
- 江戸時代中期以降になると，そば屋，すし屋，天ぷら屋といった外食店が登場する．人口100万人の江戸市中には6,000軒を超える食べ物屋があり，外食産業が盛んであった[4]．江戸の人口の2/3は男性で，単身赴任や出稼ぎが多く，外食のニーズがあったためである．煮売り屋や煮しめ屋と呼ばれる惣菜の行商もあり，台所の狭い長屋の主婦も利用した．
- 江戸では庶民も白米を食べることができた．現金収入を得られる仕事が豊富にあったため，その日暮らしの町人でも米代を稼ぐことができた[5]．地方の農村での米食はまれで，さつまいもや麦，雑穀の常食が一般的であった．田舎に帰ると治ることから，

豆知識
木の実の特徴：
・長期保存可能
・誰でも採りやすい
・栄養価が高い
・とちの実やどんぐりなどアク抜きが必要なものもある (水の豊かな日本の自然環境がアク抜きを必要とする植物の食用を可能にした)[2]．

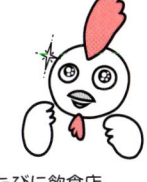
「食の外部化」は江戸時代にもみられたよ．大火が多く，家を失った人はとりあえず外食するため，火事のたびに飲食店が増えていったんだ！

❶ 日本料理の変遷

平安時代	中国の饗応料理の影響を受けた豪華な大饗料理が貴族の食事として用いられる．「大饗」とは大きな饗宴のこと．
鎌倉時代	宋への留学僧によって茶道と精進料理が伝えられる．仏教の一派である禅宗を通じて渡来した中国料理を和風に変えたもの．殺生を戒める禅寺の食事であり，植物性食品が中心．野菜料理の別称として，一般庶民にも広がっていった．
室町時代	品数の多い大饗料理の形式に，精進料理の食材や調理法を取り入れた純日本風の本膳料理によって日本料理の基礎が形成される．本膳の右に二の膳，左に三の膳が同時に置かれ，各膳に汁と菜がつく．汁が何種類もでていることから，汁が重視されていたことがわかる．木製椀の発達により，汁を飲むのにスプーンを使わずに，椀に直接口をつけてすするのが，日本料理の特徴である．飯，汁，菜，香の物の四点を組み合わせる本膳の献立が伝統的な日本料理の基本型となって続いていく．膳は高足膳を用いる．
安土桃山時代	茶席の食事である懐石料理が発展する．「懐石」という言葉は，禅修行のひもじさに耐え，空腹をおさえるために温めた石を懐に入れたことに由来しており，その程度の質素な食事ということである．本膳料理は最初からいくつもの膳を並べていたが，懐石料理の膳は一つである．基本献立は，飯，汁，向付（刺身や酢の物など），煮物，焼物の一汁三菜．折敷の手前に飯と汁，奥に向付が配置され，食べ終わると煮物，焼物の順に出る．本膳料理がその場では食べない持ち帰り用の与の膳・五の膳まで用意したのに対し，懐石料理は無駄のない，食べ切ることのできる量の料理であった．箸置きは使わずに折敷の縁に立てかける．茶の湯の料理として，余分なものを一切排除した，わびのメッセージ性をもっていた．
江戸時代	懐石料理が茶席の食事であったのに対し，会席料理は酒を飲んで会食するための料理であるため，酒肴が先に出される．品数は本膳料理よりは少ないが，懐石料理よりは多い．料亭で楽しまれた．一方で，本膳料理が，武士だけでなく，町人や農民の間でも冠婚葬祭の会食として浸透するようになった．

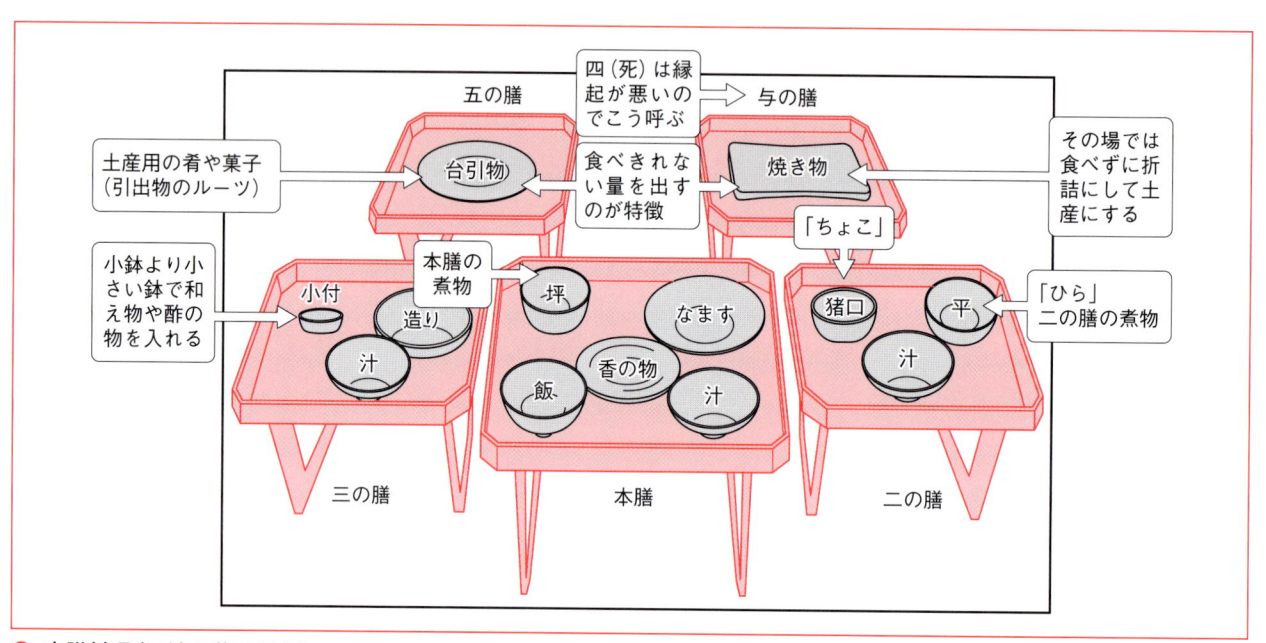

❷ 本膳料理（三汁七菜の場合）

❸ ビタミンB₁*¹欠乏症

名称	江戸時代は「江戸わずらい」，明治・大正時代は「脚気」と呼ばれた．
原因	糖質代謝の補酵素であるビタミンB₁の欠乏による．ビタミンB₁は米ぬかに多く含まれるが，玄米から白米に精米する過程で除去されてしまう（精白米のビタミンB₁は玄米の1/5）．豚肉やウナギにも多く含まれるが，江戸時代に豚肉を食べる習慣はなく，ウナギも日常食ではなかった．おかずの少ない白米中心の食事では，ビタミンB₁の摂取量が少ないうえに，糖質代謝のための必要量が増加し，不足に至る．
症状	末梢神経障害．有名なのは，感覚・運動神経が障害されることによる腱反射の低下と消失である．そのほか，感覚障害として手足のしびれ感や感覚鈍麻，運動麻痺として筋萎縮や筋力低下などがみられる．心臓に症状が現れると死に至る．

*¹ ビタミンB₁については，第2章「1-4ビタミン」（p.56）を参照．

脚気は「江戸わずらい」と呼ばれた（❸）．

●1日の食事が二度から三度になった時期については諸説あるが，江戸時代後期に三度食が定着してきたと考えられている．

● MEMO ●

江戸幕府はすべての不動産の価値をそこから収穫できる米の石数で見積もって，年貢米を徴収し，幕府の財源としていた．1石とは1,000合で，成人1人が1年間に消費する米の量に相当する．当時は1日3合近く食べていたことになる．

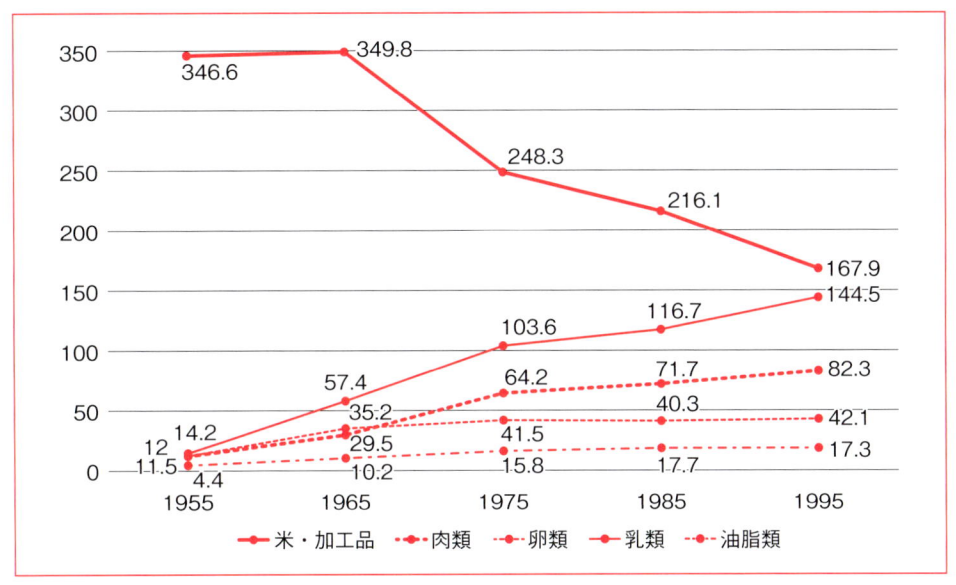

❹ 1人1日あたり食品群別摂取量（g）の推移
（厚生省：昭和30, 40, 50, 60, 平成7年国民栄養調査より）

近　代

- 開国と同時に西洋文化が流入し，公的には忌避されていた肉食が解禁された．
- 明治時代には西洋料理店が増え，都市の上流・中流階級を中心に流行した．
- 大正・昭和初期になると，デパートの食堂でお子様ランチや手軽な洋食メニューが提供されるようになった．

2　食生活の時代的変化

- 1955年ごろから始まる高度経済成長は，自給生活からの転換と現金収入の増大，耐久消費財の購入をもたらし，全国の食生活を一気に変えた．炊飯も釜，ガス炊飯器，電気炊飯器へと変わっていった．
- 1955年からの40年間で，肉類，油脂類の摂取量はそれぞれ約7倍，および約4倍に増加した（❹）．
- 主食としてのパン食が普及したのは戦後であり，学校給食にパンが使われるようになってからである．援助国であるアメリカの意向を受けて，政府も粉食を奨励した．米・加工品の摂取量が半減し，乳類の摂取量が10倍に増加した背景にはパン食の普及もある（❹）．
- 戦後までは鶏を飼う家が多かったが，卵は離乳食や病人食，病気見舞い用の品として用いられ，家族が常食することはなかった．安価で安定的に手に入るようになるにつれて，摂取量が約4倍に増加した（❹）．
- インスタントラーメン，缶コーヒー，レトルトカレー，即席みそ汁の発売開始年は，それぞれ1958年，1965年，1968年，1974年である．
- 日本型食生活が健康に良いといわれているが，1960年代までの食事は米飯偏重で，おかずが少なく，ビタミンやミネラルも不足していた．理想的なバランスの良い食事に変わっていったのは，食生活の欧米化により，肉や牛乳などの動物性食品が加わり，たんぱく質や脂質の摂取量が増加した1970年代以降である（❺）．

3　食物連鎖

- 緑色植物は，太陽光線をエネルギー源として有機物を合成（光合成）するため，生産者と呼ばれる．一方，他の生物を食べることでエネルギー源を得る生物を消費者と呼ぶ．

豆知識

日本人の平均寿命の変遷：5年ごとに作成される完全生命表によると，1921〜1925年の平均寿命は，男性42.06年，女性43.20年であり，1890年代から40年台で推移していた．終戦から2年後の1947年の平均寿命は，男性50.06年，女性53.96年であり，2019年のアフリカ地域の平均寿命（男性62.4年，女性66.6年）よりも短かった．つまり，現在の開発途上国よりも保健水準が低かったことがわかる．男女ともに60年を超えたのは1951年からであり，「人生60年」といわれた時代であった．女性の平均寿命は1960年に70年を超えたが，男性が70年を超えたのは1971年からである．2020年の平均寿命は，男性81.64年，女性87.74年であり，男女とも過去最長であった．

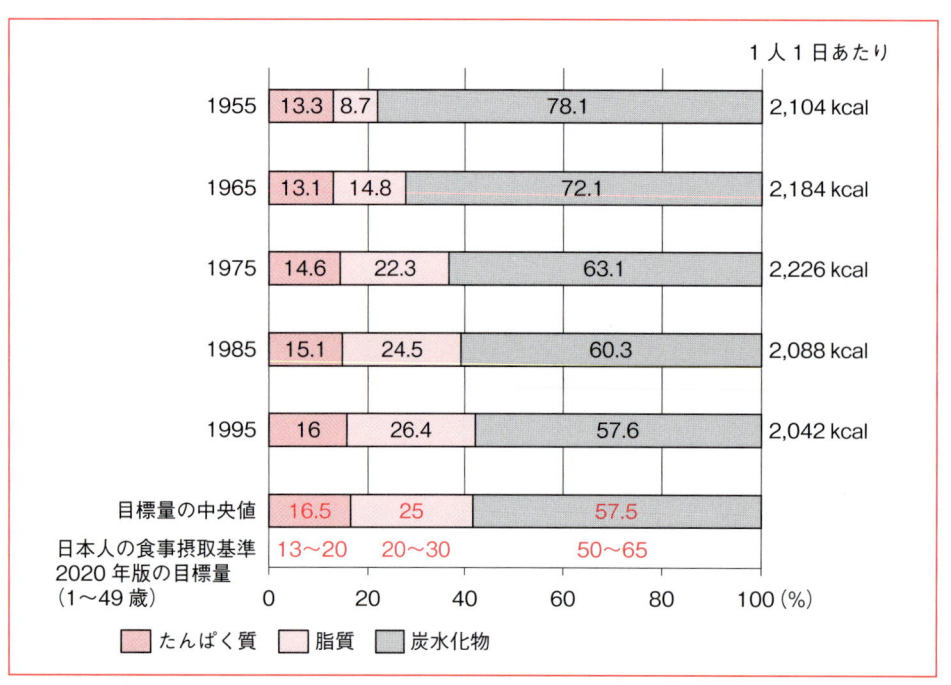

1人1日あたり

年	たんぱく質	脂質	炭水化物	エネルギー
1955	13.3	8.7	78.1	2,104 kcal
1965	13.1	14.8	72.1	2,184 kcal
1975	14.6	22.3	63.1	2,226 kcal
1985	15.1	24.5	60.3	2,088 kcal
1995	16	26.4	57.6	2,042 kcal
目標量の中央値	16.5	25	57.5	
日本人の食事摂取基準2020年版の目標量（1〜49歳）	13〜20	20〜30	50〜65	

■ たんぱく質 ■ 脂質 ■ 炭水化物

❺ エネルギー産生栄養素バランスとエネルギー摂取量の推移
（厚生労働省：日本人の長寿を支える「健康な食事」のあり方に関する検討会報告書〈平成26年10月〉図21より改変）

- 緑色植物を食べる草食動物を一次消費者，草食動物を食べる肉食動物を二次消費者と呼ぶ．
- 生産者および消費者の排泄物や遺骸は，細菌や菌類などの分解者によって分解され，分解物は緑色植物によって利用される．このような循環システムを食物連鎖という．
- 食物連鎖を経て，環境中の有害物質が生物の体内に濃縮されていく過程を生物濃縮という．
- 人間は野菜などの緑色植物や牛などの草食動物も食べるので，一次消費者や二次消費者でもあるが，食物連鎖の頂点に位置する高次消費者とみなされている．このことは人間が生物濃縮の影響を受けやすいことを意味している．

参考文献

- 矢野敬一．越境する近代 2，「家庭の味」の戦後民族誌—主婦と団欒の時代．青弓社；2007.
- 藤原葉子編著．食物学概論．光生館；2012.
- 熊倉功夫．日本料理の歴史．吉川弘文館；2007.
- 大塚　譲ほか編．新スタンダード栄養・食物シリーズ14．公衆栄養学．東京化学同人；2015.

引用文献

1) 大塚柳太郎ほか．人類生態学，第2版．東京大学出版会；2012. pp.14-39.
2) 江原絢子ほか．日本食物史．吉川弘文館；2009. pp.13-7.
3) 橋本直樹．食卓の日本史—和食文化の伝統と革新．勉誠出版；2015. p.16.
4) 原田信男編．江戸の食文化—和食の発展とその背景．小学館；2014. pp.92-3.
5) 山田順子．江戸グルメ誕生—時代考証で見る江戸の味．講談社エディトリアル；2010. p.37.

 豆知識

生物濃縮の具体例：DDT（現在世界各国で全面的に使用禁止）のような有機塩素系農薬は環境中で分解されにくい．散布され，水中に流れ込んだDDTは，水中で常に水を飲みこんでいるプランクトンの体内に蓄積し，数百倍に濃縮される．プランクトンを捕食する魚の体内では数万倍にもなる．魚を捕食する大型動物の体内ではさらに高濃度になる．このように食物連鎖の上位になるほど，生体内に含まれる有害物質の濃度が高くなることを生物濃縮という．水俣病は，海中に排出されたメチル水銀の濃度が生物濃縮によって魚の体内で高まり，魚を食べた人間に健康被害をもたらしたものである．

カコモン に挑戦 ‼

◆ 第29回-75

日本料理に関する記述である．正しいのはどれか．1つ選べ．

(1) 本膳料理は，江戸時代に始まった食事様式である．

(2) 精進料理は，植物性食品を中心にした食事様式である．

(3) 普茶料理は，肉類を用いるのが特徴である．

(4) 懐石料理は，本来，茶事の後に供される．

(5) 会席料理は，はじめに飯と汁が出る．

◆ 第34回-43

食料と環境に関する記述である．最も適当なのはどれか．1つ選べ．

(1) 食物連鎖の過程で，生物濃縮される栄養素がある．

(2) 食品ロスの増加は，環境負荷を軽減させる．

(3) 地産地消の推進によって，フードマイレージが増加する．

(4) 食料の輸入拡大によって，トレーサビリティが向上する．

(5) フードバンク活動とは，自然災害に備えて食品を備蓄することである．

◆ 第29回-75　正解（2）

正文を提示し，解説とする．

(1) 本膳料理は，室町時代に始まった食事様式である．

(2) 精進料理は，植物性食品を中心にした食事様式である．

(3) 普茶料理は，動物性食品を用いないのが特徴である．

(4) 懐石料理は，本来，茶事の前に供される．

(5) 会席料理は，酒と肴の後に飯と汁が出る．

◆ 第34回-43　正解（1）

解説

(2) 食品ロスの増加は，環境負荷を増加させる．

(3) 地産地消の推進によって，フードマイレージが減少する．

(4) 食料の輸入拡大によって，トレーサビリティは低下する．なお，食品のトレーサビリティとは「生産，加工および流通の特定の一つまたは複数の段階を通じて，食品の移動を把握すること」で，食品に関する事件や事故が生じた際に，原因究明や商品回収等を円滑に行えるようにするための仕組みである．

(5) フードバンク活動とは，食品の製造工場で発生する規格外品などを引き取り，福祉施設などへ無料で提供する活動である．

1

人間と食品

2 食生活と健康

- 健やかな人生を送るうえでの食生活の重要性を理解する
- 和食や欧米型食事の特徴を理解し，食習慣が関与する生活習慣病を学ぶ
- より健康的な食生活を普及させるための政策や諸省庁の指針を知る

要点整理
- ✓ 食には強い嗜好性があり，幼いころの家庭での食事内容の影響が大きい.
- ✓ 低脂肪で低カロリーが特長的な和食は食物繊維やビタミン・ミネラル類も豊富であり，健康効果に優れている面が多い.
- ✓ 高脂肪食は悪玉コレステロールを増加させ，血管プラークの形成を通して心筋梗塞や脳梗塞のリスクを高める.
- ✓ 「不適切なダイエット」が社会問題となっている. 特に妊娠中のダイエットは新生児の生活習慣病のリスク増加につながると懸念されている.
- ✓ 栄養バランスの良い食事や適度な運動は健康的な生活習慣の基盤である.

1 食の嗜好性

- 食の嗜好性とは「どんな食事を好むか，選ぶか」ということであり，幼いころの家庭環境によって影響を受けることが多い. たとえば，濃い味付けに慣れると薄味では物足りなくなるなど，いったん身に付いた嗜好性を変えることは容易でない.
- 食品中の油脂にはいわゆる「報酬効果」があり，「やみつき」と表現される状態にまでエスカレートすることもある.
- 油脂自体の呈味性は低いが，砂糖の甘味やだしのうま味などを強化する効果がある. 食習慣として高脂肪食がいったん根付いてしまうと食生活の改善は難しくなり，食育を促進するうえでの難しい課題となっている.
- うま味は「umami」と英語表記されるように，日本独特の味覚であり，伝統的な和食文化を象徴する要素の一つである. こんぶやカツオ節を水や湯に浸け，抽出されるだしの成分には，アミノ酸，ペプチド，有機酸，糖類，さらには香気成分が含まれており，これらが複合的に機能することで味覚や嗅覚を刺激する.
- こんぶにはグルタミン酸やアスパラギン酸などのアミノ酸系，カツオ節(イノシン酸)やしいたけ(グアニル酸)などには核酸系のうま味成分が含まれている. だしのうま味は，アミノ酸系と核酸系成分の相乗効果によって生まれる.
- 和食の美味しさを表現するもう一つの言葉として「コク」がある. うま味成分のように個々の呈味成分ではなく味を総合的に評価するために使用される. コクは脂肪や糖質などの味覚的要素を基盤としながらも，物理的要素である粘性や特徴ある香りに加え，さらに濃厚な色調までもが調和して形成されることが多く，それを科学的にとらえることは難しいと考えられている.

2 食生活の変化

- 1975年，アメリカ上院栄養問題特別委員会において「マクガバン・レポート」が公表され，アメリカにおける心臓病などの発生原因が肉食中心の偏った食生活スタイルであることが指摘された.
- 日本でも戦後の食生活の欧米化によって，主食は米からパン・麺類への，主菜は魚・野菜から肉類への比重が増加し，これが生活習慣病増加の基本要因となっている.
- 和食は，塩分含量が多いという問題点はあるが，低脂肪・低カロリーであり，またビ

【用語解説】

報酬効果：何かを体験して「気持ちが良い」と感じた場合に，再びその快感を得ようとさせる効果.

食べだすと止まらない食べもの，あるよねー

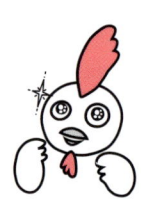

【用語解説】

マクガバン・レポート：ジョージ・スタンリー・マクガバン(1922〜2012年)はアメリカの政治家で，1972年の大統領選挙では民主党候補としてリチャード・ニクソン(第37代大統領)とも争った経歴がある. ベトナム戦争に反対し続けるなど市民運動の支持者である一方で，国民の健康問題への関心も深かった. 5,000ページにも及ぶ膨大な資料である「マクガバン・レポート」は，その後のアメリカの食生活スタイルの改善に大きく寄与したと評価されている.

❶ **わが国の食生活の変化（国民1人・1日あたりの供給熱量の構成の推移）**

内　容	昭和35年度 (1960年)(kcal)	昭和55年度 (1980年)(kcal)	平成25年度 (2014年)(kcal)
米	1,106	770	555
畜産物	85	308	400
油脂類	105	320	344
小　麦	251	325	330
いも・でんぷん類	142	152	205
砂糖類	157	245	200
魚介類	87	133	97
その他	359	310	293
総カロリー	2,291	2,562	2,424

（農林水産省食糧需給表2013年度を参考に作成）

タミン・ミネラル類も豊富であることから，現代の食生活では疾病予防や健康増進に効果的であると考えられている．

- 日本の食生活様式を❶のように3時期で比較してみると，総カロリーに大差がない一方で米の消費量が減り，それに代わって畜産物や油脂類が増加している傾向が顕著である．

- 女性の社会進出や単身世帯の増加などによって，外食や中食（惣菜や弁当などを購入し家庭で食べること）の割合が増加してきている．1975年と2015年で比較すると，外食率は27.8％から34.9％へ，食の外部化率（外食と中食を併せたもの）については28.4％から43.9％へと大幅に増加しており，外食のみならず中食の普及が顕著である[1]．

- 核家族化の定着などによって家族がそろって食事をする機会が減少してきている．農林水産省の「食育に関する意識調査報告書」（平成29年3月）[2]によると，「家族と一緒にほとんど食べない」と答えた人の割合は朝食で22.2％，夕食では5.5％となっている．

- 家族と一緒に食事をとることによって，家族間のコミュニケーションが活発になり，また楽しく食べることができる．さらに，栄養バランスや規則正しい食事時間の確保・維持という面でも「共食」は重要である．

3　食生活と生活習慣病

- 食生活の乱れは生活習慣病の発症に大きく影響する．厚生労働省の人口動態統計や国民医療費に関するデータによれば，日本では死亡原因の6割が生活習慣病に起因し，その関連医療費は約10兆2,000億円であり，総医療費の約1/3を占めるとされている．したがって，食生活の改善による生活習慣病の予防は医療費削減のための有効な方策として期待されている．

- 食生活の欧米化による最も深刻な変化としては，メタボリックシンドロームの増加が挙げられる．日本では40〜74歳の男性の2人に1人はメタボリックシンドロームあるいはその予備軍と推定され，これらを合計すると約2,000万人にも上ると推計されている[3]．

中性脂肪・コレステロールと脂質異常症

- 高脂肪食の摂取は，血中の低比重リポたんぱく質（low-density lipoprotein：LDL）濃度を高め，高比重リポたんぱく質（high-density lipoprotein：HDL）濃度を低下させることで脂質異常症のリスクを高める．LDL/HDL比は1.5以下であることが望ましく，2.0を超えると血栓形成や動脈硬化の疑いがある．

- LDLは「悪玉コレステロール」と称され，その増加は動脈硬化のリスクを上げると考えられている．しかし，近年の研究によって，むしろLDLの酸化物である酸化LDL

豆知識

和食は，その健康効果や豊かな食文化が評価され，2013年にユネスコ無形文化遺産に登録された．和食の特長は以下の4点にあるとされ，現在では世界的にも注目されている．①多様で新鮮な食材とその持ち味の尊重，②健康的な食生活を支える栄養バランス，③自然の美しさや季節の移ろいの表現，④正月などの年中行事との密接なかかわり．

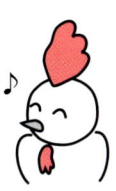

世界に誇れる食生活が身近にある私たちは恵まれているね！

●MEMO●

「**まごわやさしい（孫は優しい）**」：和食に特徴的な食材として，山田豊文（杏林予防医学研究所）が以下のようにまとめた．語呂合わせで覚えておこう．「ま→豆類」，「ご→ごま」，「わ→わかめ（海藻）」，「や→野菜」，「さ→魚」，「し→しいたけ（キノコ）」，「い→いも類」．

豆知識

沖縄の「26ショック」：沖縄は長寿県として知られており，1985年に平均寿命は世界第1位となった．しかしその後，沖縄県男性の国内平均寿命ランキングは，1990年には5位，1995年には4位，そして2000年には26位にまで下がっている．この原因はファストフードに代表される欧米型食生活の過度の導入だと考えられており，他の地域においても同様な現象が起こると懸念されている．

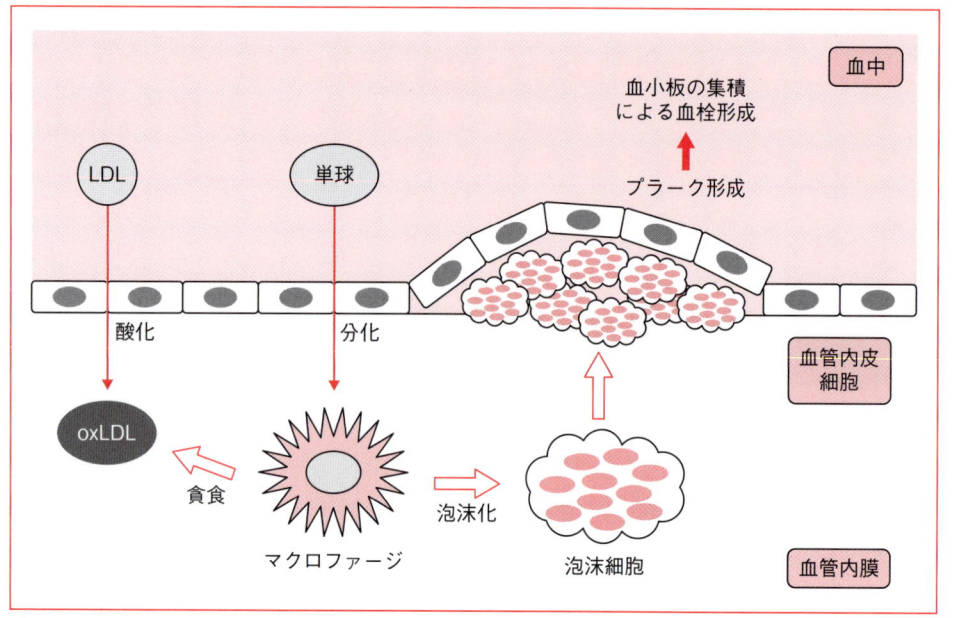

❷ LDLの酸化によるプラーク形成機構

LDLが酸化LDL (oxLDL) へ変化すると異物と認識され，マクロファージによって貪食される．貪食作用が続くとマクロファージは死滅した泡沫細胞へと変化し，これが血管内皮に蓄積すると血管内膜が厚くなる．このような「血管のコブ」はプラークと呼ばれ，動脈硬化の要因と考えられている．さらに，もろくなったプラークが破れるとそこへ血小板が集まり血栓が形成されることによって，心筋梗塞や脳梗塞を誘発する．

が心筋梗塞や脳梗塞の主因であると報告されている（❷）．したがって，酸化ストレスを軽減するような食品成分はこれら血管関連疾患の予防に重要であると考えられるが，抗酸化物質摂取による疾患の予防は証明されていない．

塩分と高血圧

- 日本人の食塩摂取量は1日あたり7gまたは8g以下（それぞれ女性，男性）であることが推奨されている．高塩分食で問題となる症状の一つは高血圧である．2014年の厚生労働省のデータ[4]では，高血圧性疾患の総患者数は約1,000万人にも上り，その3年前の調査時よりも約100万人も増加している．
- 血中のナトリウムイオン濃度が増加すると，それを一定に保つため血中への水分の流入が起こる（浸透圧の原理）．その結果として，血液量が増加し血管が膨潤することで高血圧となる．

血糖と糖尿病

- 糖尿病には，インスリン（血液中の糖分を細胞内へ取り込ませるホルモン）の分泌能が低下する1型糖尿病と，インスリンの効果が弱くなる2型糖尿病の2種類がある．
- 1型糖尿病は遺伝的な要因であることが多い．その一方で，慢性的な糖分の過剰摂取が2型糖尿病の発症リスクを高めると考えられており，適切な食習慣が発症予防につながることは明らかである．
- 空腹時血糖値も糖尿病の診断基準の一つであるが，より長期間にわたる糖分摂取量の状況が反映されるHbA1cが糖尿病マーカーとして有用である（❸）．
- 糖尿病が怖いのは，エネルギー源である糖分の利用効率の低下だけでなく，その合併症である．さまざまな組織や臓器で発症することが特徴であり，腎症，神経障害，心筋損傷，網膜症などがその例として知られている．症状が深刻な場合は，手足の切断，失明，人工透析など，QOL（quality of life）の著しい低下におちいることもあるため，糖尿病の予防は健康を維持するために非常に重要である．

不適切なダイエット

- 「不適切なダイエット」が社会問題となっている．荻布らのアンケート調査と食事調

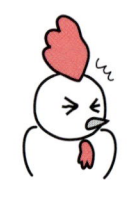

こうやって血管がつまるんだね．こわいなー！

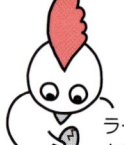

ラーメンのスープを飲み干すだけで5g前後の塩分摂取になるんだよ…

🥚 **豆知識**

国民健康・栄養調査：健康増進法に基づき，国民の身体の状況，栄養摂取量および生活習慣の状況を明らかにし，国民の健康の増進の総合的な推進を図るための基礎資料を得るために，厚生労働省が毎年実施している調査．調査年の国民生活基礎調査において設定された単位区から，層化無作為抽出した300単位区内の世帯（約6,000世帯）および世帯員（調査年11月1日現在で満1歳以上の者，約18,000人）を抽出し調査対象としている．調査内容は以下の通りである．(1) 身体状況調査票：身長，体重，腹囲，血圧測定，血液検査等，(2) 栄養摂取状況調査票：食品摂取量，栄養素等摂取量，食事状況（欠食・外食等），(3) 生活習慣調査票：食生活，身体活動・運動，休養（睡眠），飲酒，喫煙，歯の健康等に関する生活習慣全般を把握．

❸ HbA1cの生成機構

$$HC=O \quad + \quad H_2N-\boxed{Hb} \quad \xrightarrow{\text{数週間}} \quad H_2C-NH-\boxed{Hb}$$

（グルコース ＋ ヘモグロビン → HbA1c）

高血糖状態が長期間続くと血中のグルコースがヘモグロビンと徐々に反応しHbA1cが生成する．血糖値は食事の前後で大きく変動するため糖尿病マーカーとしては適していないが，HbA1c値は数週間の血糖値の平均的な状態を反映するために信頼性が高い．糖化たんぱく質の1種であるHbA1cは，AGEs（advanced glycation end products）の前駆体でもある．AGEsは老化や動脈硬化症などのマーカーとしても有用であると考えられている．

❹ 食事バランスガイドの区分

区　分	1日の量	1つの基準		多く含まれる栄養素
主食（ごはん，パン，麺類）	5〜7つ	炭水化物	40 g	炭水化物
副菜（野菜，きのこ，いも，海藻）	5〜6つ	重さ	70 g	ビタミン，ミネラル，食物繊維
主菜（肉，魚，卵，だいず）	3〜5つ	たんぱく質	6 g	たんぱく質
牛乳・乳製品	2つ	カルシウム	100 mg	カルシウム
果物	2つ	重さ	100 g	ビタミンC，カリウム

（農林水産省ホームページ〈http://www.maff.go.jp/j/balance_guide/〉より作成）

査の結果によると，調査対象者（女子大学生66名）の約6割がダイエット経験者であり，その開始時期は小学生で約8%，中学生で約16%にも上っていた．また，やせる必要のない体型をしていても，その約7割は「やせ願望」をもっていることが判明した．

● 不適切なダイエットは，ビタミンやミネラルをはじめとする栄養素不足につながり，貧血，生理不順，骨密度の低下などの弊害がある．さらに，拒食症や過食症などの摂食障害の原因となる可能性も危惧されている．

● 妊娠中の過剰なダイエットによって，新生児が低栄養状態で生まれてくる可能性がある．近年，新生児が低体重で生まれてくる傾向は顕著になってきており，2,500 g未満の低出生体重児の割合は1970年代で5.5%であったのに対し，2010年では9.6%と増加している．

● デイビッド・バーカー[*1]は「生活習慣病を引き起こす素因の70%は胎児期や新生児期の栄養不足であり，後天的な影響は30%にすぎない」という説を唱え，妊娠中の過剰なダイエットが子どもの生活習慣病リスクを上げる可能性について警鐘を鳴らしている．

4　食生活の改善

● 「国民が生涯にわたって健全な心身を培い，豊かな人間性を育むことができるよう，食育に関する施策を総合的かつ計画的に進める」ことを目的として，食育基本法が2005年に施行された．

● 同年，健康的な食生活のみならず食糧自給率の増加をも目的として，厚生労働省と農林水産省が共同で「食事バランスガイド」を策定し，各方面で広く活用されている（❹）．

● 特に改善すべき食事要素として，野菜，食塩，脂肪分の摂取量が指摘できる．野菜に関しては，推奨量である1日350 g以上を摂取している人は約30%にとどまっている．さらに，食塩の過剰摂取者（1日8 g以上）の割合が約74%にも上る一方で，脂肪摂取量が適切な範囲の人は約27%にすぎない．

● 食育基本法に基づき農林水産省では，「第3次食育推進基本計画」（2016〜2020年）にお

🫘 **豆知識**

オランダの冬の飢餓事件とエピゲノム／メタボリックメモリー：第二次世界大戦末期（1944年1月から1945年4月ごろ），オランダ西部のある地域がナチスの支配下になり，食料の供給が遮断された．1か月後，食料供給は復活したが，この時期に強い寒波にも見舞われたため，餓死者が多発した．栄養状態が悲惨なこうした状況で妊娠した子どもに関して，出生後の健康調査が実施された結果，生活習慣病が多く発生していることが明らかとなった．すなわち，妊娠中の貧栄養状態が何の罪もない子どもの健康状態へ深刻な影響を与えることが実証され，「妊娠中の不適切なダイエット」に対して警鐘が鳴らされている．

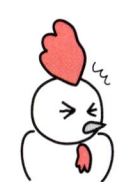

不適切なダイエットって赤ちゃんにも大迷惑だよ！

[*1] イギリス，サウザンプトン大学医学部．

● **MEMO** ●

日本人の野菜摂取量ランキング：厚生労働省が2015年に発表したデータでは，野菜総摂取量の1位から5位はだいこん，たまねぎ，キャベツ，はくさい，にんじんの順となっている．

❺ 「健やか親子21（第2次）」の主要課題

基盤課題A「切れ目ない妊産婦・乳幼児への保健対策」
・全出生数中の低出生体重児の割合 ・妊娠中の妊婦の喫煙率 ・妊娠中の妊婦の飲酒率 ・出生後1か月児の母乳育児の割合 ・その他
基盤課題B「学童期・思春期から成人期に向けた保健対策」
・十代の喫煙率 ・十代の飲酒率 ・朝食を欠食する子どもの割合 ・児童・生徒における痩身傾向児の割合 ・児童・生徒における肥満傾向児の割合 ・家族など誰かと食事する子どもの割合 ・その他
基盤課題C「子どもの健やかな成長を見守り育む地域づくり」
重点課題①「育てにくさを感じる親に寄り添う支援」
重点課題②「妊娠期からの児童虐待防止」

（各課題の詳細については，主に食や健康にかかわる部分を抜粋）

❻ 1日の適正摂取カロリーの計算式

1日の適正摂取カロリー（kcal）＝①×②×③

① 基礎代謝基準値／体重（kcal／kg）

	18～29歳	30～49歳	50歳以上
男性	24.0	22.3	21.5
女性	22.1	21.7	20.7

② 標準体重（kg）＝身長（m）×身長（m）×22

③ 活動状況指数

指 数	活動状況
1.5	大半が座った状態で移動も少ない．デスクワーク中心であまり外出しない
1.75	座り仕事が中心で，立ち作業や通勤，買い物や家事，軽い運動習慣がある
2.0	立った状態でする作業や移動が多い．あるいは活発な運動習慣がある

（日本人の食事摂取基準〈2015年版〉より）

いて，以下の5つの重点課題を掲げている．

①若い世代を中心とした食育の推進

②多様な暮らしに対応した食育の推進

③健康寿命の延伸につながる食育の推進

④食の循環や環境を意識した食育の推進

⑤食文化の伝承に向けた食育の推進

● 2000年に策定された「食生活指針（文部科学省・厚生労働省・農林水産省）」は2016年，食糧生産・流通から食卓・健康まで幅広く食生活全体を視野に入れた内容に改訂された．

①食事を楽しみましょう．

②1日の食事のリズムから，健やかな生活リズムを．

③適度な運動とバランスのよい食事で，適正体重の維持を．

④主食，主菜，副菜を基本に，食事のバランスを．

⑤ごはんなどの穀類をしっかりと．

⑥野菜・果物，牛乳・乳製品，豆類，魚なども組み合わせて．

⑦食塩は控えめに，脂肪は質と量を考えて．

⑧日本の食文化や地域の産物を活かし，郷土の味の継承を．

⑨食料資源を大切に，無駄や廃棄の少ない食生活を．

⑩「食」に関する理解を深め，食生活を見直してみましょう．

● 「健やか親子21（第2次）」（厚生労働省，2015～2024年）では，❺の5つの主要課題が提示されている．

● 1日の適正摂取カロリーを知ることは健康な食生活の基本となる．厚生労働省の「日本人の食事摂取基準（2015年版）」では❻の計算式が推奨されている．

● 厚生労働省では第2次「健康日本21」（2013～2023年）において，「スマート・ライフ・プロジェクト」を立ち上げ，そのなかで，運動・食生活・禁煙の3分野を設定し，企業・団体・自治体と協力・連携をしながらこのプロジェクトを推進している．

● 上記の食生活分野では，「主食・主菜・副菜を組み合わせた食事が1日2回以上の日が毎日」の人の割合の増加，野菜摂取量の増加，食塩摂取量の減少，の3つを主目標として設定し，「1日あと70 gの野菜を」や「おいしく減塩1日マイナス2 g」などのスローガンを掲げている．「あと70 gの野菜摂取」によって，現状の食事状況に比べて，カ

【用語解説】

健康寿命：WHO（世界保健機構）が2000年に定めた概念．平均寿命から「日常的あるいは継続的に医療・介護体制に依存して生きる期間」を除いた期間が健康寿命となる．2015年のデータ（「平均寿命と健康寿命をみる」厚生労働省）では，日本人の平均寿命と健康寿命は，男性で80.79年および71.19年，女性で87.05年および74.21年であると報告されている．2010年と2013年を比較すると，健康寿命は男女とも延伸傾向にあるが，その原因としては，死亡率と不健康割合の双方の低下が指摘されている．食生活の改善は健康寿命の延伸にも有効であると考えられており，その意義はきわめて大きい．

栄養バランスの良い食事と適度な運動，そしてタバコは吸わない．それが一番！

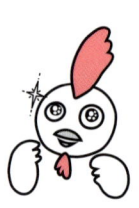

リウムは約5％，ビタミンCや食物繊維は約10％の摂取量増加が見積もられている．

● 東京都の「食生活と食育に関する世論調査」（2014年）[5]によると，「食育を推進するために都や区市町村が重点的に推進すべき取組」に関して，行政へ要望する項目として以下の3点が上位を占めた．

1位「食の安全に関する情報提供の充実」　50％

2位「『早寝・早起き・朝ごはん』の奨励など，子供の生活習慣確立のための取組」42％

3位「地元の食材を利用したり，生産者との交流体験をする学校給食の推進」　40％

参考文献

・荻布智恵ほか．若年女性のやせ願望の現状と体型に対する自覚及びダイエット経験．生活科学研究誌 2006；5：1-9.

引用文献

1）公益財団法人　食の安全・安心財団．外食率と食の外部化率の推移．http://www.anan-zaidan.or.jp/data/index.html

2）農林水産省．食育に関する意識調査報告書（平成29年3月）．http://www.maff.go.jp/j/syokuiku/ishiki.html

3）厚生労働省．国民健康・栄養調査（平成27年）．http://www.mhlw.go.jp/bunya/kenkou/kenkou_eiyou_chousa.html

4）厚生労働省．平成26年（2014）患者調査の概況．http://www.mhlw.go.jp/toukei/saikin/hw/kanja/14/

5）東京都　生活文化局．「食生活と食育に関する世論調査」結果．2014. http://www.metro.tokyo.jp/INET/CHOUSA/2014/10/60oau100.htm

豆知識

フレイル：和食の健康効果は広く知られているが，カロリーが低すぎるなど摂取栄養量の面で問題があると健康に影響を与えることがある．たとえば，高齢者に多くみられるフレイル（「frailty：虚弱」の日本語訳）が進行すると，介護状態など社会的な活動の制約につながるおそれがある．フレイルの発生原因として，加齢に伴う運動量や認知機能の低下に加え，貧栄養状態が重要な要因であることも指摘されている．厚生労働省は2016年，「高齢者の低栄養防止・重症化予防等の推進（フレイル対策）」において，高齢期の疾病予防・介護予防等の推進として，フレイルに対するモデル事業（栄養指導，訪問歯科検診，服薬相談など）の概要を示している．

カコモン に挑戦 ‼

◆ 第35回-3

平均寿命，平均余命および健康寿命に関する記述である．最も適当なのはどれか．1つ選べ．

(1) 平均寿命は，その年に死亡した者の年齢を平均して算出する．

(2) 平均余命は，ある年齢の者のその後の生存年数の実測値である．

(3) 健康寿命は，人口動態統計を用いて算出する．

(4) 平均寿命が短くなるほど，健康寿命は延びる．

(5) 悪性新生物による死亡がなくなれば，平均寿命は延びる．

◆ 第34回-1

健康日本21（第二次）における健康寿命に関する記述である．誤っているのはどれか．1つ選べ．

(1)「日常生活に制限のない期間」を指す．

(2) 健康寿命の増加分を上回る平均寿命の増加を目標としている．

(3) 健康寿命は，女性の方が男性よりも長い．

(4) 都道府県格差の縮小を目標としている．

(5) 社会環境の整備によって，地域格差が縮小される．

◆ 第32回-4

わが国の保健統計に関する記述である．正しいのはどれか．1つ選べ．

(1) 平均寿命と健康寿命の差は，女性より男性の方が大きい．

(2) 平均寿命が延伸した理由に，乳児死亡率の低下がある．

(3) 特定死因を除去した場合の平均寿命の延びが最も大きい死因は，心疾患である．

(4) 老年人口割合の増加にも関わらず，老年人口指数は低下している．

(5) 周産期死亡においては，死産数よりも早期新生児死亡数の方が多い．

解答&解説

◆ 第35回-3　正解（5）

正文を提示し，解説とする．

(1) 平均寿命は，0歳の平均余命のことである．

(2) 平均余命は，ある年齢の者のその後の生存年数の期待値である．

(3) 健康寿命は，人口動態統計や国勢調査，国民生活基礎調査などを用いて算出する．

(4) 平均寿命が短くなるほど，一般的には健康寿命も短くなる．

◆ 第34回-1　正解（2）

正文を提示し，解説とする．

(2) 平均寿命の増加分を上回る健康寿命の増加を目標としている．

◆ 第32回-4　正解（2）

正文を提示し，解説とする．

(1) 平均寿命と健康寿命の差は，男性より女性の方が大きい．

(3) 特定死因を除去した場合の平均寿命の延びが最も大きい死因は，悪性新生物である．

(4) 老年人口割合の増加に伴い，老年人口指数は上昇している．なお，老年人口指数とは生産年齢人口（15〜64歳）に対する65歳以上の人口比率．

(5) 周産期死亡においては，早期新生児死亡数よりも死産数の方が多い．

3 食料と環境問題

1 概　要

- 世界人口は，年間1.1%で増加し続けており，2030年には85億人に達すると推計されている[1]. また，世界人口の83.7%（2020年）を占める開発途上国の生活の質の向上に伴い，ますます食料需要が増加すると考えられている.
- 食料生産には，土地（土壌），水，肥料などの環境資源が必要であり，また，生産地から消費者の口に入るまでには，輸送，貯蔵や加工などにかかわるエネルギー消費や多量の食品ロスを伴う.

2 世界とわが国の食料事情

食料事情

- 世界の穀物生産総量は，約30億トン（2018年）に及び，陸地面積の約12%が農用地として利用されている[1].
- 2019年時点で世界人口の8.4%がエネルギー摂取量による評価で栄養不足であり，この割合は，新型コロナウイルス（COVID-19）の世界的な感染拡大によって9.9%（2020年）まで上昇した[2].
- 2020年時点で世界の子ども（5歳以下）の22.0%が発育不全，6.7%が「やせすぎ」である一方，5.7%が過体重である[2].
- 日本の食料自給率（供給熱量ベース）は年々減少し，2020年度では37%である（❶）[3].

豆知識

食料自給率[3]：食料自給率は，下記の定義から算出される.
供給熱量ベースの総合食料自給率＝国産供給熱量/国内総供給熱量×100
生産額ベースの総合食料自給率＝食料の国内生産額/食料の国内消費仕向額×100
品目別自給率＝国内生産量/国内消費仕向量×100（重量ベース）

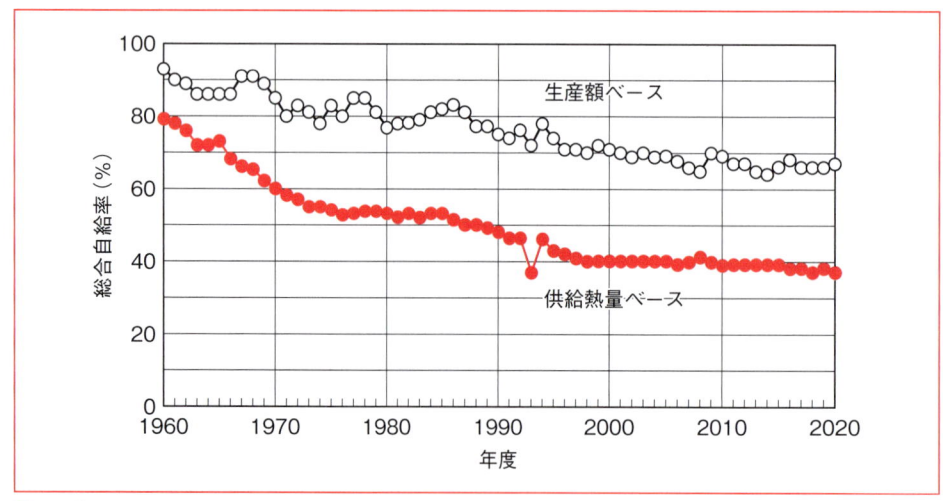

❶ **日本における食料自給率の推移**
（農林水産省．令和元年及び令和2年度食料需給表〈https://www.e-stat.go.jp/〉をもとに作成）

一方，生産額ベースの食料自給率は67%である．

- 品目別自給率では，肉類（鯨肉を除く）53%，鶏卵は97%と高い値を示すが，飼料自給率（25%）を考慮すると，それぞれ7%，12%と大幅に減少する[3]．

食料輸送による環境負荷

- わが国の食料輸入にかかわるフード・マイレージは約9,000億 t·km（2001年）であり，国内における1年間の総貨物輸送量の約1.6倍に相当する[4]．
- 日本の1人あたりのフード・マイレージは約7,000 t·kmであり，これを1として諸外国と比較した場合，アメリカは0.15，イギリスは0.45，フランスは0.25，ドイツは0.29であり，わが国の食料輸入にかかわるフード・マイレージは諸外国と比較して高い傾向にある．
- 輸送手段ごとによる CO_2 排出係数を，フード・マイレージに乗じることで，食料輸入に伴う CO_2 排出量を見積もることができる[4]．わが国では1,690万トンと試算され，国内の食料輸送に伴う CO_2 排出量（約900万トン）の約2倍になる．
- フード・マイレージという概念によって食料輸送における環境負荷を定量的に理解することが重要であり，食料生産の産地において食料を消費する地産地消の取り組みなどを展開していく必要がある．

3 食料生産に必要な環境資源

- 高い食料需要を満たすためには，植物の育成効率を上げる必要がある．このため，農業用水（淡水），化学肥料，農薬などの使用が不可欠である．

農業用水

- 農業用水は①水稲の生育等に必要な水田かんがい用水，②野菜・果樹等の生育等に必要な畑地かんがい用水，③牛，豚，鶏等の家畜飼育等に必要な畜産用水に大別される．
- わが国における水使用量（取水量ベース，以下同）は合計で約800億 m^3/年（2016年）であり，農業用水（約538億 m^3/年）は，生活用水と工業用水の合計（約259億 m^3/年）の約2倍に相当する[7]．
- わが国に輸入された食料の生産に対して必要な水資源量は，仮想水（バーチャルウォーター）として見積もることができる．Okiら[9]によると，わが国の仮想水量（2000年）は，穀物（小麦，とうもろこし，だいずが主）で約400億 m^3/年，畜産物で約200億 m^3/年，合計は約600億 m^3/年と試算され，この仮想水量は国内の農業用水（約538億 m^3/年）に匹敵する．

肥　料

- 窒素，リン，カリウムは，植物の3大栄養素と呼ばれ，高い農業生産量を維持するためには，これらを農地に施肥する必要がある．
- 窒素肥料は，主として植物が根から吸収できるアンモニウムイオン（NH_4^+）もしくは硝酸イオン（NO_3^-）の塩として用いられる．

【用語解説】
フード・マイレージ[5]：食料輸送における環境への負荷を見積もる観点から考え出された指標であり，次式によって求められる．
食料輸入にかかわるフード・マイレージ＝輸入相手国別の食料輸入量×輸出国からわが国までの輸送距離．
通常は，トン・キロメートル（t·km）単位で表される．

 豆知識

地産地消[6]：本来は，地域で生産されたものをその地域で消費することを意味するが，それだけでなく，地域の消費者のニーズに合ったものを地域で生産し，それを地域で消費・加工販売することで，地域の農業と関連産業（六次産業化）の活性化が期待されている．

Column　仮想水（バーチャルウォーター）[8]

　　ロンドン大学東洋アフリカ学科名誉教授のアンソニー・アランが初めて紹介した概念であり，食料を輸入している国（消費国）において，もしその輸入食料を生産するとしたら，どの程度の水が必要かを推定したもの．1 kgのとうもろこしを生産するには，かんがい用水として1,800 Lを必要とし，牛肉1 kgを生産するには，その約2万倍もの水を必要とする．

つまり，食料の輸入は，間接的に生産国の水資源を輸入していることと考えることができる．環境省ホームページの仮想水計算機（https://www.env.go.jp/water/virtual_water/kyouzai.html）を使うことで，自分の食事にかかわる仮想水量を計算することができる．

- ハーバー・ボッシュ法の開発により，人工的に化学肥料を生産することができるようになり，世界的に農業生産量が飛躍的に増加した．現在では，自然界が作り出す窒素肥料分（マメ科根粒菌やラン藻による窒素固定など）とほぼ同量の窒素肥料分が人工的に作られている．
- 肥料として供給されるリンは，地下資源であるリン鉱石を採掘して生産される．世界で生産されるリン鉱石の約90％が肥料用として使用されている[10]．
- リン資源は偏在性が高く，リン鉱石の主要生産国は中国，モロッコ，アメリカ，ロシアなどであり（上位4か国で全生産量の76％を占める），主要用途が肥料であるリンは，食糧政策に直接かかわる戦略物質として位置づけられている．
- 農地へ施肥された窒素やリンは，降水を通して河川に流れ込み，水域の富栄養化の原因となる．富栄養化によって世界中の沿岸域の生態系が大きな影響を受けていることが報告されている．

農 薬

- 高い農業生産効率の維持や収穫後の安定保存のために，さまざまな農薬類が利用され，生態系に影響を与えている．
- 特に難分解性化学物質（農薬類を含む）は，食物連鎖を通じて，高次捕食者の体内に生物濃縮される．殺虫剤であるDDT（日本では使用不可）を例にとると，海水濃度を1とした場合，水草やプランクトンで10^3倍，貝類や水生昆虫で10^4倍，魚類で$10^4 \sim 10^5$倍，鳥類で$10^5 \sim 10^6$倍に濃縮されるという報告がある．
- 農薬耐性遺伝子などを導入した遺伝子組換え植物による食料生産が世界的に行われている．食料生産の省力化が可能になった反面，農薬耐性を有する雑草の増加，交配による組換え遺伝子の野生植物への伝播などの環境問題が危惧されている．

4 食品ロス・廃棄

食品ロス・廃棄の現状と原因

- 世界全体での食品ロス・廃棄量は，生産量の約1/3に相当すると推定されており，これは食料生産に必要な環境資源の無駄使いを意味している[11]．
- 食品ロス・廃棄は，①農業生産，②収穫後の取り扱いと貯蔵，③加工，④流通，⑤消費の各段階で生じるが，先進国と開発途上国とではその割合が異なる．
- 先進国における1人あたりの食品ロスは280〜300 kg/年であり，その40％以上が小売および消費の段階で発生している（❷）[11]．厳格な規格・品質基準や賞味期限の設定，消費者の不十分な購入計画などが大量廃棄の原因である．
- 開発途上国における1人あたりの食品ロスは120〜170 kg/年であり，決して少なくはない（❷）[11]．食品ロスの割合は生産から小売の段階で高く，消費の段階ではごく少ない．収穫技術の低さによる生産時のロス，貯蔵・輸送・加工施設の不備による腐敗などによるロスが主原因となっている．
- わが国における食品ロスは，年間611万トン（事業系328万トン，家庭系284万トン，1人あたり1日約130 g）（2017年）と推定され，国連世界食糧計画（WFP）による世界全体の食料援助量（約420万トン，2017年）の約1.5倍に相当する[12]．

食品ロス・廃棄を減らす取り組み

- 賞味期限が間近となった食品や，食品衛生上問題のない規格外品については，フードバンク活動などを通じて，可能な限り食品として利用する必要がある．食品産業，小売業者および消費者の関心を高め，食品ロスを減らす努力が必要である．途上国の場合，食品ロスの低減のためには，関連するインフラの整備が必要である．
- わが国では，食品の売れ残りや食べ残し，食品製造過程において発生する食品廃棄物について，発生の抑制，肥料・飼料等への再生，熱回収を推進する食品リサイクル法が施行された（2000〈平成12〉年施行，2007〈平成19〉年に改正法施行）．

豆知識

ハーバー・ボッシュ法：1906年，フリッツ・ハーバーとカール・ボッシュによって開発されたアンモニアを生産する方法．鉄を主体とした触媒上で，[$N_2 + 3H_2 \rightarrow 2NH_3$]で示される反応を起こす．反応には，高温・高圧条件が必要であり，多量のエネルギーを必要とする．

【用語解説】

富栄養化：窒素やリン濃度の増加によって，植物プランクトンが大増殖すること．また，大増殖した植物プランクトンが死滅，分解することで，水中の溶存酸素を消費し，貧酸素や無酸素状態を作り出し，生態系に壊滅的な影響を与える場合がある．

●MEMO●

収穫後の生産品の品質を保つための安価な方法として，ポストハーベスト農薬が使われることがある．殺菌剤，殺虫剤をはじめ，発芽防止剤，酸化防止剤，成熟促進剤などのさまざまな機能をもつ化学物質が使われている．しかしながら，食品の安全性を保つためには，ポストハーベスト農薬を使わない貯蔵法の開発が必要である．

豆知識

フードバンク活動[13]：食品衛生上の問題はないが，通常の販売が困難な食品や食材をNPOなどが食品メーカーなどから引き取って，福祉施設などへ無償提供するボランティア活動．食品ロス削減を図る一つの手段として活動が推進されている．

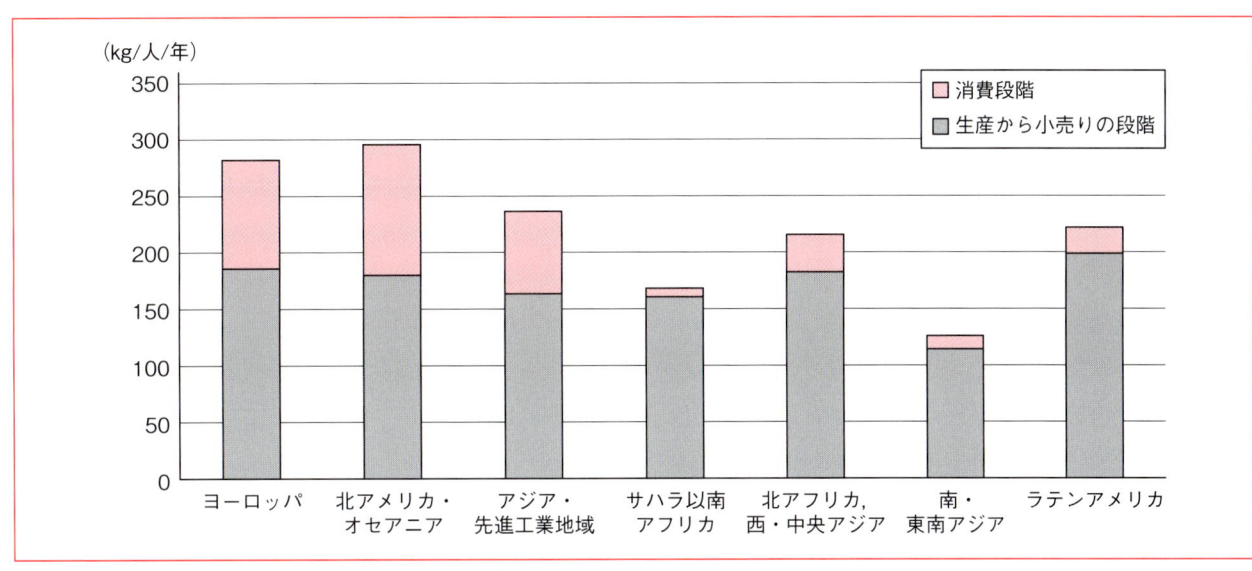

❷ 世界の各地域における消費および消費前の段階での1人あたりの食料ロスと廃棄量
(国際連合食料農業機関(FAO)編, 公益社団法人国際農林業共同協会訳. 世界の食料ロスと食料廃棄—その規模, 原因および防止策. 誠文堂；2011より)

- 食品メーカー, 卸・小売店においては, 精度の高い需要予測により的確な在庫管理を行うこと, 賞味期限や消費期限が近い商品を適正に値引き販売することなどで, 食品ロスを減らすことができる.
- 飲食店においては, 消費者の好き嫌いや食べたい量を聞いたうえで食事を提供したり, 天候その他の情報をもとに需要を予測し, 適正な食材の仕入れや仕込みを行うことで, 食品ロスを減少させることができる.

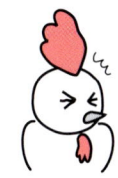

食品ロスは究極の「モッタイナイ」だなあ. 地球規模の資源問題だよ！

引用文献

1) 総務省統計局. 世界の統計2017. http://www.stat.go.jp/data/sekai/index.htm
2) Food and Agriculture Organization of the United Nations (FAO), The State of Food Security and Nutrition in the World 2021 Transforming food systems for food security, improved nutrition and affordable healthy diets for all：2021. http://www.fao.org/documents/card/en/c/cb4474en
3) 農林水産省. 令和2年度食料需給表. 2021. https://www.maff.go.jp/j/tokei/kouhyou/zyukyu/attach/pdf/index-1.pdf
4) 中田哲也. 食料の総輸入量・距離(フード・マイレージ)とその環境に及ぼす負荷に関する考察. 農林水産政策研究 2003；5：45-59.
5) 中田哲也.「フード・マイレージ」の試算について. 農林水産政策研究所レビュー 2001；2：44-50.
6) 農林水産省. 地産地消の推進について. 2014. http://www.maff.go.jp/kyusyu/kikaku/tisanntisyounomado/pdf/suishin2608.pdf
7) 国土交通省 水管理・国土保全局水資源部. 令和元年版 日本の水資源の現況. 2019. https://www.mlit.go.jp/mizukokudo/mizsei/mizukokudo_mizsei_tk2_000027.html
8) 環境省. よく分かる！バーチャルウォーターについて. https://www.env.go.jp/water/virtual_water/
9) Oki T, Kanae S. Virtual water trade and world water resources. Water Sci Technol 2004；49(7)：203-9.
10) 独立行政法人石油天然ガス・金属鉱物資源機構(JOGMEC). 鉱物資源マテリアルフロー2015 31. リン(P). http://www.jogmec.go.jp/
11) 国際連合食料農業機関(FAO)編, 公益社団法人国際農林業共同協会訳. 世界の食料ロスと食料廃棄—その規模, 原因および防止策. 誠文堂；2011.
12) 消費者庁消費者教育推進室. 食品ロス削減関係参考資料. 2021年. https://www.caa.go.jp/policies/policy/consumer_policy/information/food_loss/efforts/assets/efforts_210309_0001.pdf
13) 農林水産省. フードバンク. http://www.maff.go.jp/j/shokusan/recycle/syoku_loss/foodbank.html

カコモン に挑戦 ‼

◆ 第34回-9

「持続可能な開発目標（SDGs）」に先立ち，地球規模の環境問題に対する行動原則として，「持続可能な開発」を示した文書である．最も適当なのはどれか．1つ選べ．

(1) モントリオール議定書

(2) 京都議定書

(3) リオ宣言

(4) バーゼル条約

(5) ワシントン条約

◆ 第34回-139

わが国の食料自給率に関する記述である．最も適当なのはどれか．1つ選べ．

(1) フードバランスシート（食料需給表）の結果を用いて算出されている．

(2) 食品安全委員会によって算出・公表されている．

(3) 品目別自給率は，食料の価格を用いて算出されている．

(4) 最近10年間のカロリーベースの総合食料自給率は，50％以上である．

(5) 生産額ベースの総合食料自給率は，先進国の中では高水準にある．

◆ 第33回-146

食料問題に関する記述である．正しいのはどれか．1つ選べ．

(1) 食料安全保障では，経済的事由による入手可能性は考慮しない．

(2) わが国の総合食料自給率（供給熱量ベース）は，50％前後で推移している．

(3) 食料自給力とは，輸入される食料も含めた潜在的供給能力をいう．

(4) 食品ロスは，賞味期限切れによって廃棄された食品を含む．

(5) フードマイレージは，食料の輸送量に作業従事者数を乗じて算出される．

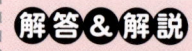

解答＆解説

◆ **第34回-9**　正解（3）

◆ **第34回-139**　正解（1）

◆ **第33回-146**　正解（4）

正文を提示し，解説とする．

(1) 食料安全保障では，経済的事由による入手可能性を考慮する必要がある．

(2) わが国の総合食料自給率（供給熱量ベース）は，40％前後で推移している．

(3) 食料自給力とは，輸入される食料は含めない食料の潜在的供給能力をいう．

(5) フードマイレージは，食料の輸送距離に輸送重量を乗じて算出される．

第2章 食品の機能

1 一次機能

1-1 たんぱく質

1 概 要

- アミノ酸が連結したひも状の構造が，球あるいはねじれた棒のようにまとまったものがたんぱく質であり，生命活動に欠かせない分子である．
- たんぱく質は，たとえば化学反応を触媒する酵素としてはたらくものや，金属などを貯蔵する，あるいは細胞や組織の構造を担う繊維状のものなど，そのはたらきや機能・構造はさまざまである．
- たんぱく質は，生命活動の中心を担っている分子であり，古くなるとたんぱく質である酵素により分解されて，核やミトコンドリアに存在するDNAの情報に基づいて新しく合成される．このようにたんぱく質は取り替えはきくが，なくてはならない重要なはたらきをする高分子の生体成分である．
- たんぱく質は三大栄養素の一つであり，消化されてアミノ酸として吸収されるが，体内では充分量を合成できず，必ず食事から摂取しなければならない必須アミノ酸も9つある．

2a アミノ酸の構造

- 遊離のアミノ酸は基本的に炭素原子（$C\alpha$〈アルファ〉）を中心として，アミノ基とカルボキシ基の両方をもち，に示す構造をしている．
- $C\alpha$から伸びる4本の結合の1つには側鎖が結合しており，この側鎖のバリエーションがアミノ酸の種類となる．
- たんぱく質は，側鎖の異なる約20種類のアミノ酸の組み合わせから構成される（）．

アミノ酸の立体構造

- $C\alpha$から伸びる4本の結合が，すべて異なる分子に結合している場合には，そのα炭素は不斉炭素となり，異性体が生じる（）．このため，たんぱく質を構成するアミノ酸では，α炭素に2個の水素原子が結合しているグリシンを除いてすべて光学異性体

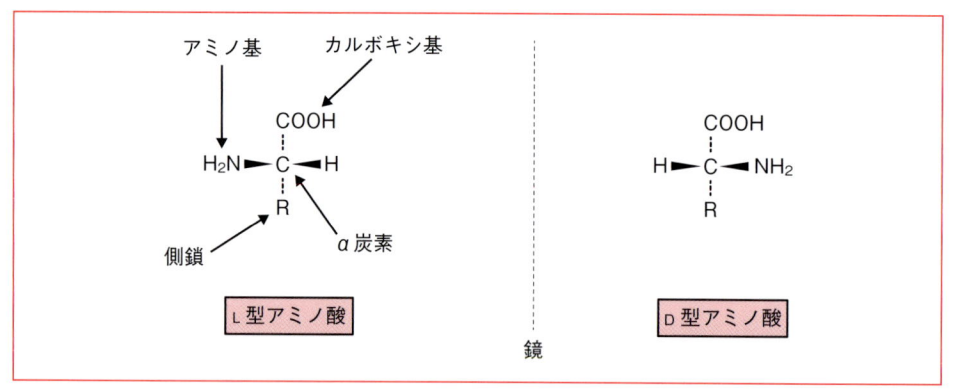

❶ アミノ酸の化学構造

❷ たんぱく質を構成する基本アミノ酸

名　称	三文字略号	一文字略号	等電点	分子量	特　徴
グリシン	Gly	G	6.0	75	不斉炭素がない（立体異性体がない）
アラニン	Ala	A	6.0	89	
バリン*	Val	V	6.0	117	分枝鎖アミノ酸
ロイシン*	Leu	L	6.0	131	分枝鎖アミノ酸
イソロイシン*	Ile	I	6.0	131	分枝鎖アミノ酸
セリン	Ser	S	5.7	105	細胞内でリン酸化されうる
トレオニン（スレオニン）*	Thr	T	5.6	119	細胞内でリン酸化されうる
フェニルアラニン*	Phe	F	5.5	165	
チロシン	Tyr	Y	5.7	181	細胞内でリン酸化されうる
プロリン	Pro	P	6.3	115	コラーゲンに多い
トリプトファン*	Trp	W	5.9	204	セロトニンの前駆体
リジン（リシン）*	Lys	K	9.7	146	
アルギニン	Arg	R	10.8	174	
ヒスチジン*	His	H	7.6	155	ヒスタミンの前駆体
グルタミン	Gln	Q	5.7	146	
アスパラギン	Asn	N	5.4	132	
グルタミン酸	Glu	E	3.2	147	神経伝達物質，うま味成分
アスパラギン酸	Asp	D	3.0	133	
システイン	Cys	C	5.0	121	酸化されやすく，システイン酸を生じたり，ジスルフィド結合（-S-S-）を形成してシスチンになる
メチオニン*	Met	M	5.7	149	酸化されやすい

＊：必須アミノ酸.

をもつことになる.

● 興味深いことに，生命体にみられる構成アミノ酸のほとんどはL型異性体であり，D型はきわめてまれである．進化のごく初期の過程でL型のみを利用する選択がなされたことを示している．ただし，D型アミノ酸もわずかながら存在しており，老化に伴い増加し，L型にはない機能性を有する.

水溶液中のアミノ酸

● アミノ酸はアミノ基とカルボキシ基のいずれも有することから両性電解質である.

● アミノ酸は，化学構造式では，❶のようにイオン化せずに示すことが多いが，水溶液中における実際の遊離アミノ酸は，Cα（α炭素）に結合しているアミノ基とカルボキシ基，および側鎖の一部の官能基が解離して，正や負にイオン化している（❸）.

● アミノ酸に存在するそれぞれの官能基のイオン化が1：1になるとき，すなわち，カルボキシ基（-COOH）を例にとれば，そのCOO⁻とCOOHが同じ比率で存在するときのpHをpKと呼ぶ.

● 遊離のアミノ酸全体での正と負のイオン量が釣り合い，電荷がゼロになるpHを等電点（pI）と呼ぶ.

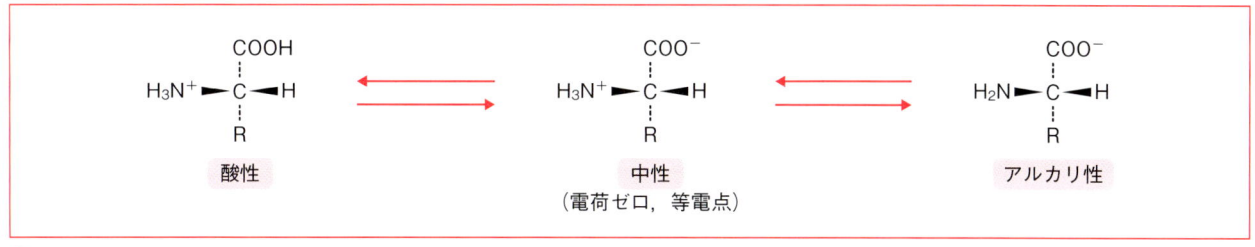

❸ 水溶液中でのアミノ酸の解離状態と等電点

2b　アミノ酸の種類と分類

- たんぱく質を構成する20種類にも及ぶアミノ酸の化学構造や性質による分類を❹に示す. 脂肪族アミノ酸, 芳香族アミノ酸, 複素環式アミノ酸, 含硫アミノ酸, 酸性アミノ酸, 塩基性アミノ酸, 酸アミドアミノ酸に分けることができる.
- 正や負の極性を有さない側鎖や芳香族や脂肪族などの疎水性の高い側鎖を有するアミノ酸はたんぱく質の内側に存在することが多く, 極性を有するアミノ酸はたんぱく質の表面で水分子と接していることが多い（❺）.
- また, 側鎖のあいだの共有結合を担うアミノ酸としてシステインがあり, システインどうしがジスルフィド結合を形成し, たんぱく質の構造を強固にしている.

修飾されたアミノ酸

- 食品や生体内では, 修飾されたアミノ酸も存在する. たんぱく質として産生された後のアミノ酸残基への修飾を翻訳後修飾という（❻）.
- コラーゲンには, プロリンやリジンが水酸化されたヒドロキシプロリンやヒドロキシリジンなどが特徴的に含まれている.
- アミノ酸（トレオニン, セリン, チロシン）のリン酸化やリジン残基のビオチニル化やアセチル化など, 酵素的に生成（および分解）されるものは, 細胞内の情報伝達などにも利用されている.
- 酸化や糖化などによる, 酵素のはたらきによらないアミノ酸残基の修飾（劣化）もあり, 疾病との関連が注目されている.

特殊なアミノ酸

- 生体には, 特殊な遊離アミノ酸も存在して, 種々の役割を果たしている（❼）.
- γ-アミノ酪酸（γ-aminobutyric acid：GABA）は神経伝達物質としてはたらく.
- 同じく神経伝達物質としてはたらくセロトニン（5-ヒドロキシトリプタミン：5HT）は, カルボキシ基をもたないがアミノ酸として分類されることもあり, その機能は血管収縮や血液凝固作用など全身性であり多岐にわたる.
- タウリンは白血球に豊富に含まれるアミノ酸であり, 胆汁酸の代謝や生体防御に関与している.
- カルニチンはミトコンドリアにおいて脂肪酸を運搬する役割を担っており, エネルギー獲得のための脂肪の燃焼に必須である.
- β-アラニンは, カルノシンやアンセリンなど機能性を有するペプチド分子の構成アミノ酸である.

2c　アミノ酸の反応性および検出方法

- たんぱく質のアミノ酸は, 酸加水分解, アルカリ加水分解, あるいは酵素分解により, 遊離アミノ酸にまで分解される. たんぱく質を構成する遊離のアミノ酸はすべてアミノ基およびカルボキシ基を有することから, 共通の反応性を有する.
- アミノ基に対する反応性を利用して, アミノ酸分析が行われる. まずイオン交換カラムクロマトグラフィーによる遊離アミノ酸の分離を行い, 次いでニンヒドリン反応

 豆知識

ヒドロキシプロリンの存在はコラーゲンが三本鎖らせんを強固にとるために必要と考えられている. ビタミンC不足で起きる壊血病は, ヒドロキシプロリン合成酵素の補酵素ビタミンCがはたらかないため, コラーゲンが作れなくなって生じる. また, ヒドロキシプロリンは, コラーゲン以外にもエラスチンやある種の植物たんぱく質などにも含まれている.

豆知識

生体内では塩素や臭素もチロシン残基に結合して異常なアミノ酸を生じる. また, 加熱調理に伴いたんぱく質の酸化や糖化が生じる. たとえば, チロシンが2分子結合（架橋）してたんぱく質が重合し, また糖がリジンやアルギニン残基に非酵素的に結合する. リジンやヒスチジン残基に油の酸化物（過酸化脂質）が結合することもある.

【用語解説】
クロマトグラフィー：物質と担体との親和性の差に基づいて物質を分離する手法である. なかでも物質と担体の正・負の帯電に基づく結合と解離による分離方法をイオン交換と呼び, 正や負の電荷を帯びたアミノ酸やたんぱく質の分離などによく用いられる.

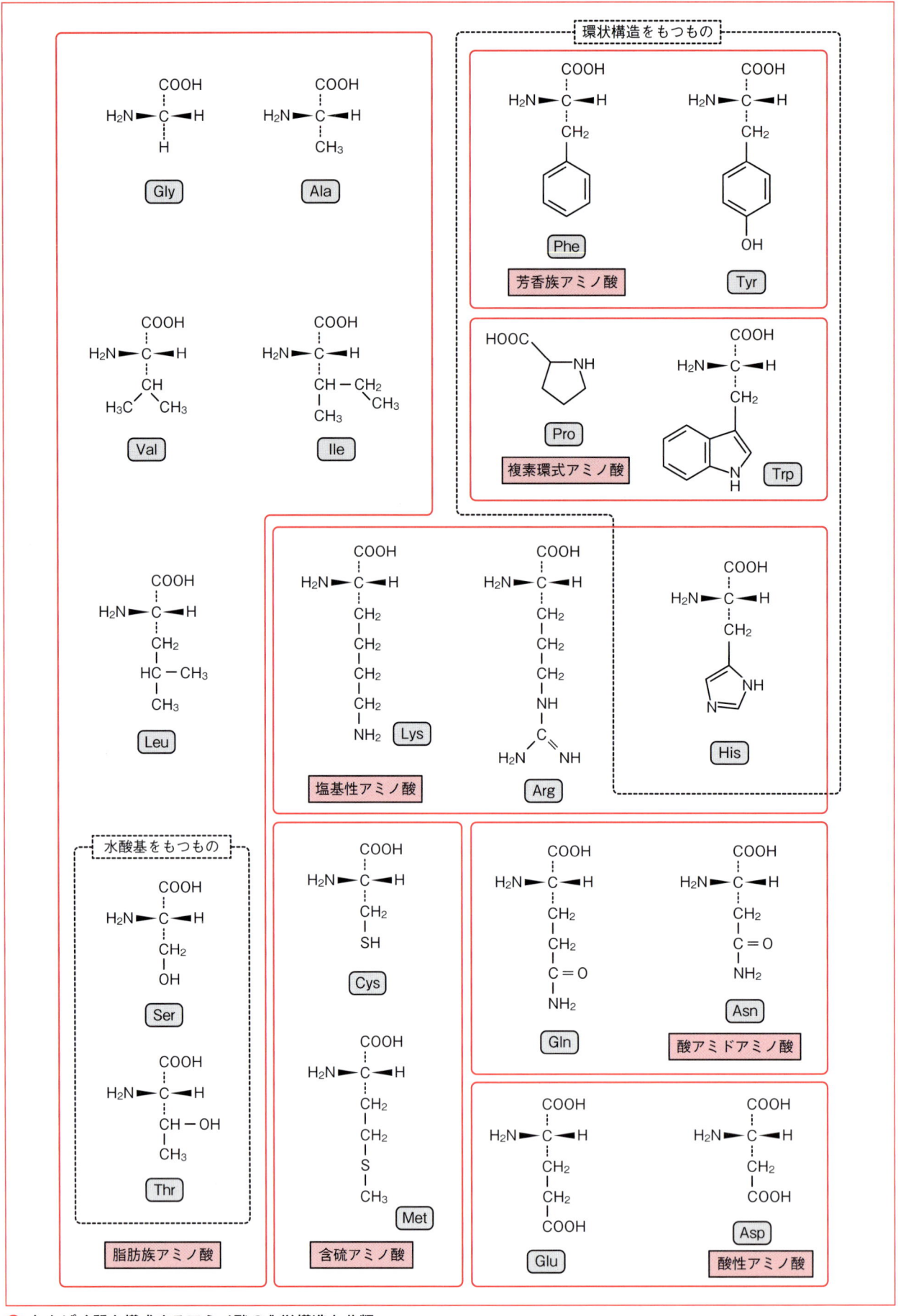

❹ たんぱく質を構成するアミノ酸の化学構造と分類

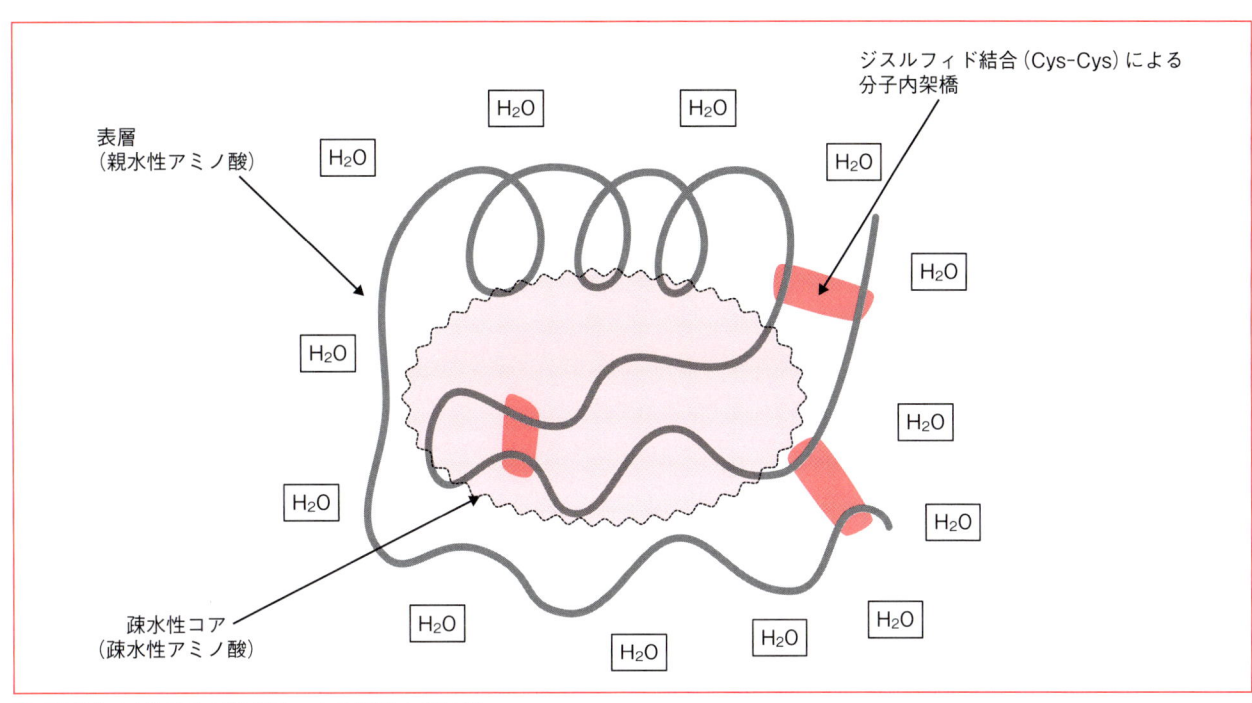

❺ 球状たんぱく質の模式図：立体構造と安定性

2-1

食品の機能／一次機能

ヒドロキシプロリン

ヒドロキシリジン

アセチルリジン

リン酸化セリン
（ホスホセリン）

ビオチニル化リジン

❻ 翻訳後修飾されたたんぱく質アミノ基の例（遊離のアミノ酸として表示）

●MEMO●
たんぱく質に含まれるリジン
（lysine）はリシンとも表記さ
れることがある．リジンは独
語，リシンは英語読みにそれ
ぞれ由来している．本項では
リジンと統一する．なお，ト
ウゴマの種子に存在する有害
たんぱく質もリシン（ricin）と
呼ばれている．

（❽）によって，各種アミノ酸を検出定量する（ポストカラム誘導体化法）．ニンヒド
リンは，アミノ酸の一級アミノ基（-NH$_2$）と反応して，青紫色の生成物を生じる（❽）．
また，イミノ基（二級アミノ基）を有するプロリンおよびヒドロキシプロリンでは，
黄色の色素生成物を生じる．

❼ 特殊なアミノ酸の化学構造とその役割

名　称	略　称	化学構造	役　割
γ-アミノ酪酸	GABA		抑制性の神経伝達物質として働く
セロトニン	5HT		神経伝達物質としてはたらくほかに，血液凝固などさまざまな機能を有する
タウリン	Tau		消化を助け，神経伝達物質としてはたらくなど，はたらきは多彩
カルニチン	—		脂肪酸を結合させ，ミトコンドリア内部に運搬する
β-アラニン	βAla		アンセリンやカルノシンの構成分子であり，筋肉中に多く存在する

❽ ニンヒドリンによるアミノ酸の発色

- アミノ酸を誘導体化してからカラムクロマトグラフィーによる分離を行うプレカラム誘導体化法もあり，あらかじめアミノ基を o-フタルアルデヒドやフェニルイソチオシアネート，ダンシルクロリドなどにより化学的に修飾して，分離カラムを経た後に検出（定量）する．カルボキシ基も化学反応性を有するが，アミノ基と比べると利用されることは少ない．
- 各種アミノ酸の選択的な検出方法もあり，コラーゲンの酸加水分解などにより生じたヒドロキシプロリンは，クロラミンTおよびエーリッヒ試薬との組み合わせで特異的に定量できる．
- たんぱく質中のアミノ酸残基が有する側鎖の化学反応性を利用することもある．たとえば，たんぱく質中のシステイン残基は，エルマン試薬（5,5'-dithiobis-2-nitrobenzoic acid〈DTNB〉法）により遊離チオール基（SH基）として定量される．

3　ペプチド（オリゴペプチド，ポリペプチド）の種類と構造

- アミノ酸のカルボキシ基（-COOH）と別のアミノ酸のアミノ基（-NH$_2$）のあいだで，水分子が脱離して2つのアミノ酸が結合（脱水縮合）する（❾）．このアミノ酸どうしの結合をペプチド結合と呼ぶ．
- 2分子のアミノ酸が結合したものをジペプチド，3分子のアミノ酸が結合したものを

モノ，ジ，トリ，テトラ，ヘキサ，などの数の数え方は，ギリシャ語の数を示す接頭語に由来しているよ！

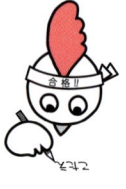

22

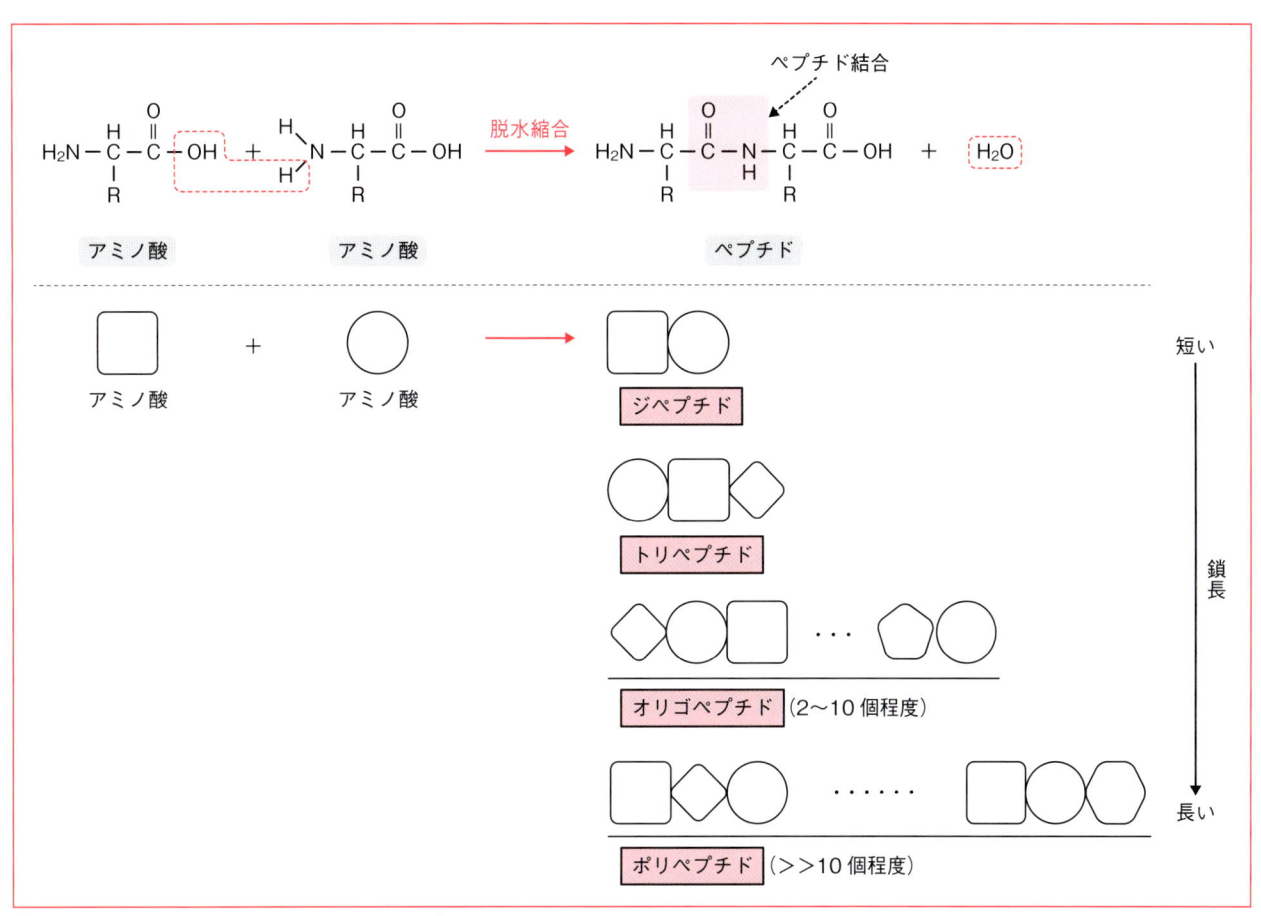

❾ アミノ酸のあいだの脱水縮合によるペプチド結合の形成

❿ オリゴペプチドの例と機能

種　類	ペプチド名称	化学構造	機　能
ジペプチド	アンセリン	H_2N ... 化学構造	抗疲労・尿酸値低下作用
	カルノシン	H_2N ... 化学構造	ラジカル捕捉剤（抗酸化作用）
トリペプチド	グルタチオン	HOOC ... NH_2 ... 化学構造	抱合化に利用され，解毒代謝にかかわる
オリゴペプチド	バソプレシン	Cys-Tyr-Phe-Gln-Asn-Cys-Pro-Arg-Gly-CONH$_2$ （2分子の Cys は分子内架橋）	抗利尿・血圧上昇ホルモンとしてはたらく
	オキシトシン	Cys-Tyr-Ile-Gln-Asn-Cys-Pro-Leu-Gly	ストレス緩和作用

🫘 **豆知識**

グルタチオンと解毒作用：グルタチオン（GSH）は解毒代謝のための重要な分子の一つである．グルタチオン-S-トランスフェラーゼが触媒してグルタチオンを異物に結合させてグルタチオン抱合体とし，無毒化して体外への排出を手助けする．また，グルタチオンは酸化ストレス亢進により増加する活性酸素から体を守る際に電子供与体としてはたらき，酸化型グルタチオン（GSSG）となる．生じた GSSG はグルタチオンレダクターゼから電子をもらって還元型グルタチオン（GSH）へと再生される．

トリペプチド，2～10分子程度のアミノ酸が結合したものはオリゴペプチド，さらに鎖が伸びたものをポリペプチドと呼ぶ．
- ジペプチドにはアンセリン（β-アラニンとメチルヒスチジンの結合物），カルノシン（β-アラニンとヒスチジンの結合物）などがある．
- トリペプチドにはグルタチオン（L-γ-グルタミル-L-システイニル-グリシン）などが

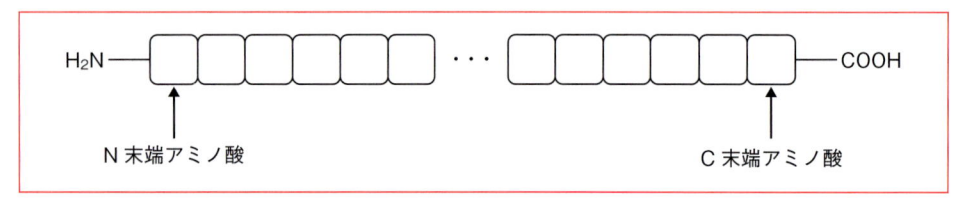

⓫ 一次構造：ペプチド・たんぱく質のアミノ酸配列

ある. グルタチオンは，生体の酸化を防御し，また異物代謝にも役立っている.

● オリゴペプチドには，バソプレシン，オキシトシンなど生理活性を有するものも多い（⓾）.

● これら機能性をもつペプチドは，分子が小さく，生体を構成する水への高い溶解性・親和性を示すことから，生体内で移動しやすく，必要とされる場所/部位でその機能を発現できる.

4a たんぱく質の構造

● たんぱく質は，ポリペプチドが基本骨格であり，その構造は一次〜四次構造に分類されている.

一次構造

● 塩基配列3文字から成るDNAの遺伝子暗号（コドン）で1つのアミノ酸を意味しており，リボソームでアミノ酸が1つずつ順に連結されて，1本のペプチド鎖になる. たとえば塩基配列UGG（3文字）で，トリプトファン（1分子）を指示する記号となる. この鎖のアミノ酸の並びを配列（シークエンス）と呼ぶ（⓫）.

● アミノ基が隣のアミノ酸のカルボキシ基と結合していない末端のアミノ酸をN末端アミノ酸，カルボン酸が隣のアミノ酸のアミノ基と結合していない末端のアミノ酸をC末端アミノ酸と呼ぶ.

● N末端，C末端それぞれからアミノ酸配列を順に決定する方法があり，たとえばフェニルイソチオシアネートによるN末端アミノ酸の誘導体化と生じた誘導体の切断を繰り返す方法（エドマン分解法）がある.

● 近年では分子生物学的な研究技術の進歩に伴い，DNA配列を解析することで，たんぱく質の配列を決めることが多い[*1]. また質量分析技術の進歩により，ある程度の長さのペプチド鎖のアミノ酸配列を調べることが可能である.

二次構造

● 水溶液中で，一次構造（主鎖）が折れ曲がり，近接したペプチド（側鎖）間でイオン結合，疎水結合などを介して，安定な構造体となる.

● たんぱく質の構造はさまざまであるが，よく用いられるモチーフ（部分構造；αヘリックス構造，βシート構造，βターンなど）がある. これら主鎖に認められる部分構造を二次構造と呼ぶ.

● その主要な一つであるαヘリックス構造は，バネのような右巻らせん構造であり，らせん構造の上下は水素結合で安定化されている（⓬）. 筋肉に存在する色素たんぱく質であるミオグロビンは，8つのαヘリックス構造をもち，全体の7割を占める. またαヘリックス構造はDNA結合部位に存在することも多い.

● βシート構造は2本の鎖が相互に作用しながら並び，板状の構造を作る（⓭）.

● βターンは折り返し構造で認められる.

三次構造

● ポリペプチドが主鎖の折れ曲がりによる二次構造を介し，さらに側鎖どうしや側鎖と主鎖のあいだでも疎水結合，イオン結合，水素結合，ジスルフィド結合などを形成して，水溶性たんぱく質の場合は球状構造をとる（⓮）. このような三次元的な立体構

[*1] 遺伝子から決定したたんぱく質の配列からは，翻訳後修飾の情報は得られず，たとえば糖鎖と結合しているか，どのアミノ酸と結合しているかなどを明らかにすることができない.

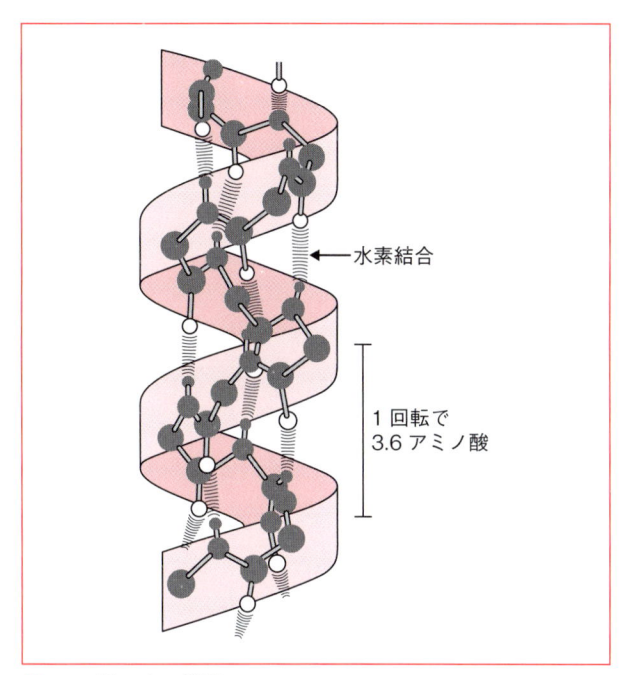

⑫ αヘリックス構造

αヘリックス構造は右巻らせんで，3.6個のアミノ酸で1回転する．主鎖にあるカルボニル基（酸素）がアミド基の水素と水素結合することで安定化している．

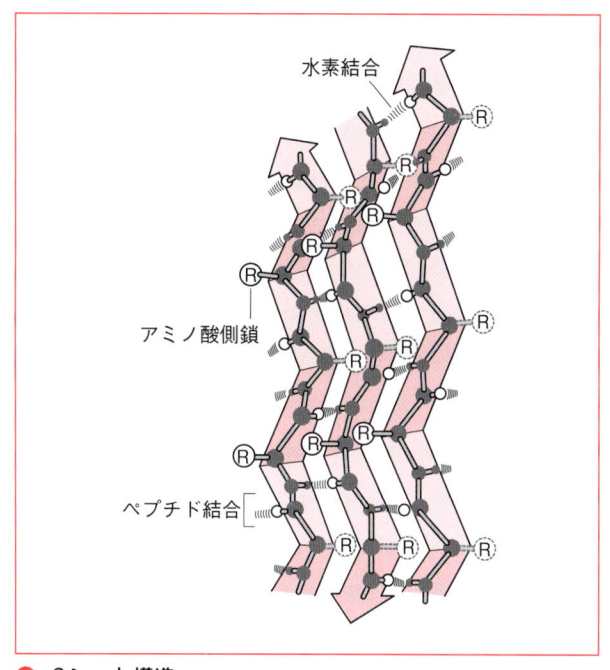

⑬ βシート構造

βシート構造は2本のペプチド鎖が並列し，お互いに水素結合で相互作用しており，波板のような安定な板状構造をとる．板状構造の上と下にそれぞれ側鎖が突き出ている．

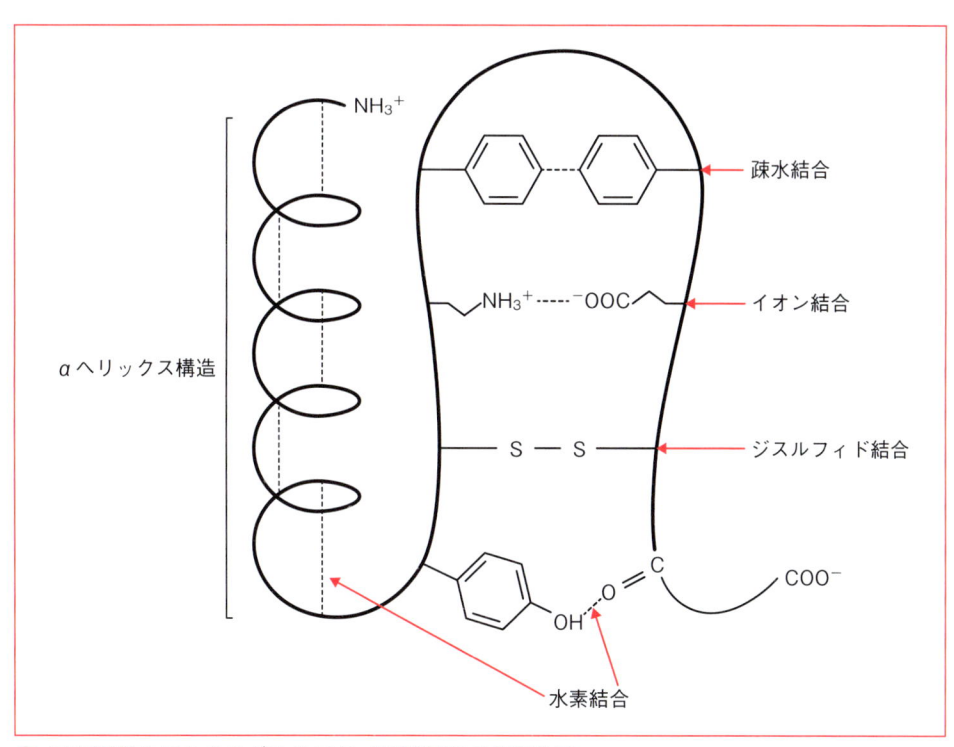

⑭ 三次構造を担うさまざまなアミノ酸残基間の相互作用

🫘 **豆知識**

ジスルフィド結合とパーマネントの原理：毛髪にはケラチンと呼ばれるたんぱく質が多く含まれている．髪のパーマは，たんぱく質のジスルフィド結合形成と深く関係している．パーマは二段階の処理を経るが，最初にパーマ剤1に含まれる還元剤によりケラチンのジスルフィド結合を切断し，髪を柔らかくする．次にパーマ剤2に含まれる過酸化水素がたんぱく質を酸化して，ケラチンに新たなジスルフィド結合が生じる．結合していたシステインの組み合わせを変えてたんぱく構造を固定化できるため，結果的にストレートやウェーブをした髪に変化させることができる．

造を三次構造と呼ぶ．

● たんぱく質はリボソームにおいてmRNAから翻訳され合成された後，自ら折れ曲がり，三次構造を形成する．すなわち，立体構造をとるための情報が，一次構造（配列）に含まれていることになる．

● 球状たんぱく質の場合，水と接する表層には親水性アミノ酸残基が配置されているが，内部には疎水性アミノ酸残基が多く，疎水性のコア（核）を形成することで安定化している（❺）．また，生体膜や脂質分子など疎水性成分と相互作用する部分には，

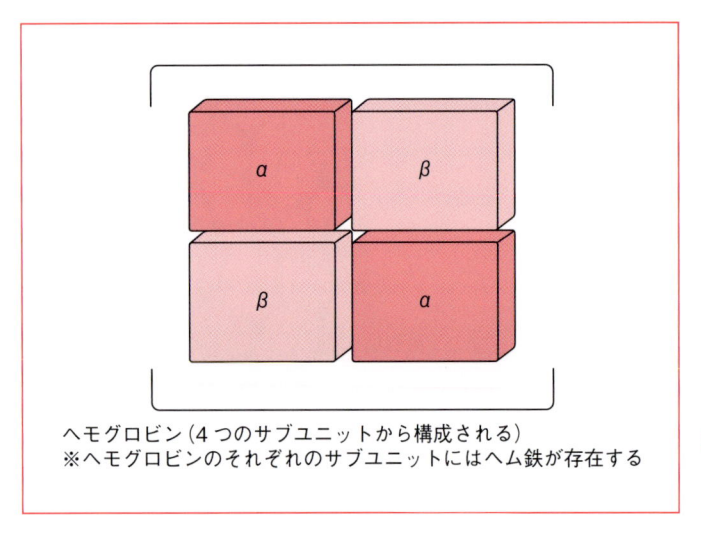

ヘモグロビン（4つのサブユニットから構成される）
※ヘモグロビンのそれぞれのサブユニットにはヘム鉄が存在する

⑮ 四次構造の例：4サ
ブユニットから成る
ヘモグロビン

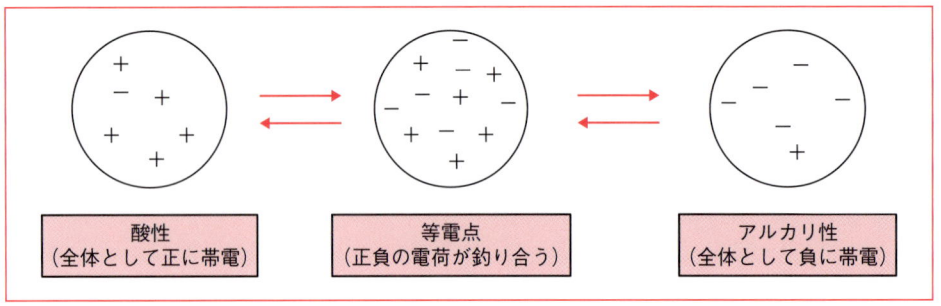

| 酸性
（全体として正に帯電） | 等電点
（正負の電荷が釣り合う） | アルカリ性
（全体として負に帯電） |

⑯ たんぱく質の等電点

表層にも疎水性アミノ酸残基が配置されている.

四次構造

- 複数のポリペプチド鎖が集まって1つのたんぱく質を構成する場合があり，その構造を四次構造と呼ぶ（⑮）.
- それぞれのポリペプチドをサブユニットと呼び，同じペプチド鎖が集まったものをホモ（ポリマー），異なるサブユニットが集まったものをヘテロ（ポリマー）と呼ぶ. たとえばヘモグロビンは，α鎖とβ鎖がそれぞれ2分子集まった四量体である（⑮）.

4b たんぱく質の性質（等電点・沈殿）

- アミノ酸の集合体であるたんぱく質は，正や負にイオン化する側鎖構造を複数もつ，両性電解質である.
- たんぱく質が溶けている液のpHを変化させると，たんぱく質分子全体として正・負のイオン量が等しく電荷がゼロになるpHが存在し，これを等電点（pI）と呼ぶ（⑯）. 等電点付近では極性が低くなるため，分子全体で溶解度が下がり，沈殿が生じる（等電点沈殿）.
- 水に溶けているたんぱく質でも周囲の塩濃度を高めることで沈殿する性質があり，これを塩析と呼ぶ. 塩析としては，硫酸アンモニウム（硫安）を使う硫安分画法がよく知られており，たんぱく質の種類・性質により沈殿する硫安の添加量が異なることから，大まかな分画が可能となる.
- そのほかに，酸[*2]や有機溶剤によるたんぱく質の沈殿法もある. たんぱく質を脂質や糖など他の成分と分離する際に用いられるが，多くの場合，たんぱく質の種類をさらに細かく分ける目的には適していない. ただし，一般にたんぱく質は有機溶媒に溶けにくいため沈殿するが，プロラミンなど，一部の特殊なたんぱく質は80％エタノー

[*2] トリクロロ酢酸など.

⓱　単純たんぱく質の分類と溶解性

分　類	溶解性（＋は可溶，－は不溶）				特　徴	主なたんぱく質（所在）
	純　水	薄い塩水溶液	薄い酸水溶液	薄いアルカリ水溶液		
アルブミン	＋	＋	＋	＋	球状構造を有し，水溶性が高い	血清アルブミン（血液），オボアルブミン（卵白），ラクトアルブミン（乳），ロイコシン（小麦）
グロブリン	－	＋	＋	＋	アルブミンよりも高分子で水に溶けにくいが，薄い塩溶液には溶ける	イムノグロブリン（血液），オボグロブリン（卵白），
プロラミン	－	－	＋	＋	70〜80％アルコールに可溶なたんぱく質で，プロリンやグルタミンを豊富に含む	グリアジン（小麦），ホルデイン（大麦），ツェイン（とうもろこし）
グルテリン	－	－	＋	＋	70〜80％アルコールに不溶なたんぱく質で，疎水性の高いアミノ酸を豊富に含み，セリアック病の原因因子	グルテニン（小麦），オリゼニン（米）
ヒストン	＋	＋	＋	－	塩基性たんぱく質で，DNAと結合して存在	ヒストン[H1, H2A, H2B, H3, H4]
プロタミン	＋	＋	＋	＋	魚類の精巣（白子）に多く存在し，抗菌活性を示す	サルミン（さけ），イリジン（にじます）
硬たんぱく質（アルブミノイド）	－	－	－	－	溶解性が低い繊維状たんぱく質で，構造たんぱく質	コラーゲン（皮膚・腱），エラスチン（皮膚・腱），ケラチン（毛髪・爪）

ルなどに溶解する（⓱）.

4c　たんぱく質の検出・定量法

- たんぱく質の定性（検出）・定量にはいくつか方法があり，ニンヒドリン反応やビウレット反応，キサントプロテイン反応などは定性に適している．
- ケルダール法は窒素原子を測定する方法であり，たんぱく質は他の生体成分に比べて窒素が豊富に含まれていることから，たんぱく質の定量にも用いられる．
- 構成アミノ酸にチロシンなど芳香族アミノ酸が含まれることが多いため，純粋な単一たんぱく質でモル吸光係数が既知の場合は，280 nmの吸光度を測定することで定量も可能である．
- また，ビウレット反応を改変したローリー法，クマシー色素を使うブラッドフォード法，ビシンコニン酸（BCA）法など種々のたんぱく質定量法が広く利用されている．
- 特定のたんぱく質に対しては，質量分析あるいは特異抗体を用いた手法などにより測定（検出・定量）することも可能である．

4d　たんぱく質の分類

- 20種類のアミノ酸からたんぱく質は構成されるが，1つの細胞内だけでもその種類は1万種以上あるとされる．

分子全体の形による分類

- たんぱく質の構造の違いから分類すると，大きく繊維状たんぱく質（コラーゲンやケラチンなど）と球状たんぱく質（アルブミンやグロブリンなど）に分けることができる．
- 繊維状たんぱく質であるコラーゲンは，三本鎖らせん構造を有しており，3つのアミノ酸残基Gly-X-Y（Xにはプロリン，Yにはヒドロキシプロリンが多い）の繰り返し配列が特徴的である．
- コラーゲンを含め，繊維状たんぱく質は一般的に水に対して難溶であり，一方で球状たんぱく質（アルブミンなど）は可溶である（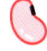）.

 豆知識

ローリー法は多くのたんぱく質やペプチドに利用可能であるが操作が煩雑，ブラッドフォード法は簡便かつ還元剤の影響を受けにくいが一方で界面活性剤の影響を受けやすく，BCA法は界面活性剤の影響を受けにくいが還元剤により発色が阻害されるなど，それぞれ利点・欠点があり，特徴を理解したうえで適したたんぱく質定量法を選択する必要がある．

【用語解説】

アルブミン：卵白（albumen）に多く存在するたんぱく質から命名された．血清中にも多く存在しており，脂肪酸やビリルビン，薬物などとも結合する．

分　類	非たんぱく性成分	性質・特徴
リンたんぱく質 （リン酸化たんぱく質）	リン	乳に含まれるカゼインなど．たんぱく質のリン酸化は細胞内情報伝達にも利用される
糖たんぱく質	糖	アスパラギンやセリン，トレオニン残基を介して糖鎖が結合する．糖の結合により水溶性が高まる
リポたんぱく質	脂質	LDLやHDLなど脂質の運搬を担う
色素たんぱく質	ポルフィリン＋鉄やマグネシウムなど	酸素の運搬や光合成，種々の酵素反応を担う
核たんぱく質	DNA，RNA	核やリボソームに存在し，DNAやRNAと結合する

色素たんぱく質のなかでも，ミオグロビンの色素（ヘム）は肉の色調を左右する重要な部分だよ．食肉の調理・加工では，肉をおいしく見せるための色調コントロールが重要なんだ！

2-1

食品の機能／一次機能

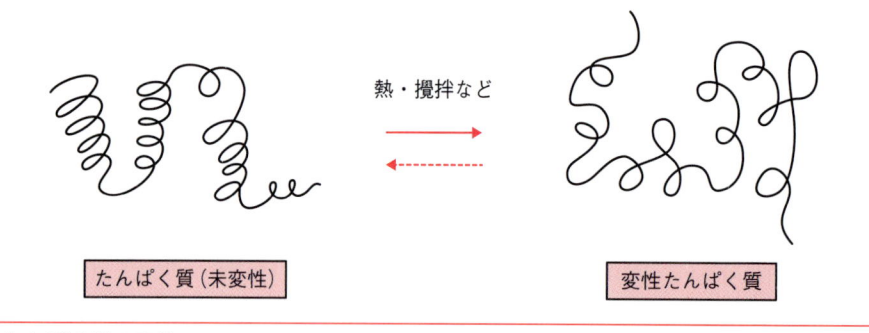

熱・攪拌など

たんぱく質（未変性）　　　変性たんぱく質

❶⑨ たんぱく質の変性

構成成分による分類

● たんぱく質にはアミノ酸が結合したのみの単純たんぱく質に加え，アミノ酸以外の成分も分子構造に含むたんぱく質（複合たんぱく質）も多い．

● 単純たんぱく質はアルブミンやグロブリンなどの種類に分けられる（❶⑦）．

● 複合たんぱく質には，ポルフィリン骨格（たとえばヘム鉄）をもつもの，糖鎖が結合したもの，リンや脂質を含むものなどがあり，たんぱく質の多岐にわたる機能性に役立っている（❶⑧）．たとえば，糖鎖が結合した糖たんぱく質は水との親和性が高く，細胞外や細胞表面のたんぱく質に多く認められる．

4e　たんぱく質の変性と失活

● たんぱく質は側鎖どうしが相互作用しながら立体構造を保っている（❺，❶④）．加熱処理など，この結合を壊す力がはたらくと，構造が崩れて変性する（❶⑨）．

● 変性状態から元の構造に戻る可塑性を示す場合もあるが，一般に，構造は復元されずにたんぱく質のもつ機能性を失うことが多い．たんぱく質が酵素の場合，構造変化により酵素活性が失われる．これを失活と呼ぶ．

豆知識

たんぱく質変性を利用した食品：食品の多くは，生野菜や刺身は別として，その加工や調理過程でたんぱく質変性を伴っている．このたんぱく質変性により元の食品素材と比べて物性が大きく変化することも多い．豆乳に含まれるたんぱく質を熱変性させたものが湯葉であり，卵をアルカリ性にしてたんぱく質を変性・ゲル化させたものがピータンであるなど，さまざまな食品にたんぱく質変性が関与している．変性によってたんぱく質分子の立体構造が崩れるが，たんぱく質消化酵素により分解されやすくなるため，消化という面から考えると好ましい変化といえる．

Column　コラーゲンとゼラチンの違い

コラーゲンは三本鎖らせん構造を有した強固な繊維状たんぱく質であり，水にはほとんど溶けない性質をもつ．一方，ゼラチンはコラーゲンを変性させたもので，三本鎖がほぐれており，ペプチド鎖が絡み合う網目構造を有しており，保水性がある．ゼラチン溶液は温めるとゾル（液体）に，冷やすとゲル（固体・ゼリー）に変化する．

ゼラチンは単に食品用ゼリーとして用いられるのみならず，ココアやホイップなどのための安定剤やタレやソースなどの増粘剤，またハムやハンバーグの品質改良剤として幅広く用いられている．

また，コラーゲンペプチドは，ゼラチンを分解した低分子のペプチドであり，サプリメントや乳化安定剤として利用されているが，ゲル化能はない．

⑳ アミノ酸評点パターン（大人）

		たんぱく質1gあたりの アミノ酸量（mg）
イソロイシン		30
含硫アミノ酸	メチオニン	16
	システイン	6
トリプトファン		6
トレオニン		23
バリン		39
ヒスチジン		15
芳香族アミノ酸（フェニルアラニン，チロシン）		38
リジン		45
ロイシン		59

（Protein and Amino Acid Requirements in Human Nutrition. Report of a Joint WHO／FAO／UNU Expert Consultation. WHO Technical Report Series 935. 2007. p.164 より）

- 変性を引き起こす要因として，酸・アルカリ，加熱，物理的撹拌，酸化，光照射，などがあげられる．調理では，加熱による焼き肉・ゆで卵，撹拌によるメレンゲの調製など，さまざまな加工・調理の過程にたんぱく質変性が生じ，また，その変化が食品に活かされている．
- 熱処理や化学処理などで変性したたんぱく質を誘導たんぱく質と呼び，コラーゲンから生じるゼラチンなどがその例である．お菓子のグミやマシュマロなどには，コラーゲンの変性に伴い生じるゼラチンが原料として使われている．

5　たんぱく質の栄養価

- たんぱく質の栄養価は，構成するアミノ酸による．

必須アミノ酸

- たんぱく質は消化分解されて主にアミノ酸として吸収されるが，このなかで必須アミノ酸は体内で必要量を合成できないため，食事から吸収する必要がある．
- ヒトの場合，必須アミノ酸はリジン（リシン），トレオニン（スレオニン），バリン，ロイシン，イソロイシン，ヒスチジン，フェニルアラニン，トリプトファン，メチオニンの9種である．

栄養価の評価方法

- たんぱく質の栄養価を評価する方法は，生物学的評価法と化学的評価法に分けられる．
- 生物学的評価法は，たんぱく質の摂取量と体外に出される窒素量をもとに生体における利用効率を示すものである．

2-1

食品の機能／一次機能

豆知識

加熱はたんぱく質を変性させ，機能を失わせる．ヒトの場合は，体温を大きく超えると変性し，酵素が失活する．一方で，微生物由来のたんぱく質には，90℃近い高温でも変性・失活しない酵素もある．

●MEMO●

誘導たんぱく質は，変性たんぱく質という意味のみならず，細胞や組織の分化を誘導するたんぱく質，あるいは，遺伝子発現により生じた（誘導された）たんぱく質ということを指す場合もあるので注意．

●MEMO●

小腸においてたんぱく質はアミノ酸にまで分解されて吸収される．コラーゲンを食べると，ジペプチド，トリペプチドのような完全には消化されていない状態でも血液に移行していることがわかっている．ただし，食事から摂取したコラーゲンが皮膚の状態を改善しているかどうかは，いまだ不明な点が多い．

Column　ベジタリアン（菜食主義者）は健康か？

　肉を食べないベジタリアンは健康だろうか．栄養素として不足が懸念されるのは，たとえばたんぱく質，機能性脂質（EPA〈IPA〉，DHA），鉄，亜鉛である．このため，たんぱく質の豊富な豆類をたくさん食べる必要がある．

　また，魚に含まれるEPAやDHAなどのn-3系多価不飽和脂肪酸の不足が懸念されるため，同じn-3系のα-リノレン酸（えごま，だいず，あまに油など

に含まれる）を摂取する必要がある．

　植物にも鉄や亜鉛などのミネラルは含まれているが，同じく植物に含まれるフィチン酸はキレート作用（ミネラルと結合）によりミネラルの吸収を阻害する．

　加えて，卵や乳製品を食べないベジタリアンではビタミンB$_{12}$が欠乏するため，のりやサプリメントの摂取が必要となる．

㉑ 食品の品質や加工にかかわる酵素

名　称	反　応	機能・応用
プロテアーゼ	ペプチド結合を切断	肉を柔らかくする
リパーゼ	脂質から脂肪酸を遊離	フレーバー生成
リポキシゲナーゼ	脂肪酸を酸化	フレーバー生成
グルコースイソメラーゼ	グルコースをフルクトースに変換	異性化糖の調製
ミロシナーゼ	からし油配糖体からイソチオシアネートを生成	辛味成分の生成
アリイナーゼ	含硫化合物から揮発性化合物の生成を触媒	フレーバーおよび催涙成分の生成
クロロフィラーゼ	クロロフィルを分解	光過敏症原因物質フェオフォルバイドを生じる ブランチングにより失活させてカット野菜の色調を保つ
ポリフェノールオキシダーゼ	ポリフェノールを酸化	褐変を誘導 紅茶の色素を生成

- 化学的評価法には，アミノ酸価（アミノ酸スコア）があり，1973年に国際連合食糧農業機関（FAO）および世界保健機関（WHO）が提案し，またその後に1985年および2007年に国連大学（UNU）も加わり改定されたアミノ酸評点パターン（⑳）を用いている．
- 各食品のアミノ酸価は，アミノ酸評点パターンに従いスコア化したもので，アミノ酸価が100に近いほど（100を上回るものは100とする），アミノ酸の栄養価からみて理想的な食品素材であるといえる．

制限アミノ酸とアミノ酸の補足効果

- アミノ酸価が100に満たない食品（たんぱく質）に含まれるアミノ酸を制限アミノ酸といい，なかでも大きく不足しているものを第一制限アミノ酸，次に不足しているものを第二制限アミノ酸と呼ぶ．
- 動物性たんぱく質を含む牛乳，卵，肉，魚などには制限アミノ酸はほとんどなく，米や小麦などの穀類ではリジンが第一制限アミノ酸であることが多い．
- このように植物性のたんぱく質にはアミノ酸価が100に満たないアミノ酸が存在するが，実際の食生活では複数の食品素材を組み合わせて食することにより，その不足を補っている．これをアミノ酸の補足効果と呼ぶ．

6　品質と加工にかかわる酵素たんぱく質

- たんぱく質のなかでも酵素は，食品の味や物性に大きな影響を与える（㉑）．調理や食品加工に酵素のはたらきを利用している例も多い．

調理における酵素のはたらき

- 塩こうじや果物に含まれるプロテアーゼはたんぱく質を切断するため，一緒に漬け置くと肉が柔らかくなる．
- わさびのすりおろしに伴い，ミロシナーゼがからし油配糖体（グリコシノレート）にはたらいて，辛味成分であるイソチオシアネートが生じる．
- たまねぎを切ると催涙成分が生じるが，これはアリイナーゼのはたらきによる．
- きゅうりを切ると，リパーゼやリポキシゲナーゼがはたらき，きゅうりアルコールが生じ，香りを生じる．

加工における酵素のはたらき

- ポリフェノールオキシダーゼのはたらきにより茶葉に含まれるカテキンがテアフラビンに変化して，鮮やかな色調の紅茶になる．
- ジュースには異性化糖（グルコースとフルクトースを主成分とする液化糖）が使われている．これは原料でんぷんに，アミラーゼ，グルコアミラーゼを作用させて生じた

グルコース（ブドウ糖）溶液に，さらにグルコースイソメラーゼを作用させることで作られる.

● 果汁の濁りを清澄化するためにペクチナーゼが用いられる.

● 酵素の活性を失わせることも食品の品質を保つことにつながる場合がある. カット野菜をすばやく短時間加熱処理することによりクロロフィラーゼを失活すると，クロロフィルの分解を防ぐことができて鮮やかな緑色が維持できる.

参考文献

・久保田紀久枝，森光康次郎編. スタンダード栄養・食物シリーズ5　食品学—食品成分と機能性. 東京化学同人；2003.
・水品善之ほか. 栄養科学イラストレイテッド　食品学I　食品の成分と機能を学ぶ. 羊土社；2015.
・菅原二三男監訳. マクマリー生物有機化学　II　生化学編. 丸善；2002.
・高岡素子編著. 新版　食べ物と健康［食品学総論］，第2版. 八千代出版；2016.

引用文献

1）　Protein and Amino Acid Requirements in Human Nutrition. Report of a Joint WHO/FAO/UNU Expert Consultation. WHO Technical Report Series 935. 2007. p.164.

カコモン に挑戦!!

◆ 第32回-74

たんぱく質の栄養に関する記述である. 正しいのはどれか. 1つ選べ.

(1) 食品たんぱく質の栄養価は，アミノ酸の総量で決まる.
(2) アミノ酸価は，食品たんぱく質中の理想的な可欠（非必須）アミノ酸量を示す.
(3) 制限アミノ酸が複数ある食品に，第一制限アミノ酸のみを加えると，栄養価が低下することがある.
(4) たんぱく質効率比（protein efficiency ratio）は，窒素出納を基にして算出される.
(5) 飢餓状態では，窒素出納は正になる.

◆ 第35回-18

アミノ酸とたんぱく質に関する記述である. 最も適当なのはどれか. 1つ選べ.

(1) ロイシンは，芳香族アミノ酸である.
(2) γ-アミノ酪酸（GABA）は，神経伝達物質として働く.
(3) αヘリックスは，たんぱく質の一次構造である.
(4) たんぱく質の二次構造は，ジスルフィド結合により形成される.
(5) たんぱく質の四次構造は，1本のポリペプチド鎖により形成される.

解答&解説

◆ 第32回-74　正解（3）

正文を提示し，解説とする.
(1) 食品たんぱく質の栄養価は，必須アミノ酸量で決まる.
(2) アミノ酸価は，ヒトの不可欠アミノ酸の必容量と食品たんぱく質中の不可欠アミノ酸量の割合.
(4) たんぱく質効率比（protein efficiency ratio）は，体重増加量÷摂取たんぱく質量で算出される.
(5) 飢餓状態では，窒素出納は負になる.

◆ 第35回-18　正解（2）

正文を提示し，解説とする.
(1) ロイシンは，分岐鎖アミノ酸である.
(3) αヘリックスは，たんぱく質の二次構造である.
(4) たんぱく質の三次構造は，ジスルフィド結合により形成される.
(5) たんぱく質の四次構造は，複数のポリペプチド鎖により形成される.

2-1

食品の機能／一次機能

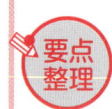**学習目標**

- 食品中の炭水化物 (単糖，二糖，少糖，多糖) の種類，構造，所在，性質を理解する
- 誘導糖 (糖アルコール，アミノ糖，ウロン酸など) の種類，構造，所在，性質を理解する
- 食物繊維の定義と種類，所在，化学構造，生理的機能を理解する

要点整理

✓ 単糖 (グルコースなど) は基本単位となる糖．天然ではほとんどD体．還元糖である．

✓ 二糖 (マルトース，スクロース，ラクトースなど) は単糖が2個結合したものであり，スクロースは非還元糖．

✓ 少糖 (オリゴ糖) は単糖が3〜10個程度結合したもの[*1]，多糖は通常，数十個以上の単糖が結合したもの[*1]．

✓ でんぷん (植物貯蔵多糖) はアミロースとアミロペクチンから成り，後者には分岐構造がある．グリコーゲン (動物貯蔵多糖) はアミロペクチンと基本構造が類似する．

✓ 炭水化物は，エネルギー利用性の高い「利用可能炭水化物 (でんぷん，単糖，二糖)」と，エネルギー利用性の低い「食物繊維」および「糖アルコール」に区分される．

✓ 食物繊維は難消化性炭水化物であり，植物のセルロースやペクチン，海藻のアルギン酸，カニ甲殻のキチンなどのほか，難消化性でんぷん (レジスタントスターチ) や難消化性オリゴ糖が含まれる．

✓ 食物繊維には，整腸作用などが報告されている．

[*1] 国際純正・応用化学連合 (IUPAC) の定義では二糖は少糖に含まれるが，エネルギー利用性の観点から三糖以上を少糖とし，二糖と区別する．なお少糖と多糖の境界は明確ではない．

1 炭水化物の定義と分類

- 炭水化物は最も主要なエネルギー源であり，われわれは1日に必要なエネルギーの50%以上を食品中の炭水化物でまかなっている．

- 炭水化物は主に炭素 (C)，水素 (H)，酸素 (O) の3種類の元素で構成され，単糖，二糖，少糖，多糖に区分される．

- グルコースやでんぷんは一般式$C_m(H_2O)_n$で表せるが，炭水化物のなかには他の元素を含むなど例外もある．

- 炭水化物にはエネルギーとして利用されやすい易消化性炭水化物 (糖質) と，利用されにくい難消化性炭水化物 (食物繊維，糖アルコール) がある．

- 日本食品標準成分表2020年版では，差引き法から算出した炭水化物だけでなく，各組成成分の直接分析値をもとに，「利用可能炭水化物 (単糖当量)」，「食物繊維総量」，「糖アルコール」などが炭水化物として収載されている (「[用語解説] 炭水化物」参照)．前述の糖質は「利用可能炭水化物」におおむね該当する．

- 日本食品標準成分表2020年版では，難消化性でんぷんや難消化性オリゴ糖は，食物繊維に区分されている．

2 単糖の種類と構造

- 単糖はそれ以上分解できない基本単位となる糖であり，一般に甘味がある．

- 単糖は，1個のカルボニル基 (アルデヒド基〈−CHO〉あるいはケトン基〈＞CO〉) と複数のヒドロキシ基 (−OH) を含んでいる．

- アルデヒド基をもつものをアルドース，ケトン基をもつものをケトースという (❶)．

- 単糖には複数の不斉炭素をもつものが多い．最も小さなアルドースであるグリセルアルデヒドには不斉炭素が1個あり，2つの鏡像異性体 (対掌体ともいう) がある (❷)．

- 単糖の立体異性体のうち，カルボニル基 (アルデヒド基またはケトン基) から最も遠い不斉炭素の立体配置が，D-グリセルアルデヒドと同じものをD体，L-グリセルアル

【用語解説】

炭水化物：日本食品標準成分表2015年版以降，従来の「食品の重量100gから，水分，たんぱく質，脂質，および灰分などの重量を差引く」差引き法で算出された値のほかに，「利用可能炭水化物 (単糖当量)」，「食物繊維総量」，「糖アルコール」の値が収載されている．

また，2020年版の「炭水化物成分表編」では，差引き法による成分の組成をきめ細かく示し，さらに「別表1 食物繊維成分表」には，難消化性デンプンなども測定できるAOAC.2011.25法による分析値と併せて，従来のプロスキー変法による「水溶性食物繊維」，「不溶性食物繊維」，「食物繊維総量」も収載されている．

【用語解説】

糖質：日本人の食事摂取基準 (2020年版) においては，「易消化性炭水化物を糖質，難消化性炭水化物を食物繊維と呼ぶことにする」とされている．

鏡像異性体 (対掌体) って右手と左手のような関係だね！

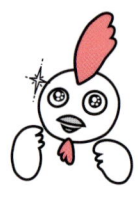

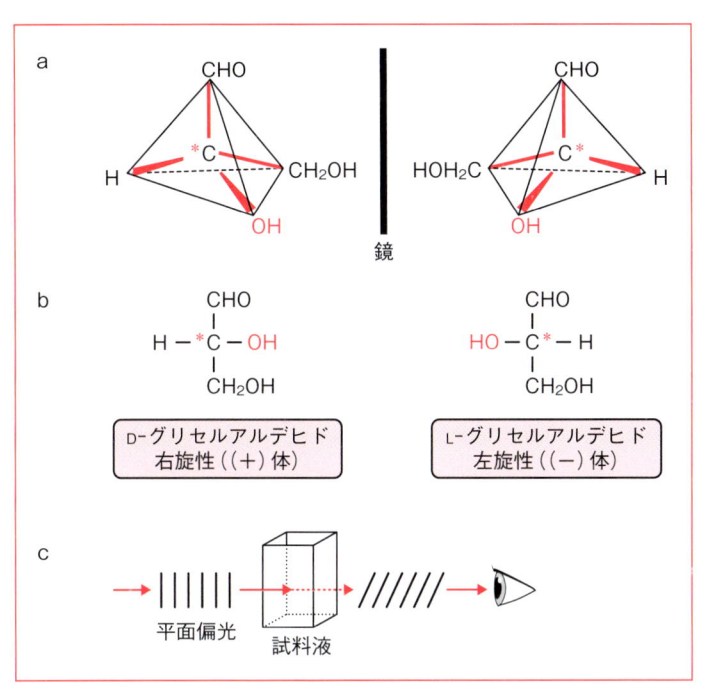

❶ **アルドースとケトースの基本構造**
＊：不斉炭素，$n=0$, 1, 2, 3, ….

❷ **グリセルアルデヒドの構造と投影式**
a：D体とL体は，互いに重ね合わせることのできない鏡像体の関係にある（右手と左手にたとえることもできる）．
　＊：不斉炭素（キラル中心ともいう）．
b：フィッシャー（Fischer）投影式で表すと，D体ではヒドロキシ基（-OH）が右側に，L体では左側に描かれることになる．
c：不斉炭素をもつ化合物の溶液に平面偏光を当てたとき，偏光面が右に回転するなら右旋性，左に回転するなら左旋性といい，化合物には（＋），（－）をつけて表す．グリセルアルデヒドではD体が（＋）体，L体が（－）体．糖の重要な性質だが，D/L体と（＋）/（－）体は無関係である．

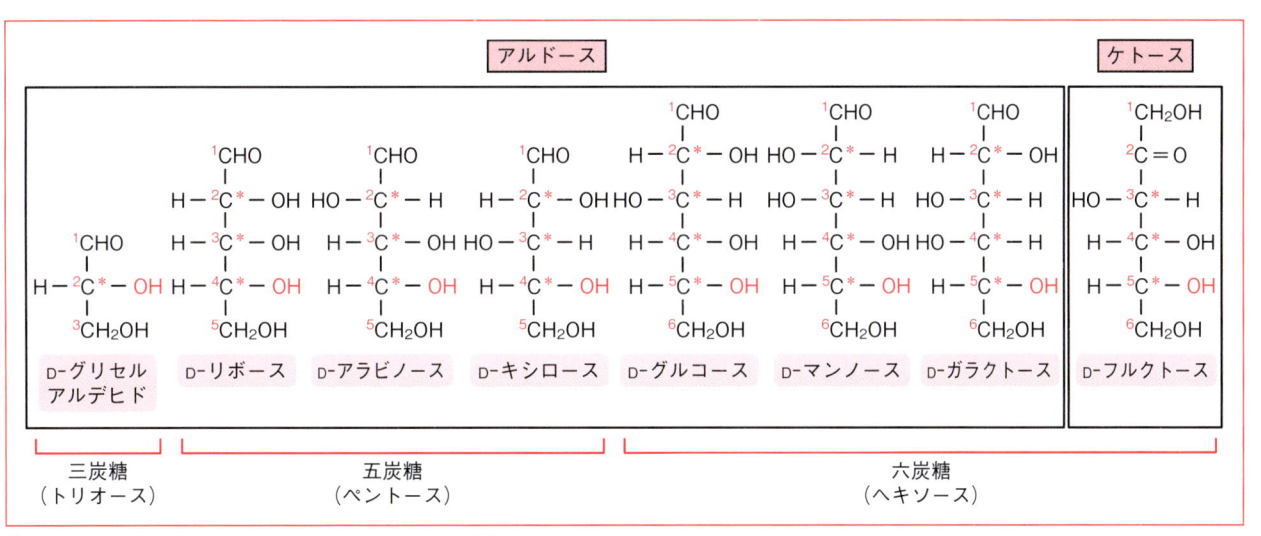

❸ **代表的なD系列のアルドースとケトースの比較**
フィッシャー投影式で表記すると，D系列の単糖では赤色で示したOH（最も位置番号の大きい不斉炭素に結合したヒドロキシ基）はすべてD-グリセルアルデヒドと同じ右側になる．食品に含まれる単糖では，炭素が6個の六炭糖（ヘキソース）が重要．
＊：不斉炭素．

デヒドと同じものをL体という[*2]．天然界に存在するほとんどの単糖は，D体である（❷，❸）．

● 単糖は，炭素原子の数によって三炭糖（トリオース），四炭糖（テトロース），五炭糖（ペントース），六炭糖（ヘキソース）などに分類されるが，食品に含まれる単糖では，炭素6個のヘキソースが最も重要である（❸）．

[*2] D, Lを省略しているときはD体．

33

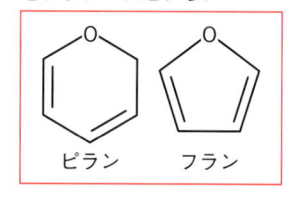

④ D-グルコースの鎖状構造と環状構造

a：CHO、²C*-OH、³C*-H、⁴C*-OH、⁵C*-OH、⁶CH₂OH　**D-グルコース**

b：CH₂OH、鎖状構造（約0.003%）、アルデヒド基

α-D-グルコピラノース（38%）

β-D-グルコピラノース（62%）

a：鎖状構造のフィッシャー投影式（＊：不斉炭素）．
b：D-グルコースの環状構造（ハース〈Haworth〉投影式で記載）．環状化によって1位が不斉炭素となるため，2つのアノマー異性体（α-D-グルコピラノースとβ-D-グルコピラノース）が生じる（グリコシド性ヒドロキシ基〈赤色で示した OH〉の向きが異なる）．α体とβ体は水溶液中では微量の鎖状構造（開環構造）を介して平衡関係にある（★：アノマー炭素）．（　）内の数値は，25℃の水溶液における存在比率であり，この比率は水溶液の温度で変化する．

- ペントースやヘキソースでは，カルボニル基がヒドロキシ基と反応して環状構造をとりやすく，不斉炭素が1つ増えて2個のアノマー異性体（α型とβ型）を生じる（④）．このアノマー異性体を生じる不斉炭素を，アノマー炭素という．
- D-グルコースが環状化すると六員環構造をとり，α-D-グルコピラノースとβ-D-グルコピラノースを生じる．両者は，グリコシド性ヒドロキシ基（アノマー炭素に結合）の向きが異なる．α体とβ体は，水溶液中では開環構造（鎖状構造；ごく微量しか存在しない）を介して可逆的な平衡関係にある（④）．
- 通常の単糖はすべて還元糖であり，環状構造が水溶液中で開環して生じるカルボニル基（アルドースの場合はアルデヒド基，ケトースの場合はヒドロキシケトン構造）によって還元性を示す（④，⑤）．
- 還元糖は，フェーリング試薬を還元して酸化銅（I）の赤褐色沈殿を生じたり，アンモニア性硝酸銀溶液に加えて加熱すると金属銀を析出させる（銀鏡反応）．
- 主要なペントースとヘキソースの化学構造と所在を図にまとめた（⑥，⑦）．

3　二糖の種類と構造

- 二糖は2個の単糖がグリコシド結合で縮合した糖である．
- 二糖の代表例には，マルトース（麦芽糖），スクロース（ショ糖），ラクトース（乳糖），トレハロースなどがある（⑧）．
- マルトースは，グルコース2分子がα-1,4グルコシド結合で縮合した二糖であり，還元糖である．麦が発芽する際には，貯蔵でんぷんがβ-アミラーゼによって加水分解を受けてマルトースを生じることから，麦芽糖とも呼ばれる（⑧）．
- スクロースは，グルコース1分子とフルクトース1分子がアノマー炭素どうしで結合した二糖であり，代表的な非還元糖である．サトウキビ（甘ショ）に含まれることから，ショ糖とも呼ばれ，代表的な甘味料でもある（⑧）．
- ラクトースは，グルコース1分子とガラクトース1分子がβ-1,4ガラクトシド結合で

【用語解説】
フラノースとピラノース：構造類似性から，糖の六員環構造をピラノース，五員環構造をフラノースという．

ピラン　フラン

【用語解説】
ヒドロキシケトン構造

−C−OH、C=O

🫘 **豆知識**
グリコシド結合：グリコシド性ヒドロキシ基（環状構造において，アルドースの1位の炭素やケトースの2位の炭素に結合している．⑥，⑦参照）は反応性が高く，他のヒドロキシ基と脱水縮合してグリコシド結合を形成し，オリゴ糖や多糖を形成する．酸や酵素（アミラーゼなど）を触媒にしてオリゴ糖や多糖を分解するときは，グリコシド結合が加水分解される．

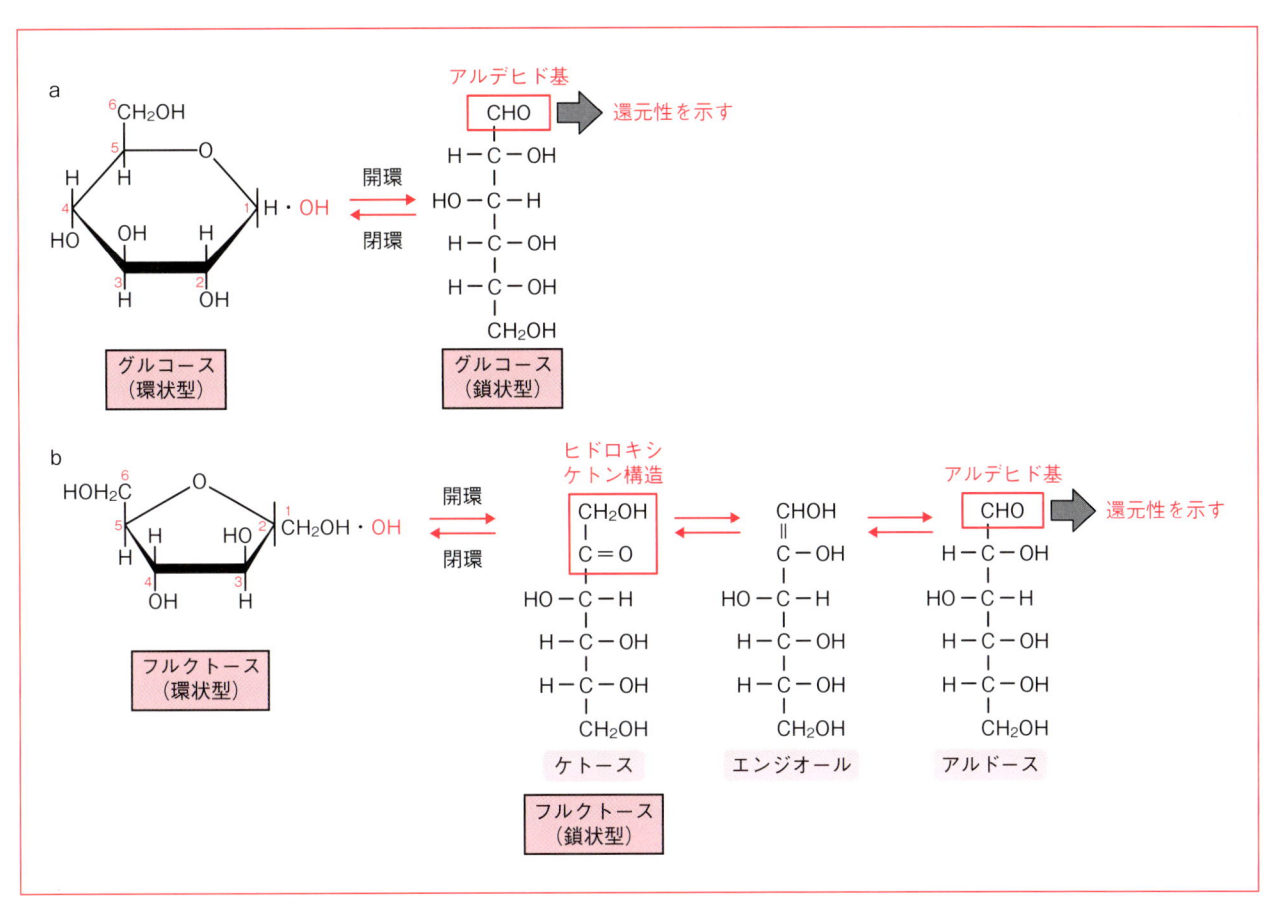

❺ アルドースやケトースが還元性を示す理由

a：アルドースの例（グルコース）.
b：ケトースの例（フルクトース）.

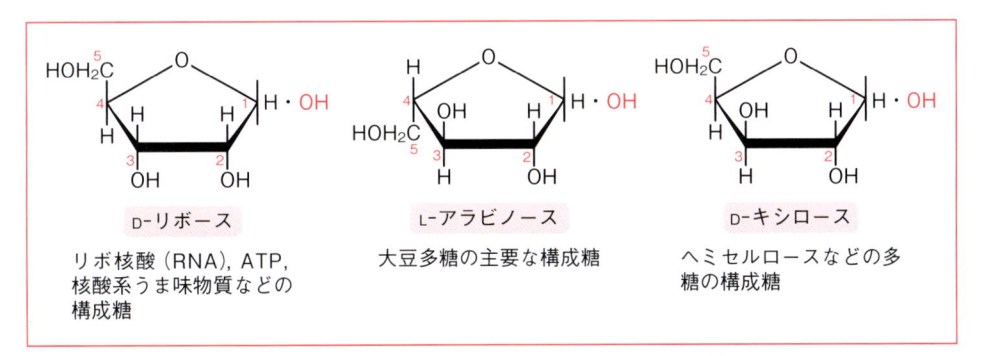

❻ 食品中の主な単糖（ペントース〈五炭糖〉）の化学構造とその所在・性質

赤色で示した**OH**は，グリコシド性ヒドロキシ基．D体の鎖状構造は，❸を参照．
※アラビノースは，L体のほうが天然に多い．

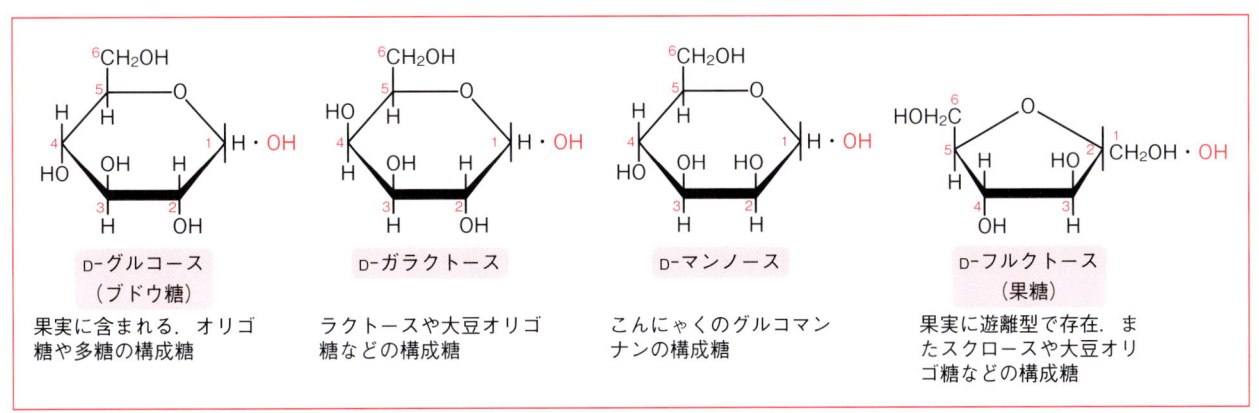

❼ 食品中の主な単糖（ヘキソース〈六炭糖〉）の化学構造とその所在・性質

赤色で示した**OH**は，グリコシド性ヒドロキシ基．フルクトース（単糖）は，水溶液中では主にピラノース型（六員環構造）で存在するが，オリゴ糖を構成するときは，図中のようにフラノース型（五員環構造）で存在する．鎖状構造は，❸を参照．

2-1 食品の機能／一次機能

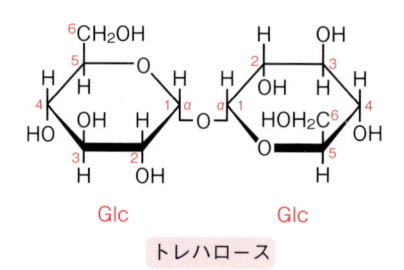

マルトース （麦芽糖）	**ラクトース** （乳糖）
グルコース2分子が結合．還元糖 麦芽に含まれ，水あめなどに利用される	ガラクトースとグルコースが結合．還元糖 乳中に含まれる
スクロース （ショ糖）	**トレハロース**
グルコースとフルクトースが結合．非還 元糖 サトウキビやテンサイなどに含まれる	グルコース2分子がα-1,1結合．アノ マー炭素どうしで結合しており，非還元糖 工業生産品ででんぷんの老化防止に利用 されている

❽ **主な二糖の化学構造と所在・性質**
H・OH：α型とβ型の両方があることを示す．マルトースとラクトースではグリコシド性ヒドロキシ基（OH）がグリコシド結合を形成していないため，還元糖である（開環して還元性を示すことができる）．
Glc：グルコース，Gal：ガラクトース，Fru：フルクトース．

Gal α1 − 6Glc α1 − β2Fru	ラフィノース
Gal α1 − 6Gal α1 − 6Glc α1 − β2Fru	スタキオース

❾ **大豆オリゴ糖とその構造**
ヒトはα-ガラクトシド結合を分解できない．よって大豆オリゴ糖は難消化性オリゴ糖であり，大腸に運ばれてから腸内細菌の栄養源となるため，ビフィズス因子（ビフィズス菌増殖促進因子）としてはたらく．
Glc：グルコース，Gal：ガラクトース，Fru：フルクトース．

結合した二糖であり，還元糖である．乳中に含まれ，小腸内ではラクターゼ（β-ガラクトシダーゼ）によって加水分解される（❽）．

4　少糖の種類と構造

- 少糖（オリゴ糖）とは，単糖が3〜10個程度グリコシド結合で縮合した糖である．
- 三糖以上の少糖は天然界には少ないが，大豆オリゴ糖（三糖のラフィノースや四糖のスタキオース）などが代表的な例である（❾）．
- 大豆オリゴ糖，フルクトオリゴ糖，ガラクトオリゴ糖などはヒトの消化酵素で加水分解されず，大腸内で腸内細菌のエサとなって増殖を促進する．これらの難消化性オリゴ糖はプレバイオティクスであり，整腸作用を示す特定保健用食品に利用されている．

●MEMO●
投影式の省略表記：フィッシャー投影式やハース投影式では，さまざまな省略が行われる．強調したい官能基だけを省略せずに残す場合もある．なお名称中のαやβ，DやL，「ピラノ」や「フラノ」は，その構造を強調しないときは，省略されることがある．

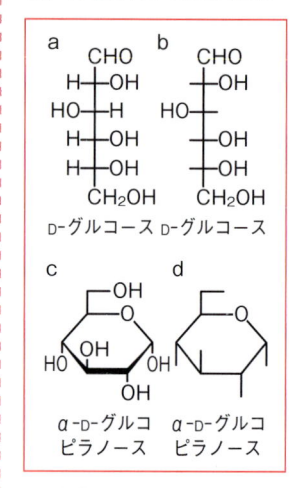

a：炭素原子を省略．
b：炭素原子と水素原子を省略．
c：水素原子との結合も省略．
d：ヒドロキシ基も結合を残して省略し，陰影を消去．

スクロースは開環しないから非還元糖なんだ！

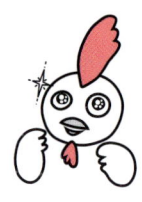

🫘 **豆知識**
乳糖不耐症：ラクターゼ活性は乳児では強いが，離乳後に弱くなっていく．活性が弱いと，牛乳を飲んだときにおなかがゆるみやすい．体質に個人差があり，アジア系民族では多い．あらかじめラクトースを分解した食品では症状はでない．

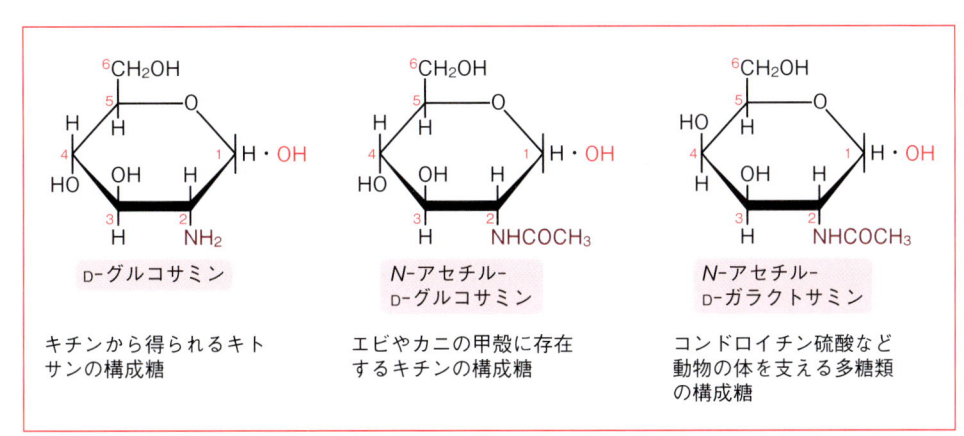

❿ **主な誘導糖の基本構造**
紫字：各誘導糖に特徴的な官能基.
＊：不斉炭素，$n=0, 1, 2, 3, \cdots$.

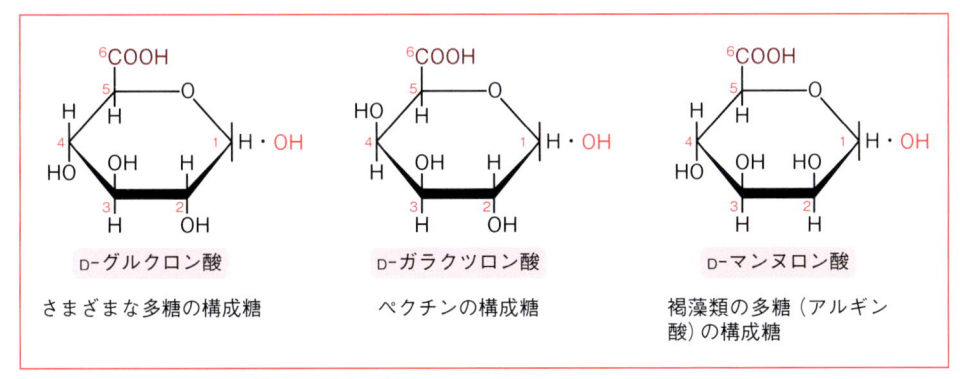

D-グルコサミン
キチンから得られるキト
サンの構成糖

N-アセチル-
D-グルコサミン
エビやカニの甲殻に存在
するキチンの構成糖

N-アセチル-
D-ガラクトサミン
コンドロイチン硫酸など
動物の体を支える多糖類
の構成糖

⓫ **主なアミノ糖の化学構造と所在・性質**
赤色で示したOHは，グリコシド性ヒドロキシ基.

D-グルクロン酸
さまざまな多糖の構成糖

D-ガラクツロン酸
ペクチンの構成糖

D-マンヌロン酸
褐藻類の多糖（アルギン
酸）の構成糖

⓬ **主なウロン酸の化学構造と所在・性質**
赤色で示したOHは，グリコシド性ヒドロキシ基.

5　誘導糖の種類と構造

- 誘導糖（糖誘導体ともいう）は単糖や二糖の官能基が部分的に変化したものであり，代表例は糖アルコール，アミノ糖，アルドン酸，ウロン酸などである（❿）.
- アミノ糖の代表例には，キチンを構成する N-アセチルグルコサミンなどがある（⓫）.
- ウロン酸の代表例には，グルクロン酸やガラクツロン酸がある（⓬）.
- 糖アルコールは，還元糖のカルボニル基を還元することで生成する．たとえば，キシロース，グルコース，マンノースを還元すると，それぞれキシリトール，ソルビトール，マンニトールが得られる（⓭）.
- 糖アルコールは生体利用性が低く虫歯菌の栄養源にもなりにくい．よって虫歯予防作用をもつ低齲蝕性甘味料として利用されている.
- 糖アルコールは消化管からの吸収性が遅く低カロリー（スクロースの約60％）である

D-キシリトール

$^1CH_2OH$
H—^2C—OH
HO—^3C—H
H—^4C—OH
$^5CH_2OH$

D-キシロースの還元で
合成される

D-ソルビトール

$^1CH_2OH$
H—^2C—OH
HO—^3C—H
H—^4C—OH
H—^5C—OH
$^6CH_2OH$

D-グルコースの還元で
合成される

D-マンニトール

$^1CH_2OH$
HO—^2C—H
HO—^3C—H
H—^4C—OH
H—^5C—OH
$^6CH_2OH$

D-マンノースの還元で
合成される

マルチトール

マルトース（二糖）の還
元で合成される

⓭ **主な糖アルコールの化学構造と所在・性質**
単糖の糖アルコールは，鎖状構造のみで，環状構造をとることはない．
※マルチトールは，二糖のマルトース（麦芽糖）から作られる．

D-グルコン酸

^1COOH
H—^2C—OH
HO—^3C—H
H—^4C—OH
H—^5C—OH
$^6CH_2OH$

$-H_2O$ ⇄ $+H_2O$

D-グルコノ-δ-ラクトン

⓮ **主なアルドン酸の化学構造と性質**
D-グルコノ-δ-ラクトンとして，豆腐用凝固剤に利用される．D-グル
コン酸ナトリウムは，食塩代替品としてみそやしょうゆに利用される．

が，過剰に摂取すると下痢を起こす．
● アルドン酸の代表例には，グルコン酸がある（⓮）．

6 多糖の種類と構造

● 多糖は，数十〜数百万個の単糖や誘導糖がグリコシド結合した中〜高分子化合物であり，還元末端が少ないため還元性を示さない．また一般的に無味である．
● 天然には1種類の単糖からなる単純多糖（ホモ多糖）と，数種類の単糖からなる複合多糖（ヘテロ多糖）が存在する．

単純多糖の種類と性質

● でんぷんは植物の貯蔵多糖であり，種子・いも・豆など多くの植物性食品に含まれる．

● **MEMO** ●
グルコン酸：誘導糖の一種であるが，日本食品標準成分表2020年版では有機酸として扱われている．

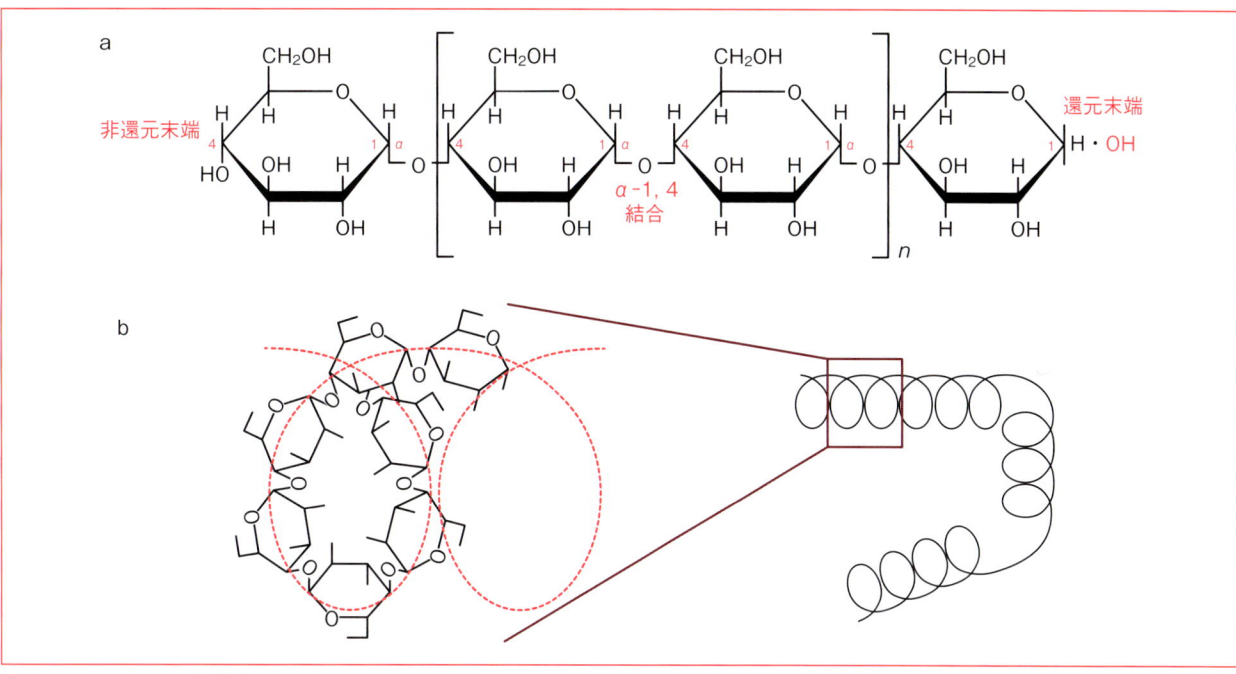

⓯ アミロースの化学構造
a：グルコースが α-1,4 結合で直鎖状に連結．*n*：1,200～12,000.
b：アミロースのらせん構造．6個のグルコース残基で1周．

- でんぷんはアミロースとアミロペクチンの2種類から成る．うるち米でんぷんは，アミロースを約20%含むが，もち米でんぷんはアミロペクチンのみから成る．
- アミロースは1,200～12,000個のグルコースが α-1,4 グルコシド結合で直鎖状に重合した多糖（⓯）．分子量は2万～200万．
- アミロースは，6個のグルコース残基で1周するらせん構造をしている（⓯）．ヨウ素がらせん内に入ると，ヨウ素でんぷん反応によって，青紫色に発色する．でんぷん溶液を加熱してらせん構造がゆるむと，ヨウ素でんぷん反応の発色は薄くなるが，でんぷん溶液が冷えると再びらせん構造が回復して青紫色に発色する．
- アミロペクチンは，アミロース構造のところどころに α-1,6 グルコシド結合による分岐がある多糖（⓰）．90,000～250,000個のグルコースが重合しており，分子量は1,500万～4,000万に及ぶ．
- アミロペクチンは多くの分岐によって，房状に枝分かれしているが，還元末端は1つだけであり，他の末端はすべて非還元末端である（⓰）．
- アミロペクチンは分岐構造のためアミロースよりらせん構造が少ない．このためアミロースよりもヨウ素でんぷん反応の発色が弱く，赤紫色を呈する．
- 酸や酵素によるでんぷんの部分分解物をデキストリンという．
- でんぷん分解酵素には α-アミラーゼや β-アミラーゼなどがある．α-アミラーゼは α-1,4 結合を不規則に分解するが α-1,6 結合は分解できず，でんぷんからマルトース，イソマルトース，α-限界デキストリンを生じる．β-アミラーゼは非還元末端から還元末端へと α-1,4 結合をマルトース単位で分解するが，α-1,6 結合による分岐を分解できず，マルトースと β-限界デキストリンを生じる．
- グリコーゲンは動物の肝臓や筋肉に含まれる貯蔵多糖であり，基本構造はアミロペクチンと同様，α-1,4 結合によるグルコース重合体の多くの部位に α-1,6 結合による分岐がある．アミロペクチンよりも分岐が多く，分子量は100万～1,000万．アミロペクチンに比べて直鎖部分が短いため，ヨウ素分子との反応は弱く赤褐色を呈する．
- セルロースは，グルコースが β-1,4 結合で直鎖状に重合した多糖（⓱）．水に不溶であり，植物の細胞壁を構成し，ヒトの消化酵素では消化できない．

● MEMO ●
もち米とうるち米のでんぷん組成

	アミロース含量 (%)
もち米	0
うるち米	17～23

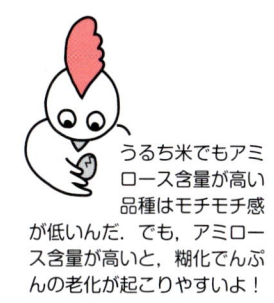
うるち米でもアミロース含量が高い品種はモチモチ感が低いんだ．でも，アミロース含量が高いと，糊化でんぷんの老化が起こりやすいよ！

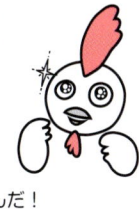
アミロースのらせん構造の中にヨウ素分子が入ると赤～青紫色になるんだね．これがヨウ素でんぷん反応なんだ！

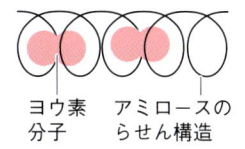
ヨウ素　アミロースの
分子　　らせん構造

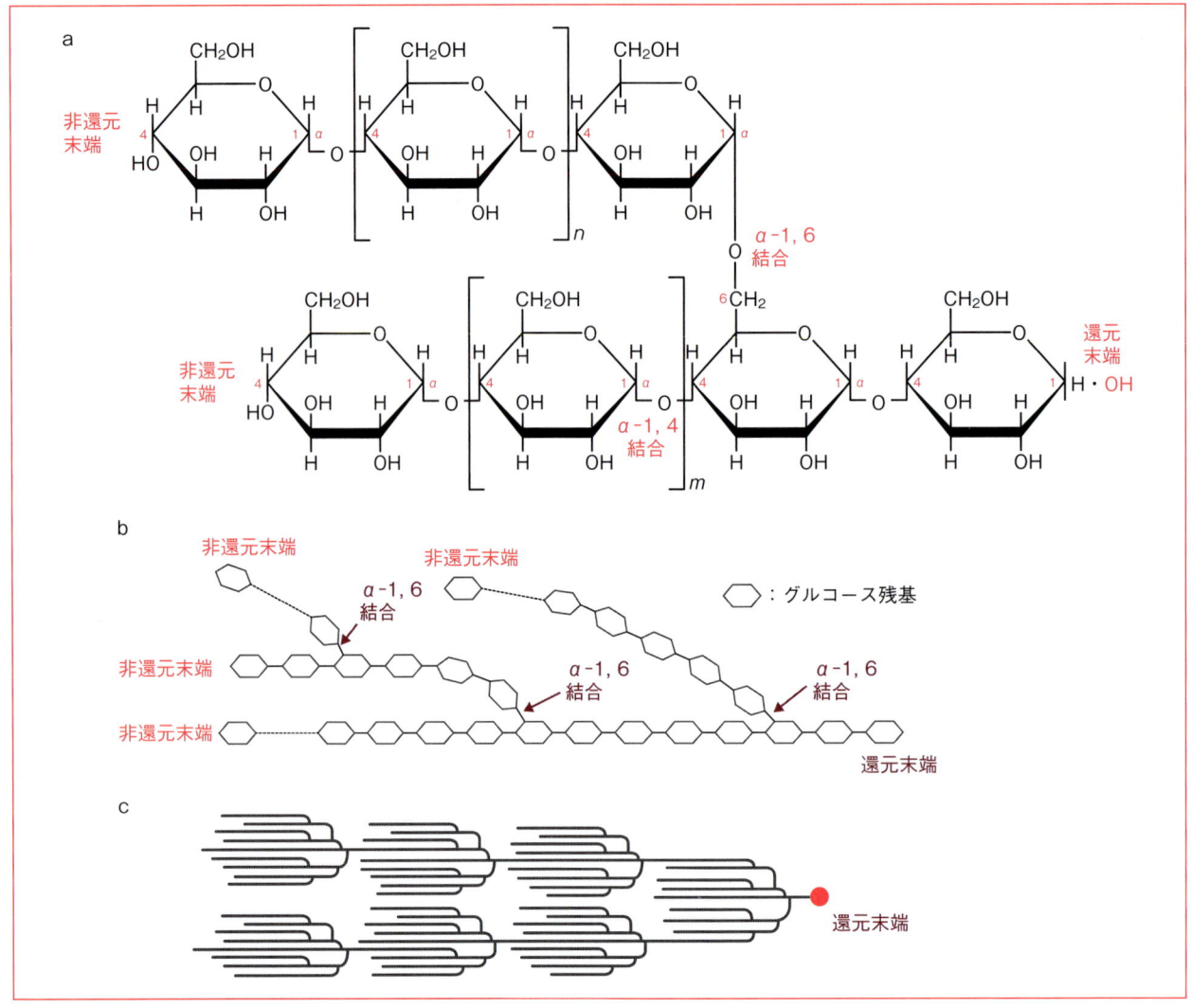

⑯ アミロペクチンの化学構造
a：アミロペクチンはアミロース構造のところどころに分岐がある．また還元末端は１つしかない．
b，c：アミロペクチンの房状構造．分岐の様子や非還元末端が多数あることがわかる．

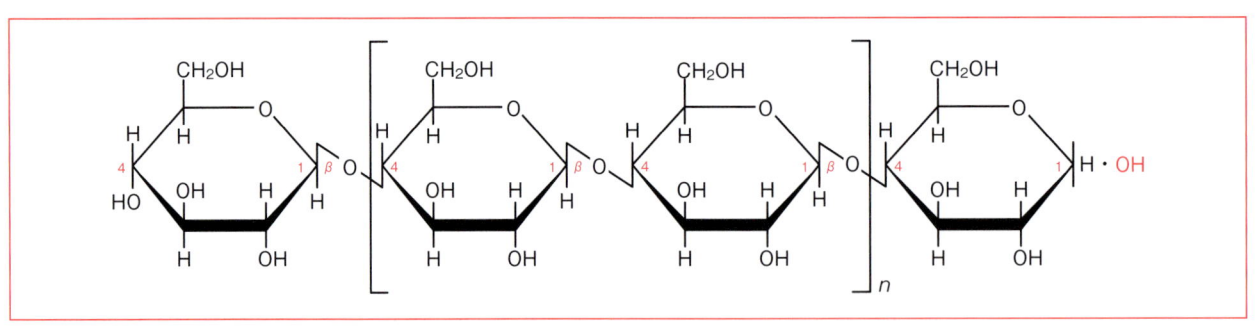

⑰ セルロースの化学構造
グルコースがβ-1,4結合で直鎖状に重合．

● セルロースから製造されるカルボキシメチルセルロース（CMC）は，水溶性多糖であり，増粘剤や安定剤としてアイスクリームやジャムなどの食品製造に利用されている．

● イヌリンは，きくいもやごぼうの根茎に含まれる貯蔵多糖であり，フルクトースがβ-2,1結合で重合したフルクタンの一種．ニンニクやたまねぎにも含まれている．水溶性であり，腸内細菌の増殖を促進して整腸作用を示す．フルクトースやフルクトオリゴ糖の製造に用いられている．

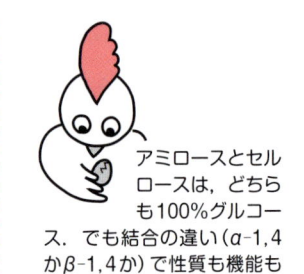

アミロースとセルロースは，どちらも100％グルコース．でも結合の違い（α-1,4かβ-1,4か）で性質も機能も驚異的に異なるんだ！

R＝OH → ガラクツロン酸
R＝OCH₃ → ガラクツロン酸メチルエステル

⓲ ペクチンの化学構造（主鎖の基本構造のみを示す）
a：ペクチン．高メトキシルペクチンは50％以上のR＝OCH₃
b：ペクチン酸．

- プルランは，黒色酵母（*Aureobasidium pullulans*）が生産するグルコースのみから成る水溶性多糖．マルトトリオース（グルコース3分子がα-1,4結合でつながっている）がα-1,6結合で規則正しく結合した構造をもつ．増粘剤としてドレッシングやソースなどに利用されている．

- キチンは，カニやエビの甲殻を構成する成分であり，N-アセチルグルコサミンがβ-1,4結合で重合した多糖．水に不溶である．なお，このキチンをアルカリ処理して脱アセチル化したものがキトサンであり，手術用縫合糸などに利用されている．

複合多糖の種類と性質

- ペクチンは，野菜や果実に含まれる多糖であり，細胞どうしをつなぐ役目を果たしている．ガラクツロン酸とガラクツロン酸メチルエステルがα-1,4結合で直鎖状に重合した基本構造が主鎖となっている．またその他にラムノースやガラクトース，アラビノースを主鎖や側鎖に含む複合多糖である（⓲）．未熟な果実にはセルロースなどと結合してプロトペクチン（不溶性ペクチン）として存在するが，果実が熟すと酵素がはたらき，果実軟化とともに水溶性のペクチンが増加する．

- 果実に含まれる天然ペクチンは構成糖の50％以上がメチルエステル化された高メトキシルペクチン（メトキシル基含量：重量比7％以上）であり（⓲），pH 3前後でスクロース60％以上の条件下でゲル化することから，ジャムの製造に使われている．

- 高メトキシルペクチンを希酸で処理するとメトキシル基がはずれて低メトキシルペクチン（メトキシル基含量：重量比7％未満）となり，さらに完全にメトキシル基を失うとガラクツロン酸のみから成るペクチン酸となる（⓲）．低メトキシルペクチンやペクチン酸は，カルシウムイオンなど二価金属イオンを加えると架橋してゲル化する．この性質を利用して低糖度のゼリーやジャムの製造に利用される．

- グルコマンナンは，コンニャクイモの主成分であり，グルコースとマンノースが1：2の比率で重合した多糖．水を加えて膨潤させ，水酸化カルシウムなどのアルカリを加えて加熱すると，ゲル化してこんにゃくができる．

- 寒天は，てんぐさやおごのり（紅藻類）の細胞壁成分であり，アガロースとアガロペクチンから成る．アガロースは，D-ガラクトースと3,6-アンヒドロ-L-ガラクトースが交互に結合した多糖．アガロペクチンは，アガロースの構造に部分的に硫酸エステ

豆知識

セルロースと反芻動物の胃：セルロースは自然界に存在する最も多い有機化合物であるが，肉食動物やヒトには分解できない．複数の胃をもつ反芻動物（ウシなど）では，胃に共生する微生物の力を借りてセルロースが効率よく分解されている．

ジャムのねばりの正体は，ペクチンなんだね！

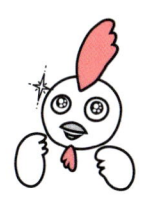

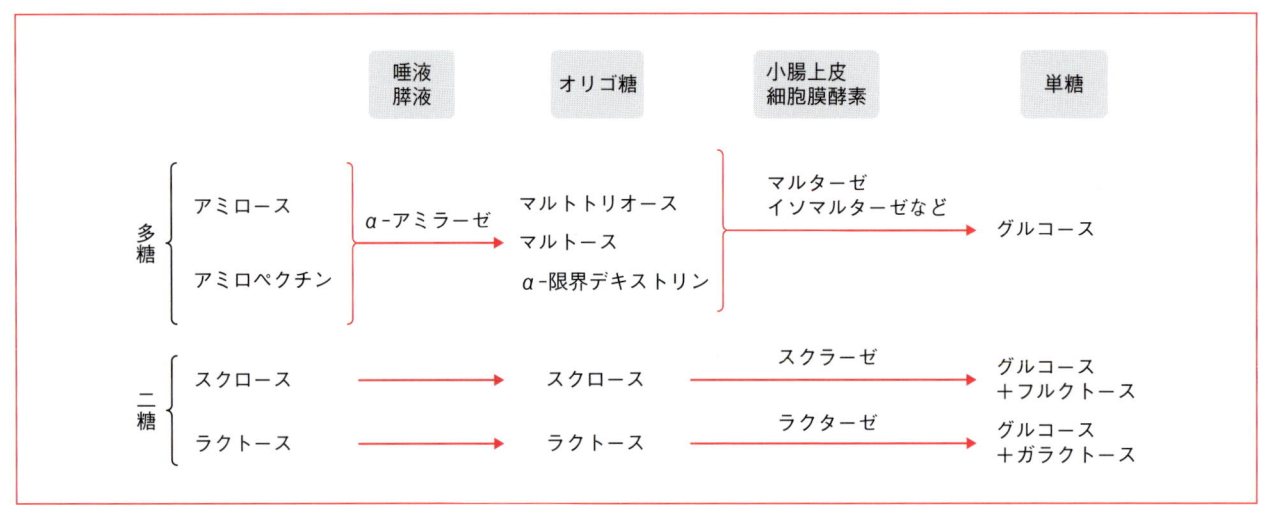

		唾液 膵液	オリゴ糖	小腸上皮 細胞膜酵素	単糖
多糖	アミロース アミロペクチン	α-アミラーゼ	マルトトリオース マルトース α-限界デキストリン	マルターゼ イソマルターゼなど	グルコース
二糖	スクロース		スクロース	スクラーゼ	グルコース ＋フルクトース
	ラクトース		ラクトース	ラクターゼ	グルコース ＋ガラクトース

⓵ 糖質の消化

ルなどを含む多糖．寒天溶液は90℃前後の高温でゾル化し，30℃以下に冷却するとゲル化する．したがって熱可逆性のゲル化剤として，ゼリーなどに幅広く利用されている．

●カラギーナンは，紅藻類の細胞壁成分であり，部分的に硫酸基を含むβ-D-ガラクトースと3,6-アンヒドロ-α-D-ガラクトースが重合した多糖．寒天より低温で溶解し，冷却すると寒天より弾力のあるゲルができる．ゲル化剤としてゼリーなどに利用されている．

●アルギン酸は，こんぶやわかめ（褐藻類）に含まれる多糖であり，D-マンヌロン酸とL-グルロン酸がβ-1,4結合で重合した多糖．こんぶの「ぬめり」の正体であり，アルギン酸ナトリウムは粘りのある溶液となるため，増粘剤としてアイスクリームやソースに利用される．またカルシウムイオンなど二価金属イオンを加えると，架橋して水に不溶なゲルを形成する．この性質を利用して人工いくらなどのコピー食品の製造にも利用される．

7 糖の消化吸収と栄養機能

●炭水化物をエネルギー源として利用するには，消化と体内への吸収が必要である．

●単糖類（グルコース，フルクトース，ガラクトース）は小腸の上皮細胞に存在するグルコース輸送担体（グルコーストランスポーター）を介して効率よく体内に取り込まれる．グルコースの取り込みは直接血糖値を高める．

●二糖類のマルトース，ラクトース，スクロースは，それぞれ小腸上皮細胞に存在するマルターゼ，ラクターゼ，スクラーゼによって単糖に分解され，体内に吸収される（⓵）．

●でんぷんやグリコーゲンは，唾液アミラーゼや膵液アミラーゼによってα-1,4結合が分解され，マルトース，マルトトリオース，α-限界デキストリンが生じる．これらは小腸上皮細胞に存在するマルターゼ，イソマルターゼなどの作用でα-1,4結合とα-1,6結合が分解されてグルコースを生じ，体内に吸収される（⓵）．

8 食物繊維の種類と化学成分

●食物繊維には，日本人の食事摂取基準（2020年版）によれば，糖アルコール以外の難消化性炭水化物が含まれる．

●食物繊維は水溶性と不溶性に大別されるが，健康有用性は食物繊維の種類ごとに異なり，水への溶解性だけでは説明できない（⓴）．

いろいろな食物繊維が，とろみをつける増粘剤やゲル化剤として，食品に利用されているよ！

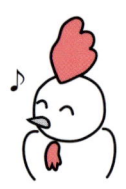

アルギン酸カルシウムを使えば，人工いくらのような球状カプセルを簡単に作ることができるよ！

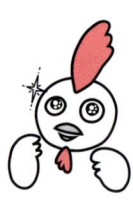

●MEMO●
消化の最終段階は，小腸上皮細胞の上で起こり，生成した単糖はすぐ吸収される．

⑳ 水溶性食物繊維と不溶性食物繊維

溶解性	名　称	所　在
水溶性	水溶性ペクチン	野菜，果実
	グルコマンナン	コンニャクイモ
	アルギン酸	海藻
	寒天	海藻
不溶性	セルロース	植物細胞壁
	ヘミセルロース	植物細胞壁
	リグニン	植物細胞壁
	不溶性ペクチン	野菜，果実
	キチン	カニやエビの甲殻

- 水溶性の食物繊維には，水溶性ペクチン，グルコマンナン，アルギン酸，イヌリン，アガロース，難消化性デキストリン（水溶性），難消化性オリゴ糖などがあり，一般に腸内細菌で分解されやすいと考えられる（⑳）．
- 不溶性の食物繊維には，セルロース，ヘミセルロース，キチン，リグニンなどがある（⑳）．
- 難消化性でんぷん（レジスタントスターチ）は，「ヒトの消化管腔内において消化吸収されることのないでんぷんおよびでんぷんの部分加水分解物」のことであり，食物繊維の一種である．代表例は，老化でんぷんや高アミロース含有でんぷんなどである．

9　食物繊維の生理的機能

- 食物繊維の種類によって生理的機能は異なるが，腸内細菌叢（腸内フローラ）の改善，整腸作用，食後血糖値上昇抑制，血中コレステロール低下作用などの健康増進効果が期待される．
- 食物繊維の摂取目標量は，成人男性で20〜21 g/日以上，成人女性で17〜18 g/日以上とされている[2]．
- 食物繊維（難消化性多糖，難消化性オリゴ糖）は，大腸まで運ばれて腸内細菌による分解を受ける．このとき，腸内細菌によって生産される短鎖脂肪酸（酢酸，プロピオン酸，酪酸など）は，大腸内環境を弱酸性として有害菌の増殖を抑制し，さらに大腸組織における重要なエネルギー源となる．
- 食物繊維の極端な過剰摂取は下痢を起こすこともあるため，適度な摂取が望ましい．

食物繊維の具体的な健康機能

- 食物繊維の多い食事は胃内で膨潤することで満腹感を与え，過食を抑制する．
- 難消化性デキストリンは，小腸において二糖類分解酵素（マルターゼなど）の活性を阻害し，食後の急激な血糖上昇を抑制する．
- 一部の食物繊維（サイリウム種皮由来食物繊維，キチン，キトサンなど）には，胆汁酸やコレステロールの体外排泄を促進し，血中コレステロール低下作用を示す効果が報告されている．
- 難消化性オリゴ糖（フルクタンなど）や多様な食物繊維（難消化性デキストリンなど）が，プレバイオティクスとして大腸内の腸内細菌に対して増殖促進効果を示し，排便を促進して整腸作用を示す．また腸内細菌によって分解されて生じた短鎖脂肪酸は体内に吸収され，血中コレステロール低下作用などをもたらす．
- 便の「かさ」を増して腸を刺激し，蠕動運動を促進して排便を促す．

引用文献

1）　文部科学省．日本食品標準成分表2020年版（八訂）．令和2年12月．
2）　厚生労働省．日本人の食事摂取基準（2020年版）策定検討会報告書．令和元年12月．

● MEMO ●
リグニンは不溶性の食物繊維であり，唯一炭水化物とは異なりフェノール性化合物の重合体．大豆やごぼうなどの植物細胞壁に含まれるが，一般に食品中の含有量は少ない．

食物繊維は善玉菌のエサなんだね！
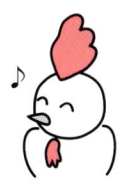

 豆知識
食物繊維のエネルギー換算係数：日本人の食事摂取基準（2020年版）では，食物繊維の種類によって0〜2 kcal/gと低く，また食品中の食物繊維含量もわずかであるため，食事摂取基準の活用上は，食物繊維由来のエネルギーは無視できる，としている．また日本食品標準成分表2020年版では2 kcal/gを換算係数に用いている．これは利用可能炭水化物の換算係数4 kcal/gの半分に該当するが，摂取量を考慮すると，食物繊維由来のエネルギーは少ない．

 豆知識
腸内細菌と短鎖脂肪酸：ヒトの大腸には約1,000種類，100兆個ともいわれる多種類の腸内細菌（善玉菌，悪玉菌，日和見菌）が共生しており，この中には食物繊維を分解して短鎖脂肪酸を生産するものも含まれる．単鎖脂肪酸のうち，酢酸やプロピオン酸は大腸粘膜のバリア機能を高め，酪酸は腸管上皮近傍にて制御性T細胞の分化を促進し，アレルギー抑制に重要な役割を果たすことが知られている．

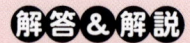

カコモン に挑戦 ‼

◆ 第32回-51

ペクチンに関する記述である. 正しいのはどれか. 1つ選べ.

(1) こんぶの主な多糖類である.

(2) 主な構成糖は, グルクロン酸である.

(3) 果実の成熟とともに不溶化する.

(4) 低メトキシルペクチンは, カルシウムイオンの存在下でゲル化する.

(5) ペクチン分解酵素は, 果汁の苦味除去に利用されている.

◆ 第34回-48

糖・甘味類と構成糖の組合せである. 正しいのはどれか. 1つ選べ.

(1) マルトース ——— グルコースとフルクトース

(2) ラクトース ——— グルコースとガラクトース

(3) スクロース ——— グルコースとグルコース

(4) トレハロース ——— フルクトースとフルクトース

(5) ソルビトール ——— ガラクトースとガラクトース

解答&解説

◆ 第32回-51　正解 (4)

解説：正文を提示し, 解説とする.

(1) 野菜類や果実類に多い多糖類である.

(2) 主な構成糖は, ガラクツロン酸である.

(3) 果実の成熟とともに可溶化する.

(5) ペクチン分解酵素は, 果汁の清澄化 (濁りの除去) に利用されている.

◆ 第34回-48　正解 (2)

解説：正しい組合せを提示し, 解説とする.

(1) マルトース —— グルコースとグルコース (α-1, 4結合)

(3) スクロース —— グルコースとフルクトース

(4) トレハロース —— グルコースとグルコース (α-1, 1結合)

(5) ソルビトール —— ×(グルコースを還元して得られる糖アルコールである)

1-3 脂 質

学習目標
- 脂質の種類，構造，生理作用を理解する
- 脂質の物理学的・化学的性質，化学反応を理解する
- 脂質の摂取基準と欠乏・過剰摂取による健康への影響を理解する

要点整理
✓ 脂質とは，有機溶媒に溶解する生体関連物質の総称で，トリアシルグリセロール，リン脂質，糖脂質のほか，脂溶性ビタミンや脂溶性色素などが含まれている.

✓ 脂肪酸は中性脂肪や複合脂質の主要な構成成分であり，飽和脂肪酸と不飽和脂肪酸では，融点などの物理的性質や酸化されやすさなどの化学的性質が異なる. 必須脂肪酸のリノール酸，α-リノレン酸は，動物体内でまったく生合成されない.

✓ トリアシルグリセロール (中性脂肪) は食用油脂の主成分であり，構成脂肪酸の種類や割合が異なると，油脂の物理的性質や化学的性質に大きく影響を与える. 中性脂肪の生理的意義はエネルギー源であるが，過剰摂取は肥満をはじめ，さまざまな病態と関連している.

✓ 油脂の物理的性質を表す指標には，融点，引火点，粘度，比重などがあり，化学的性質の指標にはケン化価，ヨウ素価，酸価，過酸化物価などがある.

2-1
食品の機能／一次機能

1 脂質の分類と構造

- 脂質とは，水に不溶で，有機溶媒 (ヘキサン，エーテル，クロロホルム，アセトン，エタノールなど) に溶解する生体関連物質の総称である.
- 脂質はその構造から，①単純脂質，②複合脂質，③誘導脂質と，微量成分の④その他の脂質に分類される (❶).

単純脂質

- 単純脂質は，炭素，水素，酸素の3つの元素で構成されており，主として脂肪酸と各種アルコールのエステルである.
- 単純脂質を構成するアルコールには，グリセロール，ステロール，脂肪族アルコール (第一級長鎖アルコール) などがある.

❶ 脂質の分類

単純脂質	①グリセロールエステル (脂肪酸とグリセロールのエステル) 　モノアシルグリセロール 　ジアシルグリセロール 　トリアシルグリセロール (中性脂肪，中性脂質) ②ステロールエステル (脂肪酸とステロールのエステル) ③ろう (脂肪酸と脂肪族アルコールのエステル) ④その他 (エーテル型グリセロール，アルキルグリセロールなど)
複合脂質	①リン脂質 　グリセロリン脂質 (ホスファチジルコリン，ホスファチジルエタノールアミンなど) 　スフィンゴリン脂質 (スフィンゴミエリンなど) ②糖脂質 　グリセロ糖脂質 　スフィンゴ糖脂質 ③その他 (リポたんぱく質など)
誘導脂質	①脂肪酸 ②脂肪族アルコール ③ステロール
その他の脂質	①炭化水素類 ②脂溶性色素類 (クロロフィル，カロテノイドなど) ③脂溶性ビタミン (A, D, E, K)

- グリセロールは3価のアルコールなので，脂肪酸の結合数により3種類のエステルがある：トリアシルグリセロール（トリグリセリド），ジアシルグリセロール（ジグリセリド），モノアシルグリセロール（モノグリセリド）．
- ステロールと脂肪酸のエステルは，ステロールエステルである．
- 脂肪族アルコールと脂肪酸のエステルは，ろう（ワックス）である．

複合脂質
- 複合脂質は，単純脂質にリン酸，糖などが結合したもので，それぞれリン脂質，糖脂質と呼ばれている．
- リン脂質，糖脂質を構成するアルコールにはグリセロールとスフィンゴシンがあり，それぞれグリセロリン脂質，グリセロ糖脂質，スフィンゴリン脂質，スフィンゴ糖脂質と呼ばれている．

誘導脂質
- 誘導脂質は，単純脂質や複合脂質を加水分解して生成する，脂肪酸，脂肪族アルコール，ステロールなどの脂溶性成分である．

その他の脂質
- その他の脂質には，脂溶性色素（カロテノイド，クロロフィルなど），脂溶性ビタミン類，炭化水素などが含まれる．

2 脂肪酸

- 脂肪酸は中性脂肪や複合脂質の主要な構成成分である（❷）．
- 脂肪酸は中性脂肪や複合脂質をアルカリ，酸，あるいはリパーゼにより加水分解すると得られ，中性pHの水溶液中ではイオン化して，酸性を示す．
- 脂肪酸は脂肪族炭化水素（直鎖状）の末端が1個のカルボキシ基（−COOH）に置き換わった化合物で，一般式でRCOOHと表される．
- 通常，われわれが摂取する食品（動物や植物）中の脂肪酸は，アセチルCoA（炭素数が2個）を材料に生合成されるため，炭素数が偶数個である．
- 炭素数が奇数個の脂肪酸や，炭化水素鎖に分岐がある脂肪酸もまれに存在する．

豆知識
スフィンゴリン脂質，スフィンゴ糖脂質では，スフィンゴシンと脂肪酸はアミド結合している．

豆知識
グリセロールとエーテル結合をもつ脂質もあるが，消化されにくいため，下痢の原因になるものもある（サメの肝油など）．

●MEMO●
脂肪酸の慣用名は，その脂肪酸が最初に単離された植物の名前に由来する．たとえば，アラキドン酸（arachidonic acid）は落花生（*Archis hypogaea*）油に由来，パルミチン酸（palmitoic acid）はパーム（palm）油に由来．

❷ **脂質を構成する主要な脂肪酸**

	慣用名	炭素数：二重結合数	系統名	融点（℃）	主な所在
飽和脂肪酸	酪 酸	4：0	ブタン酸	−7.9	バター
	カプロン酸	6：0	ヘキサン酸	−3.4	バター，やし油
	カプリル酸	8：0	オクタン酸	16.7	バター，やし油
	カプリン酸	10：0	デカン酸	31.6	バター，やし油
	ラウリン酸	12：0	ドデカン酸	44.2	やし油
	ミリスチン酸	14：0	テトラデカン酸	53.9	一般動植物油脂
	パルミチン酸	16：0	ヘキサデカン酸	63.1	一般動植物油脂
	ステアリン酸	18：0	オクタデカン酸	69.6	一般動植物油脂
	アラキジン酸	20：0	イコサン酸	76.5	落花生油
不飽和脂肪酸	オレイン酸	18：1n-9	9-オクタデセン酸	13.4	一般動植物油脂
	エライジン酸	*t*18：1n-9	トランス-9-オクタデセン酸	46.5	マーガリン
	リノール酸	18：2n-6	9,12-オクタデカジエン酸	−5.1	一般植物油
	α-リノレン酸	18：3n-3	9,12,15-オクタデカトリエン酸	−10.7	えごま油（しそ油），大豆油
	γ-リノレン酸	18：3n-6	6,9,12-オクタデカトリエン酸	−11.0	月見草油
	アラキドン酸	20：4n-6	5,8,11,14-イコサテトラエン酸	−49.5	肝臓，卵黄レシチン
	イコサペンタエン酸	20：5n-3	5,8,11,14,17-イコサペンタエン酸	−54.1	魚油
	ドコサヘキサエン酸	22：6n-3	4,7,10,13,16,19-ドコサヘキサエン酸	−44.3	魚油

3　飽和脂肪酸

- 飽和脂肪酸は炭化水素鎖中に二重結合をもたず，末端のメチル基（CH_3-）とカルボキシ基（$-COOH$）の間は複数のメチレン基（$-CH_2-$）でつながっている．
- 一般分子式では$C_nH_{2n+1}COOH$で示されるほか，$CH_3(-CH_2-)_nCOOH$という示性式で示されることもある．
- 炭素数4個から10個までの飽和脂肪酸はバター，やし油に含まれるが，他の食品にはあまり含まれていない．
- 天然には炭素数12個から20個までの飽和脂肪酸が幅広く存在し，特に炭素数16個のパルミチン酸と18個のステアリン酸が最も多く存在する．

4　不飽和脂肪酸

- 不飽和脂肪酸は炭化水素鎖中に二重結合をもち，二重結合が1個のものをモノエン酸，2個のものをジエン酸，3個のものをトリエン酸，4個のものをテトラエン酸，5個のものをペンタエン酸，6個のものをヘキサエン酸と呼ぶ．
- 二重結合が2個以上の不飽和脂肪酸をポリエン酸，または多価不飽和脂肪酸と総称する．
- 天然の（飽和脂肪酸から生合成される）不飽和脂肪酸にある二重結合の立体配置は基本的にはシス型である．
- 二重結合が複数存在する場合，隣どうしにならず（共役せず），二重結合間に1個の活性メチレン基（$-CH_2-$）が存在する．
- したがって，多価不飽和脂肪酸の二重結合は炭素3個ごとに出現することになる．たとえばリノール酸の場合，メチル末端側から6番目と7番目の炭素間に二重結合（$-CH=CH-$）があり，次は9番目と10番目の炭素間に二重結合がある．
- 二重結合の位置によって不飽和脂肪酸を分類するが，カルボキシ基末端側と反対側にあるメチル末端側の炭素を1番目として数えるω（オメガ）命名法やn−x表記法がある．n−x表記法のnは脂肪酸鎖長の炭素数を示し，−はマイナス，xは二重結合がメチル末端側から何番目の炭素にあるかを示す．たとえばオレイン酸（n−9）の炭素数が18であることから，18−9＝9で9位の炭素に二重結合があることがわかる．
- 不飽和脂肪酸の一般分子式は二重結合の数により，1個の場合$C_nH_{2n-1}COOH$，2個の場合$C_nH_{2n-3}COOH$，3個の場合$C_nH_{2n-5}COOH$となる．

5　必須脂肪酸

- リノール酸とα-リノレン酸は動物体内でまったく生合成されないため，究極的な必須脂肪酸と定義されている．
- これらは正常な成長や健康維持には食物から摂取する必要がある．
- 動物では，アラキドン酸はリノール酸（n-6系）から，イコサペンタエン酸（IPA）[*1]とドコサヘキサエン酸（DHA）はα-リノレン酸（n-3系）から，それぞれ生合成される（❸）．しかし，アラキドン酸，IPA，DHAは，代謝がうまくいかない場合や量的に欠乏している場合には食物から摂取する必要があるため，必須脂肪酸として扱われる場合がある．
- 必須脂肪酸のなかで最も重要なものはリノール酸であり，成長や皮膚の健康に加えて，n-3系不飽和脂肪酸（α-リノレン酸）の生理機能発現にも重要な役割を果たしている．

6　脂肪酸の性質

- カルボキシ基（$-COOH$）は水溶液中で$-COO^-$に変化する（イオン化する）ので親水

🫘 **豆知識**

植物では，オレイン酸（n-9系）→リノール酸（n-6系）→α-リノレン酸（n-3系）という順序で生合成されるが，動物ではそれぞれの変換反応にかかわる酵素遺伝子が欠損しており生合成できない．動物ではリノール酸からα-リノレン酸の変換も不可能である．動物ではカルボキシ基末端側に二重結合を導入する酵素があるため，リノール酸やαリノレン酸から多価不飽和脂肪酸への変換は可能である．

[*1] エイコサペンタエン酸（EPA）ともいう．

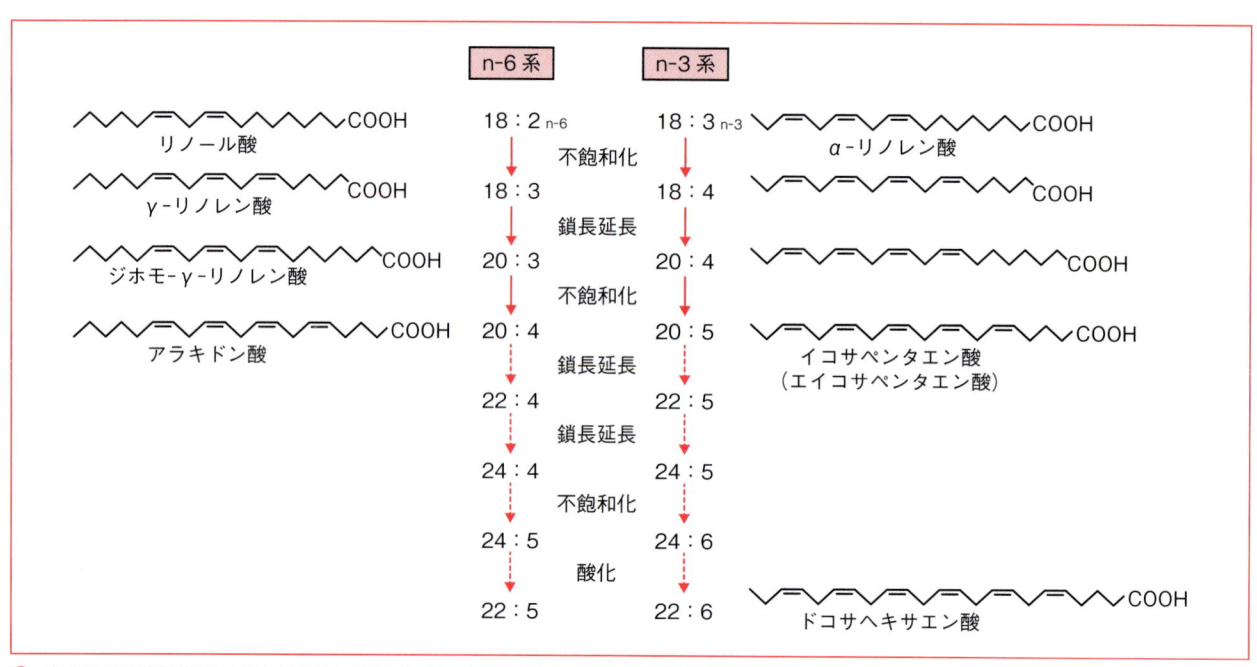

	n-6系		n-3系	
リノール酸	18:2 n-6		18:3 n-3	α-リノレン酸
	↓	不飽和化	↓	
γ-リノレン酸	18:3		18:4	
	↓	鎖長延長	↓	
ジホモ-γ-リノレン酸	20:3		20:4	
	↓	不飽和化	↓	
アラキドン酸	20:4		20:5	イコサペンタエン酸（エイコサペンタエン酸）
	↓	鎖長延長	↓	
	22:4		22:5	
	↓	鎖長延長	↓	
	24:4		24:5	
	↓	不飽和化	↓	
	24:5		24:6	
	↓	酸化	↓	
	22:5		22:6	ドコサヘキサエン酸

❸ **多価不飽和脂肪酸の化学構造と動物体内での鎖長延長・不飽和化反応**

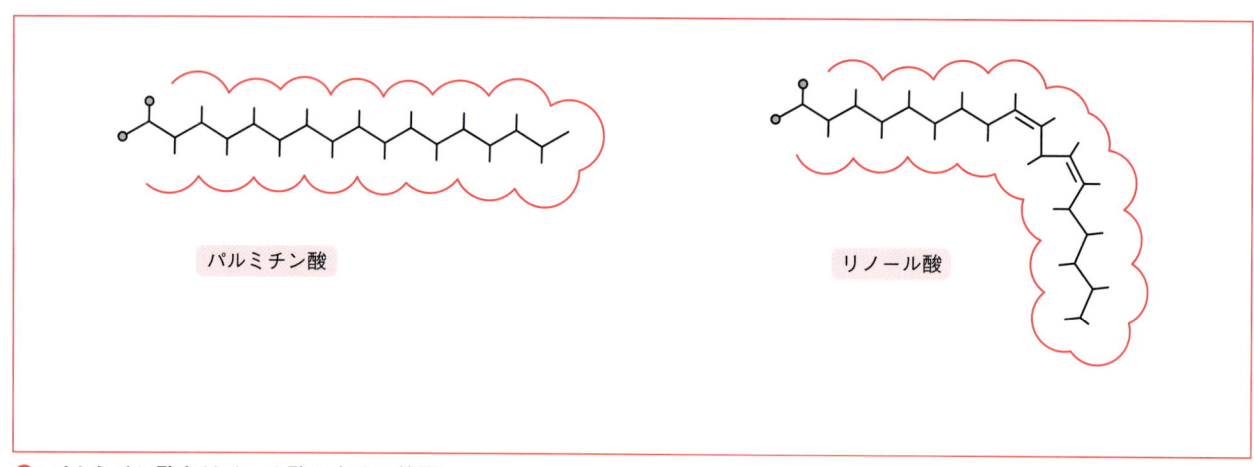

パルミチン酸　　　　　　　　　　　リノール酸

❹ **パルミチン酸とリノール酸の占める範囲**
左端は－COOH側で，赤曲線が疎水性基の占める範囲を示している．

性であるが，炭化水素鎖は疎水性（親油性）であるので，炭素数が多くなると水に溶解しにくくなる[*2]．

- 油脂が水に解けないのは，構成脂肪酸の大部分がパルミチン酸やステアリン酸などの長鎖脂肪酸（炭素12個以上の脂肪酸）であり，グリセロールの水酸基とエステル結合しているからである．
- 飽和脂肪酸の炭素数が増加すると揮発性が低くなる．炭素10個（カプリン酸）よりも短いものは揮発性であり，水蒸気蒸留によっても留出可能である．
- 飽和脂肪酸の融点も炭素数の増加により高くなる．炭素8個のカプリル酸までは常温で液体であるが，炭素数が増加すると固体になる．
- 不飽和脂肪酸はシス型の二重結合をもつため，実際の立体構造は二重結合の位置で大きく折れ曲がる（❹）．そのため二重結合を多くもつ油脂は秩序正しく配列されない（立体構造が一様でなくなる）ため，高い流動性をもち，液状となる．
- 不飽和脂肪酸の融点は，炭素数が同一の飽和脂肪酸よりも著しく低くなり，二重結合の数が増えるとさらに下がる．

[*2] たとえば，炭素10個のカプリン酸は冷水に溶解せず，炭素12個以上の脂肪酸は常温の水にも溶解しない．

油脂のなかで，常温で液体のものを油，常温で固体のものを脂と呼ぶんだ！

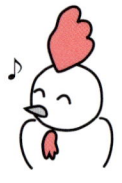

```
    CH₂OH              CH₂OH                    O   CH₂OH
     |                  |                       ‖    |
   HOCH               HOCH        O          R−C−O−CH
     |                  |         ‖                 |
    CH₂OH             CH₂−O−C−R              CH₂OH
  グリセロール              モノアシルグリセロール
```

```
        O
        ‖
   CH₂−O−C−R      O  CH₂OH            O   CH₂−O−C−R
     |            ‖   |               ‖    |        ‖
   HOCH      O  R−C−O−CH         R−C−O−CH       O
     |      ‖     |               |        ‖
   CH₂−O−C−R    CH₂−O−C−R        CH₂−O−C−R
                        ‖                        ‖
                        O                        O
      ジアシルグリセロール                  トリアシルグリセロール
```

❺ グリセロールとそのエステルの化学構造
R：炭化水素.

2-1

食品の機能／一次機能

7　中性脂肪

● トリアシルグリセロール（❺）は，中性脂肪または中性脂質とも呼ばれ，食用油脂の主成分である．

● 油脂の種類によって構成成分である脂肪酸が異なるが，トリアシルグリセロールの分子内の脂肪酸も同一でないことが多い．

● 油脂の構成脂肪酸の種類や割合は，油脂の物理的性質や化学的性質（後述）に大きく影響を与える．

● ジアシルグリセロール（❺）は食用油脂中には少量しか存在しないが，乳化剤として利用される場合がある．

● 2-モノアシルグリセロール（❺）は，小腸でトリアシルグリセロールが消化される際に生成する．

8　リン脂質

● リン脂質はリン酸を含む複合脂質であり，アルコール類に脂肪酸とリン酸が結合した構造をもつ（❻）.

● グリセロールを含むリン脂質がグリセロリン脂質（❻）であり，食品成分としても利用される．代表的なものにホスファチジルコリン（レシチン）やホスファチジルエタノールアミン（ケファリン）がある．

● スフィンゴシンを含むものはスフィンゴリン脂質（❻）と呼ばれ，スフィンゴミエリンなどがある．スフィンゴミエリンは動物の脳や神経組織に多く含まれる．

● リン脂質分子のリン酸基はイオン化していて極性が高く，親水性がきわめて高いが，長鎖の炭化水素鎖をもつ脂肪酸部分が疎水性であるため，両親媒性をもち乳化性を示す．

9　糖脂質

● 糖脂質は糖を含む複合脂質であり，リン酸は含まない．

● グリセロ糖脂質（❻）は，モノガラクトシルジアシルグリセロールやジガラクトシルジアシルグリセロールが最も一般的であり，高等植物の葉緑体膜の構成成分として知られている．

● スフィンゴ糖脂質（❻）としては，動物の脳や神経組織に多く含まれているセレブロシドが知られている．

豆知識
植物油脂の採油は，圧搾法と抽出法が主に用いられ，採油した原油は精製され商品化される．オリーブオイルの品質は製造工程で生成する遊離脂肪酸によって決まるが，エクストラバージンオイルは0.8%以下で，単なるバージンオイルは2%以下である．

豆知識
親水性の酢と疎水性のサラダ油の混合物であるマヨネーズが安定であるのは，卵黄に含まれるレシチン（卵黄レシチン）の乳化力によるところが大きい．レシチンはだいずにも含まれ（大豆レシチン），マーガリン，チョコレート，乳製品などの安定化剤として用いられる．

豆知識
機能性化粧品などに含まれるセラミドはスフィンゴミエリンの（コリン）リン酸基が脱離した化合物で，皮膚の保湿作用があるといわれている．

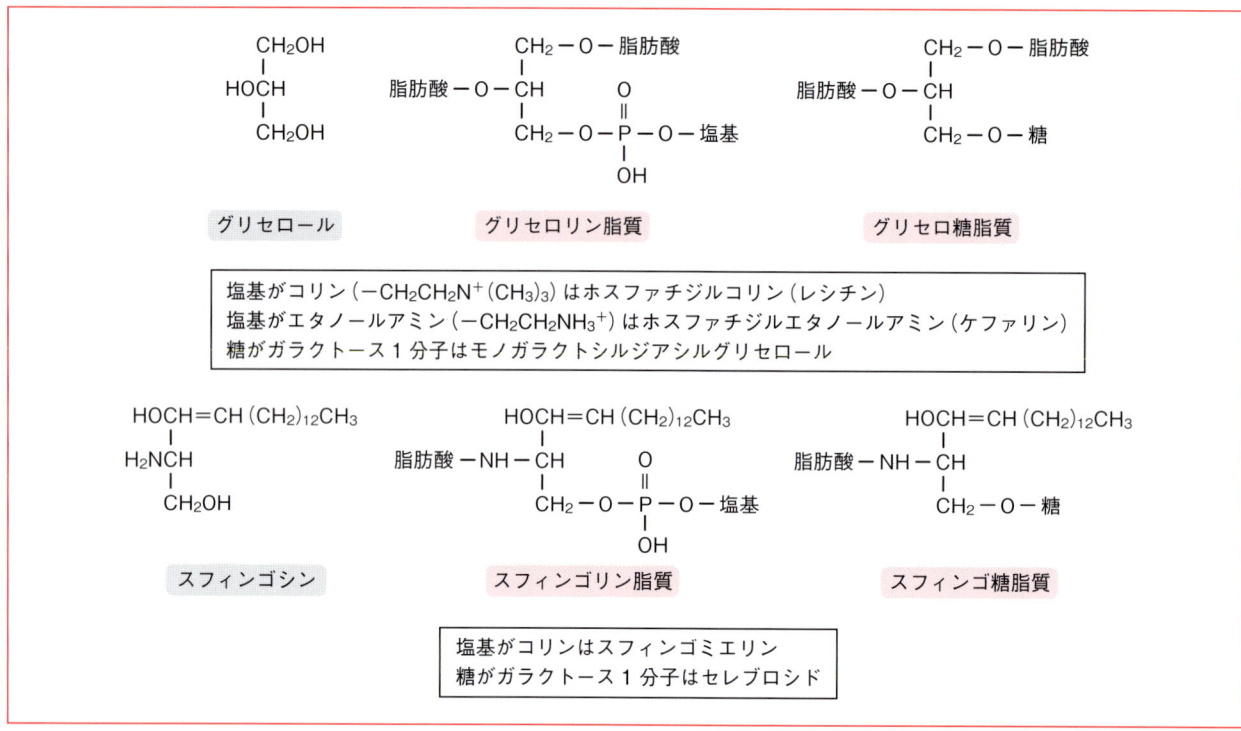

❻ リン脂質と糖脂質の化学構造

10 ステロール

- ステロールはステロール骨格をもつ化合物の総称であり（❼），不ケン化物中に含まれる．
- ステロールは側鎖の違いや二重結合の位置などの違う類縁体が多く存在する．
- 動物に含まれるステロールはコレステロールとその代謝物である．
- コレステロールは動物油脂に含まれるが，特に鶏卵，魚卵，バター，畜肉，レバーなどに多く含まれる．
- 植物やきのこ類にコレステロールは存在しない．
- きのこ類にはエルゴステロール（ビタミンDの原料），植物にはカンペステロール，β-シトステロール，スチグマステロールが含まれている（❼）．

11 イコサノイド（エイコサノイド）

- イコサノイドはアラキドン酸から生合成される生理活性脂質で，プロスタグランジン，トロンボキサン，ロイコトリエンの3つのタイプに分類される．
- アラキドン酸がイコサノイドの原料であることが，アラキドン酸が広義の必須脂肪酸である理由の一つである．
- ヒトはイコサノイドを合成できるため，食品成分としての意義はない．
- プロスタグランジンにはさまざまな類縁体があり，それぞれで生理活性が異なるが，血圧低下，血管の拡張，血小板凝集の促進・抑制，平滑筋の収縮，睡眠の誘導など，類縁体分子特異的なさまざまな作用が知られている[*3]．
- トロンボキサンは血小板凝集作用，血管・気管支収縮作用を示し，血栓の生成に重要な役割を果たしている．
- ロイコトリエンは白血球（好中球）の走化性亢進，炎症組織への招集，血管透過性の亢進，血管・気管支収縮などの炎症過程において重要な役割を果たしている．

【用語解説】

ケン化：油脂をアルカリで加水分解することをケン化という．ケン化された後にアルカリ性の水層に移動するものをケン化物と呼び，脂肪酸のアルカリ塩（いわゆる石けんの主成分である）がこれにあたる．一方，水層に移動せず有機溶媒にのみ可溶な物質を不ケン化物と呼び，ステロール，脂溶性ビタミン類，長鎖脂肪族アルコール類などがこれにあたる．

[*3] 逆の作用には異なる類縁体分子が寄与する．たとえばプロスタグランジンのD2, H2は血小板凝集の促進作用を示すが，I2（プロスタサイクリン）は抑制作用を示す．

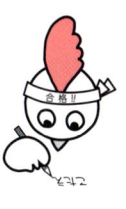

ステロール骨格

コレステロール

エルゴステロール

カンペステロール

β-シトステロール

スチグマステロール

❼ 主要ステロールの化学構造

豆知識

植物ステロールは吸収されにくいだけでなく，コレステロールの吸収を阻害する．その理由は，コレステロールの消化吸収にかかわる胆汁酸ミセルにコレステロールが取り込まれるのを防ぐためである．

12 油脂の物理的性質

● ①融点，②発煙点・引火点・燃焼点，③粘度，④比重，⑤屈折率，⑥色調などが測定される．

融 点

● 融点は，構成する脂肪酸の種類や割合によって変化し，その傾向は脂肪酸の融点と類似している．

● 融点は，構成脂肪酸が多様になると幅広い値を示す．

● 不飽和脂肪酸を多く含む植物性油脂は，融点が0℃以下のものが多く，常温で液体である．

● 飽和脂肪酸を多く含む動物性油脂，カカオ脂などの植物性油脂は，常温で固体のものが多い．

● パーム油ややし油は飽和脂肪酸の割合が多いのに対し，脂肪酸の炭素数が12個以下のものが多いため，融点は動物脂よりもやや低い．

発煙点・引火点・燃焼点

● 発煙点・引火点・燃焼点はいずれも空気存在下での油脂の加熱安定性を評価する指標である．

● 発煙点は油脂の表面から連続して発煙する温度であり，通常200℃以上である．

● 引火点は通常300℃以上であり，燃焼点はさらに30～50℃高くなる．

● 構成脂肪酸の炭素数が少ない油脂や遊離脂肪酸を含む油脂は，発煙点・引火点・燃焼点の値が低くなるため，食品加工や品質検査において重要な指標である．

粘 度

● 油脂の粘度は一般的に高いが，分子量や二重結合の数に影響を受ける．

魚油などの海産物の油脂は多価不飽和脂肪酸を多く含むから，動物だけど常温で液体となるんだ！

- 分子量が大きい場合や二重結合が多い場合には粘度が高くなる．
- 高温での加熱や劣化により，重合が進み粘度が高くなる．

比　重
- 油脂の比重は水より小さく，0.90～0.95のものが多い．
- 構成脂肪酸の炭素数の減少，二重結合の増加，酸化の進行などにより，比重は増加する．

屈折率，色調
- 屈折率も構成脂肪酸の種類により変化する．炭素数の増加，二重結合の増加により，屈折率が増加するため，水素添加反応の進行の調査や品質管理に用いられる．
- 純粋な油脂には色はないが，微量成分の共存や劣化の進行により，色調が変化する．

13　油脂の化学的性質

- 油脂の化学的性質は，油脂全体の特徴を平均的に表す指標（①ケン化価，②ヨウ素価）と油脂の精製度や劣化度を表す指標（③酸価，④過酸化物価，⑤カルボニル価，⑥TBA価）に分けられる．

ケン化価
- ケン化価は，油脂1gを加水分解（ケン化）するのに必要な水酸化カリウム（KOH）のmg数である．
- ケン化価は，油脂の単位重量あたりのエステル結合の数に比例するので，構成する脂肪酸の分子量が大きくなるとケン化価は小さくなり，逆に分子量が小さくなるとケン化価は大きくなる．

ヨウ素価
- ヨウ素価は，油脂100 gと反応するヨウ素（I_2）のg数である．
- 不飽和脂肪酸の二重結合にはヨウ素などのハロゲン分子が容易に付加するので，二重結合が多い脂肪酸ほどヨウ素価は高くなる．
- ヨウ素価が100以下の油脂を不乾性油，100～130を半乾性油，130以上を乾性油と呼ぶ．
- 乾性油を空気中に放置すると自動酸化（後述）を受け，表面に乾燥被膜を作り，固まる．

酸　価
- 酸価は，油脂の精製度や腐敗の程度を表すもので，油脂1gに含まれる遊離脂肪酸を中和するために必要な水酸化カリウム（KOH）のmg数である．
- 精製油の酸価は0.1以下であるとされ，この値が高いと食用には適さない．

過酸化物価，カルボニル価
- 過酸化物価およびカルボニル価は，油脂の酸化的劣化度を表すもので，油脂1kgに含まれる過酸化物およびカルボニル基のミリモル等量数である．
- 過酸化物価は自動酸化初期の指標となり，カルボニル価は油脂の酸敗度を表す．
- 不飽和脂肪酸が自動酸化して生じる過酸化物（ROOHの構造をもつ）と，その分解によって生じるカルボニル化合物を測定することで評価する．

TBA価
- TBA（チオバルビツール酸）価も油脂の酸敗度を表すものである．
- 不飽和脂肪酸の酸化二次生成物（マロンジアルデヒドなど）とチオバルビツール酸との反応で生成した赤色化合物の色の濃さ（波長530 nmの光の吸収）を測定して求める．

14　油脂の化学反応

- 油脂の性質を変える化学反応は，加工などに用いる能動的なもの（①エステル交換反応，②水素添加）と，劣化や変質をもたらす受動的なもの（③加水分解，④自動酸化，

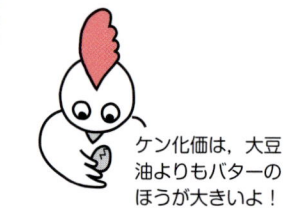

ケン化価は，大豆油よりもバターのほうが大きいよ！

● MEMO ●
飽和脂肪酸のヨウ素価は0.

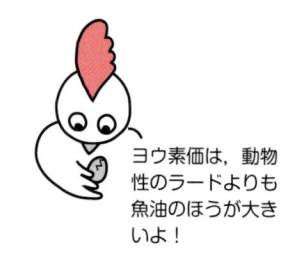

ヨウ素価は，動物性のラードよりも魚油のほうが大きいよ！

● MEMO ●
古い油脂は加水分解により遊離脂肪酸が生じるため，酸価は，新しい油脂よりも古い油脂のほうが大きい．

不飽和脂肪酸を RH とすると，①，②，③の順で進行する

①初期反応	②連鎖反応（増殖反応）	③終結反応
$RH \rightarrow R\cdot + H\cdot$	$R\cdot + O_2 \rightarrow ROO\cdot$ $ROO\cdot + RH \rightarrow ROOH + R\cdot$	$2R\cdot \rightarrow RR$ $ROO\cdot + R\cdot \rightarrow ROOR$

❽ 自動酸化の反応式

⑤熱酸化重合）に分けられる．

エステル交換反応

● エステル交換反応は，油脂にナトリウムメトキシド（ナトリウムメチラート，CH_3ONa）などの触媒を加えて，加熱すると起こる．

● エステル交換反応で，トリアシルグリセロールの分子内，分子間で脂肪酸が交換され，異なった脂肪酸組成のトリアシルグリセロールを含む油脂が得られる．

水素添加

● 水素添加は，不飽和脂肪酸を多く含んでいる油脂に，ニッケルなどの触媒を用いて水素ガスを送り込むことで進行する．

● 水素添加により，二重結合に水素が付加することで二重結合が消失する．

● 水素添加により，融点が上昇して，硬化した油脂を硬化油という．マーガリンやショートニングの製造に利用されている．

● 水素添加反応の副反応から，二重結合がトランス型の脂肪酸（トランス脂肪酸，後述）が生成するが，近年このトランス脂肪酸の健康への悪い影響が懸念され，硬化油から取り除く工夫がなされつつある．

加水分解

● 加水分解は，揚げ物などの高温や酸，リパーゼなどの酵素によって起こり，脂肪酸を遊離する．

● 加水分解は，酸価を上昇させるだけでなく，揮発性の脂肪酸を遊離すると悪臭の原因になり，油脂の品質劣化につながる．

自動酸化

● 自動酸化は，熱，金属，光により開始され，ラジカル連鎖反応により進行する（❽）．

● 多価不飽和脂肪酸の二重結合の間にある活性メチレン基（$-CH_2-$）の水素が引き抜かれ，脂肪酸ラジカル（$R\cdot$）が生じる反応から始まる．

● $R\cdot$ は分子状酸素（O_2）を吸収して，パーオキサイドラジカル（$ROO\cdot$）になる．$ROO\cdot$ は未反応の不飽和脂肪酸から水素を引き抜いてハイドロパーオキサイド（$ROOH$，過酸化物）になり，新たに $R\cdot$ を生じる．

● この2段階の反応は連鎖反応であり，過酸化物の生成が加速する（過酸化物価の上昇）．蓄積した $ROOH$ は分解して $RO\cdot$ となり，さらに分解してアルデヒド，ケトン，酸などを生成する．このようにして生成したカルボニル化合物は油脂の香りを変化させる．

● 自動酸化が進行して未反応の不飽和脂肪酸が減少すると，ラジカル化合物間で重合が起こり，安定な重合物の生成とともに連鎖反応は停止する．この重合物の蓄積により，油脂の粘度が上昇する．

● 油脂の劣化は食品の品質に大きく影響するため，自動酸化を防止する目的で，酸化防止剤，キレート剤，脱酸素剤，紫外線カット包装，真空パックなどが利用されている．

熱酸化重合

● 熱酸化重合は，油脂を空気中で200℃以上に加熱した場合に起こり，発煙，着色を伴うこともある．

 豆知識

中性脂肪を構成する脂肪酸の結合位置は，吸収代謝に大きく影響する．ラードに含まれるトリアシルグリセロールの2位にはパルミチン酸が多いことから，ラードの吸収率はきわめて高い．しかし，脂肪酸分布をエステル交換反応により均等化し，2位パルミチン酸の割合を下げたランダムラードは吸収率が約30％低下する．このほか，エステル交換反応は，油脂の可塑性の改良や蓄積しにくい中鎖脂肪酸を含む低カロリー油脂の調製など，幅広い用途に用いられている．

 豆知識

チョコレートの独特な口溶け感（口に入れてからゆっくりと，とろりと溶ける）は，原料であるココアバターの融解特性に依存している．ココアバターの主成分は，トリアシルグリセロールで，その構成脂肪酸は，1，3位がステアリン酸かパルミチン酸の飽和脂肪酸，2位がオレイン酸である．チョコレートは，ココアバターやカカオマス（微粉末）を砂糖・粉乳などと練り混ぜた後に冷却して固化させるが，口溶けのいいココアバターの結晶を作るためにはテンパリング（調温操作）が重要である．

 豆知識

リノール酸やα-リノレン酸の自動酸化から揮発性のにおい物質が生成するが，これは「もどり臭」と呼ばれる．

天ぷらを揚げ続けると泡立ち，その泡が消えにくくなる「カニ泡」という現象は，熱酸化重合による現象の一例なんだ！

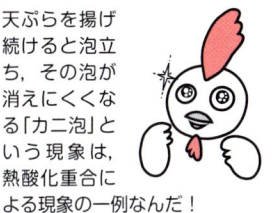

- 熱酸化重合は乾性油で起こりやすく，ヨウ素価の低下，粘度の上昇，屈折率の増加が認められる．

15　脂質のエネルギー源としての役割

- 脂質，特に中性脂肪の生理的意義は，貯蔵に適したエネルギー源となることである．
- 中性脂肪1gが完全燃焼すると9kcalのエネルギーを生じ，これは糖質やたんぱく質の2倍以上である．
- 中性脂肪は疎水性で水を含まず，かさばらないことから，糖質やたんぱく質と比べて貯蔵に適している．
- 中性脂肪は貯蔵許容量が大きい脂肪細胞組織に貯蔵されるため，糖質やたんぱく質よりも大量に貯蔵することが可能である．

16　脂質のその他の生理作用

- アラキドン酸はイコサノイドの合成に必須である（前述）．
- n-3系多価不飽和脂肪酸は血中トリアシルグリセロールやコレステロール濃度を低下させる作用がある．
- n-3系多価不飽和脂肪酸はイコサノイドのはたらきを抑制する作用があり，過剰な免疫反応や血栓の生成を抑制できる．
- コレステロールは細胞膜の構築に重要であるだけでなく，性ホルモン，副腎皮質ホルモン，胆汁酸の合成に使われるため，恒常性維持，免疫調節，消化に重要である．
- 中性脂肪を含む脂質は，脂溶性ビタミンや必須脂肪酸の供給源であるだけでなく，それらの吸収を助けるはたらきもある．
- 脂質は胃の蠕動運動をやわらげ，食物の胃の滞留時間を延長することで消化を助ける．

17　脂質の摂取基準

- わが国の食事摂取基準で脂質については，総エネルギーに占める脂肪の割合（脂肪エネルギー比率）で表されている．
- 脂質摂取の目標量（下限）は20％エネルギーで，上限は30％エネルギーとなっている．
- 18歳以上では，飽和脂肪酸の1日摂取エネルギー量は7％以下にすることが望ましい．
- 18〜29歳においては，n-6系不飽和脂肪酸の1日摂取目安量は男性11g，女性8g，n-3系不飽和脂肪酸の1日摂取目安量は男性2.0g，女性1.6gである．
- IPAおよびDHAの1日摂取目安量は，1g以上にすることが望ましい．
- これらは，日本人が動物，植物，魚を4：5：1の割合で長年にわたり摂取してきたこと，平均余命が伸びていることを根拠にしている．

18　脂質の過剰摂取と健康

- 脂質の過剰摂取は脂質代謝の変動とともに，肥満をはじめ，さまざまな病態と関連している．
- 肥満は，体脂肪が過剰に蓄積した状態であり，疾病ではない．しかし，内臓脂肪蓄積に起因する肥満は，脂肪細胞機能に異常をもたらすことから，脂質異常症，耐糖能異常（糖尿病），高血圧を併発するメタボリックシンドロームにつながると考えられている．
- 脂質異常症は，血中の総コレステロール，LDL-コレステロール，トリアシルグリセロールのいずれかが高い値を示す疾患である．
- 脂質の過剰摂取は結果的に飽和脂肪酸の摂取を高め，結果として血中LDL-コレステロール濃度を上昇させることになる．

豆知識

多価不飽和脂肪酸には血清コレステロール値や血清中性脂肪値の改善効果が期待されているが，n-3系脂肪酸とn-6系脂肪酸のいずれかを偏って摂取した場合に，生体内の過酸化脂質濃度が上昇したり，生活習慣病の改善効果が低下したりすることから，n-3系脂肪酸とn-6系脂肪酸はバランスよく摂取する必要がある．

豆知識

脂質摂取の目標量は，血中脂質（中性脂肪やコレステロール）濃度の最適化やn-3/n-6脂肪酸摂取の目安量から算出されている．近年日本人1人あたりの脂質エネルギー比率の平均値が26％を超え，脂質代謝にかかわる生活習慣病発症が増加しているものの，平均余命が伸びていることから，25％エネルギーが30歳以上の成人の上限値となっている．

【用語解説】
メタボリックシンドローム：メタボリックシンドロームは動脈硬化発症のリスクファクターであることから，心筋梗塞などの心血管疾患，脳梗塞などの脳血管疾患にも大きく関与する．肥満は脂肪細胞組織の肥大によって生じるが，肥満組織は余剰エネルギーの中性脂肪としての蓄積器官であるだけでなく，食欲，炎症，インスリン感受性にかかわるアディポサイトカインを分泌し，メタボリックシンドローム進行に影響を与える内分泌器官としても注目されている．

❾ シス型脂肪酸とトランス型脂肪酸

- 特定の脂肪酸の偏った過剰摂取は健康上好ましくない.
- リノール酸の過剰摂取は，血小板凝集の促進と虚血性疾患のリスク増加が示唆されている.

19　トランス脂肪酸と健康

- トランス脂肪酸は，マーガリンやショートニングに含まれる不飽和脂肪酸で，トランス型の二重結合を有する（前述）.
- トランス脂肪酸の融点は，同じ位置にシス型の二重結合をもつ脂肪酸よりも高いが，同じ炭素数の飽和脂肪酸よりは低い（❾）.
- トランス脂肪酸の過剰摂取は血中コレステロール濃度の上昇とHDL-コレステロール濃度の低下を誘発する.
- トランス脂肪酸を3%エネルギー以上摂取するとコレステロール濃度異常が起こることが報告されている. 日本人はトランス脂肪酸を1%エネルギー以下しか摂取していないので，日常摂取からの影響は少ないと考えられている.

豆知識
天然にもトランス型二重結合をもつ脂肪酸は存在する（反芻動物の乳や筋肉にある共役リノール酸など）.

参考文献
・鈴木紘一，笠井献一，宗川吉汪. ホートン生化学，第5版. 東京化学同人；2013.
・宮澤陽夫，五十嵐脩. 食品の機能化学. アイ・ケイ コーポレーション；2010.
・佐藤隆一郎，長澤孝志. わかりやすい食品機能栄養学. 三共出版；2010.
・小田　求，青木　正. 食品学総論・各論. 朝倉書店；1995.

カコモン に挑戦 ‼

◆ 第34回-49
食品の脂質に関する記述である. 最も適当なのはどれか. 1つ選べ
- (1) 大豆油のけん化価は，やし油より高い.
- (2) パーム油のヨウ素価は，いわし油より高い.
- (3) オレイン酸に含まれる炭素原子の数は，16である.
- (4) 必須脂肪酸の炭化水素鎖の二重結合は，シス型である.
- (5) ドコサヘキサエン酸は，炭化水素鎖に二重結合を8つ含む.

◆ 第32回-52
油脂の物理化学的性質に関する記述である. 正しいのはどれか. 1つ選べ.
- (1) けん化価は，構成脂肪酸の不飽和度を示す.
- (2) ヨウ素価は，構成脂肪酸の平均分子量を示す.
- (3) 酸価は，油脂中の遊離脂肪酸量を示す.
- (4) 屈折率は，油脂の酸化により低下する.
- (5) 粘度は，油脂の酸化により低下する.

解答＆解説

◆ 第34回-49　正解（4）
正文を提示し，解説とする.
- (1) 大豆油のけん化価は，やし油より低い.
- (2) パーム油のヨウ素価は，いわし油より低い.
- (3) オレイン酸に含まれる炭素原子の数は，18である.
- (5) ドコサヘキサエン酸は，炭化水素鎖に二重結合を6つ含む.

◆ 第32回-52　正解（3）
正文を提示し，解説とする.
- (1) けん化価は，油脂1gをけん化（加水分解）するのに必要な水酸化カリウムのmg数.
- (2) ヨウ素価は，油脂100gと反応するヨウ素のg数.
- (4) 屈折率は，油脂の酸化により増加する.
- (5) 粘度は，油脂の酸化により増加する.

2-1

食品の機能／一次機能

学習目標
- ビタミンの種類，分類，生理作用を理解する
- ビタミンが多く含まれる食品を理解する
- ビタミンの欠乏症と過剰症を理解する

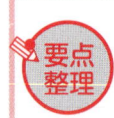
要点整理
- ✓ ビタミンは，食品から摂取する必要がある栄養素であり，極微量で生理機能を調節する．
- ✓ ビタミンは13種類が知られており，脂溶性ビタミン4種類と水溶性ビタミン9種類に分類される．
- ✓ ビタミンの摂取不足は欠乏症を引き起こす．また，過剰症があるビタミンもある．

2-1

食品の機能／一次機能

1　概　要

- ビタミン (vitamin) とは，動物の体内では合成されないか，合成されたとしても必要量に満たないため，食品から摂取する必要がある必須栄養素である．
- ビタミンは，エネルギー源とはならないが，三大栄養素 (たんぱく質，炭水化物，脂質) の代謝などの生理機能を極微量で補助的に調節する有機化合物である．
- ビタミンの種類は動物種によって異なるが，ヒトの場合は13種類が知られており，溶解性の違いから脂溶性ビタミン4種類と水溶性ビタミン9種類に分類されている．
- 食品中にはビタミンそのもののほかに，摂取後に体内でビタミンに変換されるプロビタミンが存在し，その構造はビタミンに類似している．
- ビタミンの摂取不足は欠乏症を引き起こす．
- 脂溶性ビタミンは体内に蓄積しやすいため，過剰症を示すものがある．
- 各ビタミンの摂取量の指標として，厚生労働省による「日本人の食事摂取基準」が定められている．

2　脂溶性ビタミン

- 脂溶性ビタミンは，ビタミンA，ビタミンD，ビタミンE，ビタミンKの4種類である．
- 水には溶けない一方，脂質に溶けることから，脂質を含む食品とともに摂取すると吸収されやすい．
- 体内に蓄積しやすいため，過剰症を引き起こすものがある．

豆知識
ビタミンCは，ヒト，サル，モルモット，コウモリ，魚類などの一部の動物にとってはビタミンであるが，他の生物は体内で合成できるためビタミンではない．

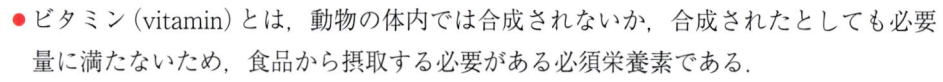

Column　ビタミン発見の歴史と名称

　かつて長期間の航海や食習慣などで偏食が長く続いたときに原因不明の病気となることがあったが，この原因がビタミン欠乏によるものであることは当時わからなかった．1910年に鈴木梅太郎が米ぬかから脚気抑制因子の抽出に成功し，オリザニンと命名した．一方，1911年にポーランドのフンクは米ぬかから鳥類の白米病の改善に有効な物質を得て，vitamineと名づけた (後にイギリスのドラモンドによりvitaminと改められた)．その後，他の研究者らによって化学構造が明らかにされ，現在呼ばれているビタミンB_1 (チアミン) と命名された．

　続いて新たなビタミンが次々と発見されるたびに，正式な化学構造が判明するまでの仮称としてアルファベット名がつけられていったが，いくつかのビタミンは間違いであることが判明して取り消された．各ビタミンの構造が明らかになり，化合物名がつけられた後も，アルファベット名のまま定着したものが多い．1948年にビタミンB_{12}が発見されて以来，新しいビタミンは発見されていない．

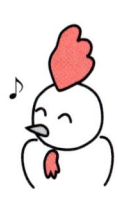

レチノール 　　：R=CH₂OH
レチナール 　　：R=CHO
レチノイン酸：R=COOH

α-カロテン

β-カロテン

β-クリプト
キサンチン

❶ **ビタミンAとプロビタミンAの化学構造**

ビタミンA

- レチノール（アルコール）とその誘導体であるレチナール（アルデヒド），レチノイン酸（カルボン酸）を総称してビタミンAという（❶）.
- 食品から摂取した後に主に小腸内でビタミンAに変換される化合物をプロビタミンAといい，α-カロテン，β-カロテン，β-クリプトキサンチンなどのカロテノイドがある（❶）.
- ビタミンAは，レバー，ウナギ，バター，チーズ，鶏卵などの動物性食品に多く含まれる.
- プロビタミンAは，にんじん，かぼちゃ，ほうれんそうなどの緑黄色野菜に含まれ，β-カロテンが多く分布している.
- ロドプシン（視物質）の形成，皮膚・粘膜の保持などの機能がある.
- 欠乏症として，夜盲症，角膜乾燥症，皮膚・粘膜上皮角化などがある.
- 過剰症として，頭蓋内圧亢進などがある.

ビタミンD

- ビタミンD₂（エルゴカルシフェロール）とD₃（コレカルシフェロール）を総称してビタミンDという（❷）.
- 紫外線照射により，ビタミンDに変換される化合物をプロビタミンDという.
- ビタミンD₂は，きのこ類などに多く含まれるエルゴステロールから生成される.
- ビタミンD₃は，魚類などに多く含まれる7-デヒドロコレステロールから生成される.
- ビタミンD₃は，日光（紫外線）を浴びることでヒトの体内（皮膚）でも作られる.
- カルシトリオール（1α, 25-ヒドロキシビタミンD）の形で，カルシウムとリンの代謝

2-1

食品の機能／一次機能

●**MEMO**●

レチノール活性当量：「日本人の食事摂取基準（2020年版）」により次の式で定義されている.

レチノール活性当量（μgRAE）＝レチノール（μg）＋β-カロテン（μg）×1/12＋α-カロテン（μg）×1/24＋β-クリプトキサンチン（μg）×1/24＋その他のプロビタミンAカロテノイド（μg）×1/24.

レチノール（retinol）の名称は，網膜（retina）に由来するんだよ！ ♪

【用語解説】

ロドプシン：網膜の視細胞のうち桿体に存在する紅色の色素たんぱく質で，ビタミンA誘導体（11-*cis*-レチナール）とオプシン（たんぱく質）の複合体である. 夜間視（暗順応）の際に光の受容体として機能する.

【用語解説】

夜盲症：網膜の桿体の機能障害により，光覚低下や暗順応遅延が起こり，暗所・夜間の視力が不十分となる疾患. ビタミンAの欠乏は夜盲症の原因の一つである.

 豆知識

ビタミンD₁という名称：発見後の訂正により現在は用いられていない.

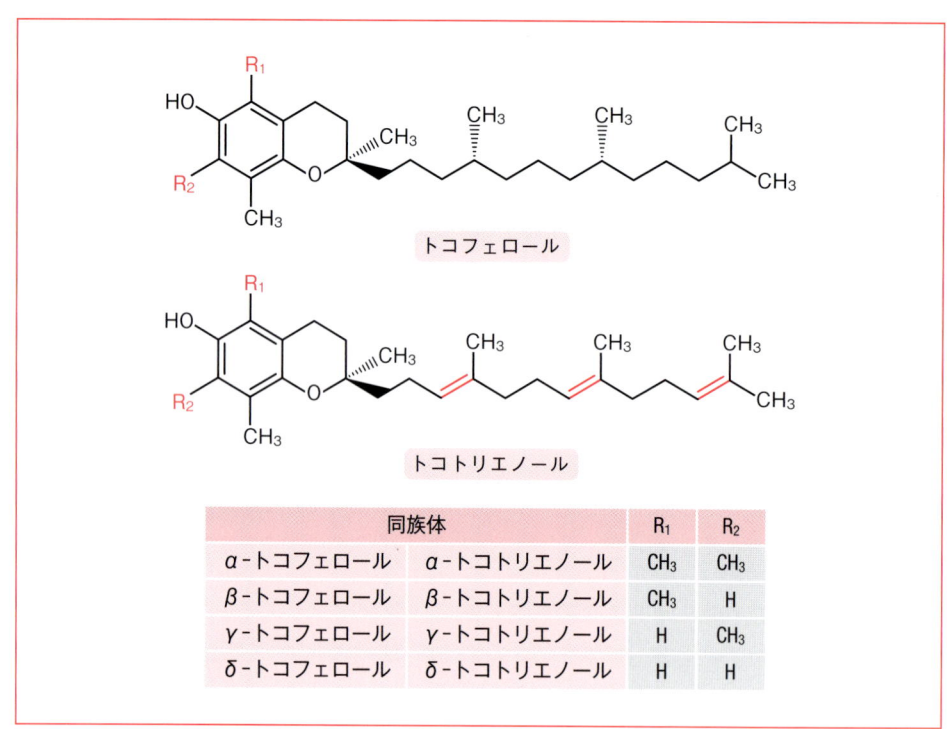

❷ ビタミンDとプロビタミンDの化学構造

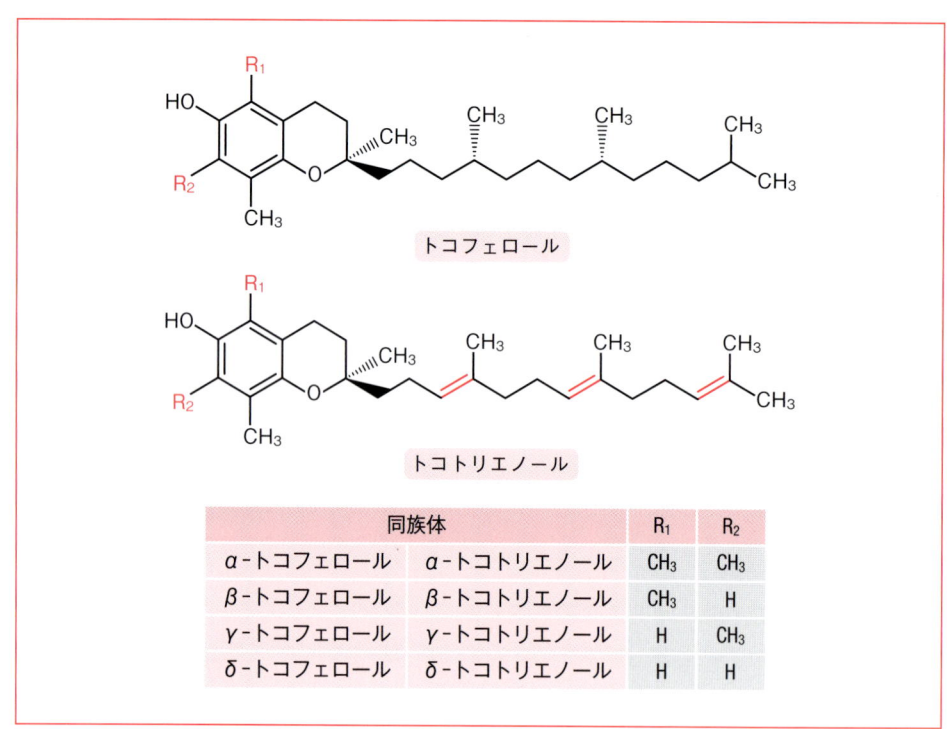

❸ ビタミンEの化学構造

同族体		R₁	R₂
α-トコフェロール	α-トコトリエノール	CH₃	CH₃
β-トコフェロール	β-トコトリエノール	CH₃	H
γ-トコフェロール	γ-トコトリエノール	H	CH₃
δ-トコフェロール	δ-トコトリエノール	H	H

調節（骨形成促進）を行う.
● 欠乏症として，骨軟化症（成人），くる病（小児）などがある.
● 過剰症として，高カルシウム血症，腎障害などがある.

ビタミンE

● α-，β-，γ-，δ-トコフェロールとα-，β-，γ-，δ-トコトリエノール同族体を総称してビタミンEという（❸）[*1].
● α-トコフェロールは，生体内のビタミンEの約90％を占めている. 同族体のなかで

【用語解説】
くる病：小児（骨の発育期）の骨格異常であり，カルシウムが骨に沈着せず，しっかりとした骨組織が形成されない状態. 脊椎や四肢骨の湾曲や変形を引き起こす. ビタミンDの欠乏が主たる原因である.

[*1] 厚生労働省の「日本人の食事摂取基準（2020年版）」では，α-トコフェロールのみをビタミンEとしている.

❹　ビタミンKの化学構造

ビタミンK₁（フィロキノン）

ビタミンK₂（メナキノン，MK-4）

ビタミンK₂（メナキノン，MK-7）

はα-トコフェロールの生理活性が最も高い．

- 植物油，種実類，小麦はいがなどに多く含まれる．
- 体内において，活性酸素の一種であるラジカルを捕捉することにより，不飽和脂肪酸や他の分子の酸化を抑制する抗酸化機能がある．
- ヒトでの欠乏症はないが，実験動物では不妊や溶血性貧血などが認められている．
- 過剰症はないが，出血傾向が一部認められているため，「日本人の食事摂取基準（2020年版）」では，耐容上限量が設定されている．

ビタミンK

- ビタミンK₁（フィロキノン）とK₂（メナキノン）を総称してビタミンKという（❹）．
- ビタミンK₁は，植物油，緑黄色野菜，海藻，茶などに多く含まれる．
- ビタミンK₂には，側鎖を構成するイソプレン単位数によって同族体が存在するが，栄養学的に重要なものは，鶏卵などの動物性食品に多く含まれるMK-4と納豆に多く含まれるMK-7である（❹）．
- ビタミンK₂は，ヒトの腸内細菌でも産生される．
- 血液凝固因子の活性化，カルシウム代謝調節（骨形成）などの機能がある．
- 欠乏症として，血液凝固遅延（成人），出血症（新生児，乳児），骨形成障害などがある．
- 過剰症は認められていない．

3　水溶性ビタミン

- 水溶性ビタミンは，ビタミンB群8種類（ビタミンB₁，ビタミンB₂，ナイアシン，パントテン酸，ビタミンB₆，ビオチン，葉酸，ビタミンB₁₂）とビタミンCの合計9種類である．
- ビタミンB群は，体内において補酵素として機能する．
- ゆで加工・調理する場合に，ゆで汁へ移行しやすく，損失が多い．
- 尿中に排泄されやすく，体内滞留時間が短いので必要量を常に摂取しなければならず，欠乏症が起こりやすい一方，過剰症は少ない．

【用語解説】
活性酸素：酸素を含む反応性の高い化合物の総称であり，スーパーオキシドアニオン，ヒドロキシルラジカル，過酸化水素，一重項酸素などがある．不飽和脂肪酸の脂質過酸化反応は，ラジカル連鎖反応によって進行する．

●MEMO●
腸内細菌によって産生されるビタミンは，抗生物質の投与によって供給が減少するおそれがある．

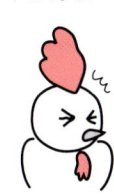
抗凝血薬のワルファリンを服用している場合は，納豆の摂取を控える必要があるよ！

【用語解説】
ビタミンK欠乏性出血症：ビタミンKの欠乏により，新生児から乳幼児期においてみられ，消化管出血や頭蓋内出血などを引き起こす疾患．主な原因として，母乳中のビタミンK量が低い，新生児・乳幼児のビタミンK吸収能が低い，新生児・乳幼児の腸管内にビタミンK産生菌が少ないことなどがある．

【用語解説】
補酵素（コエンザイム）：酵素（たんぱく質）に可逆的に結合し，活性発現を補助する低分子有機化合物．

チアミン　　　　　　　　　　　　チアミンピロリン酸

❺ ビタミンB₁の化学構造

2-1

食品の機能／一次機能

リボフラビン　　　フラビンモノヌクレオチド（FMN）　　フラビンアデニンジヌクレオチド（FAD）

❻ ビタミンB₂の化学構造

ビタミンB₁ *²

- チアミンとも呼ばれる（❺）.
- 食品中ではリン酸エステルの形で酵素と結合して存在する.
- 植物性食品では玄米（ぬか部分），小麦はいが，豆類，ごまなどに多く含まれる.
- 動物性食品では豚肉や鶏卵などに多く含まれる.
- 体内吸収後，チアミンピロリン酸（二リン酸）の形で（❺），糖代謝酵素と分岐鎖アミノ酸代謝酵素の補酵素として機能する.
- 欠乏症として，**脚気**やアルコール依存症患者にみられる**ウェルニッケ-コルサコフ症候群**がある.

ビタミンB₂

- リボフラビンとも呼ばれる（❻）.
- 食品中では，一リン酸エステルであるフラビンモノヌクレオチド（FMN），アデノシン二リン酸エステルであるフラビンアデニンジヌクレオチド（FAD）の形で酵素と結合して存在し，FADが多く分布する（❻）.
- 植物性食品では豆類，小麦はいが，緑色野菜などに多く含まれる.
- 動物性食品ではレバー，鶏卵，乳製品などに多く含まれる.
- 体内吸収後，FMNとFADの形で，エネルギー代謝におけるさまざまな**酸化還元酵素**の補酵素として機能する.
- 欠乏症として，口角炎，口唇炎，口内炎，舌炎，脂漏性皮膚炎，成長障害などがある.

【用語解説】
脚気：末梢神経障害，多発性神経炎，全身疲労倦怠感，腱反射消失，心不全などの症状を示す疾患.

【用語解説】
ウェルニッケ-コルサコフ症候群：中枢神経障害，意識障害などの症状を示す疾患.

代謝の中心となる臓器は肝臓だから，レバーは多くのビタミンを含むんだ！

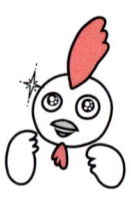

【用語解説】
酸化還元酵素：細胞の生命活動を維持するために必要なエネルギー代謝や生体構成物質の合成などにおいて酸化還元反応（電子の移動，水素原子の移動，酸素原子の付加など）を触媒する多種の酵素群.

❼　ナイアシンの化学構造

❽　パントテン酸と補酵素Aの化学構造

ナイアシン

● ニコチンアミドとニコチン酸を総称してナイアシンという（❼）．

● 動物性食品では，ニコチンアミドとしてレバー，魚類，鶏肉などに多く含まれる．

● 植物性食品では，ニコチン酸として玄米，きのこ類，種実類などに多く含まれる．

● 肝臓において必須アミノ酸のトリプトファンから合成される．

● 体内吸収後，ニコチンアミドアデニンジヌクレオチド（NAD）とニコチンアミドアデニンジヌクレオチドリン酸（NADP）の形で（❼），エネルギー代謝におけるさまざまな酸化還元酵素の補酵素として機能する．

● 欠乏症として，ペラグラなどがある．

● 過剰症として，皮膚紅潮，肝障害などがある．

パントテン酸

● 食品中では，補酵素A（コエンザイムA：CoA）の構成成分として存在するものが多い（❽）．

● 動物性食品では，レバー，魚類などに多く含まれる．

● 植物性食品では，納豆，きのこ類などに多く含まれる．

● 体内吸収後，補酵素Aの構成成分として機能する．

● 糖代謝，脂質代謝などの経路において，補酵素Aの末端のチオール（SH）基にさまざまな化合物が結合した誘導体が生成される．

●MEMO●

ナイアシン当量：60 mgのトリプトファンから1 mgのナイアシンが生成する．「日本人の食事摂取基準（2020年版）」により次の式で定義されている．ナイアシン当量（mgNE）＝ナイアシン（mg）＋トリプトファン（mg）×1/60．

【用語解説】

ペラグラ：皮膚炎，口内炎，下痢，精神障害などの症状が現れ，重症の場合は死に至る疾患．動物性たんぱく質の摂取が少なく，とうもろこしを主食とする地域にかつて多発していた．これは，とうもろこしにトリプトファンが少ないことによると考えられている．

❾ ビタミンB₆の化学構造

❿ ビオチンの化学構造

- 腸内細菌でもわずかに産生される.
- 欠乏症として，成長障害，副腎障害，皮膚炎，頭痛，疲労などがある.

ビタミンB₆

- ピリドキシン，ピリドキサール，ピリドキサミンとそのリン酸エステル(6種類の同族体)を総称してビタミンB₆という (❾).
- ピリドキサールとそのリン酸エステルは，動物性食品(レバー，鶏肉，魚類など)に多く含まれる.
- ピリドキシンとそのリン酸エステルは，植物性食品(にんにく，豆類，種実類，ごまなど)に多く含まれる.
- 体内吸収後，ピリドキサールリン酸エステルの形で，アミノ酸代謝酵素(アミノ基転移反応など)，脂質代謝酵素の補酵素として機能する.
- ビタミンB₆の必要量は，たんぱく質摂取量が増加すると増加する.
- 欠乏症として，口角炎，舌炎，脂漏性皮膚炎などがある.
- 過剰症として，神経障害などがある.

ビオチン (❿)

- 食品中では，たんぱく質と結合して存在する.
- 動物性食品では，レバー，鶏卵などに多く含まれる.
- 植物性食品では，豆類などに多く含まれる.
- 体内吸収後，アミノ酸代謝，脂質代謝酵素の補酵素として機能する.
- 腸内細菌でもわずかに産生される.
- 欠乏症として，舌炎，皮膚炎，脱毛症，食欲不振などがある.

葉　酸

- プテロイルグルタミン酸とも呼ばれ，さまざまな誘導体が存在する(⓫).
- 食品中では，γ-ペプチド結合によりグルタミン酸残基を最大7個付加したポリグルタミン酸型で存在する．サプリメントや加工食品に添加される葉酸は，グルタミン酸が1個結合したモノグルタミン酸型である.
- 動物性食品では，レバー，うになどに多く含まれる.
- 植物性食品では，えだまめ，ほうれんそう，ブロッコリーなどに多く含まれる.

●MEMO●
生卵白を大量に摂取すると，ビオチンは卵白中に含まれるたんぱく質であるアビジンと非常に強く結合し，その吸収が阻害されるために不足することがある.

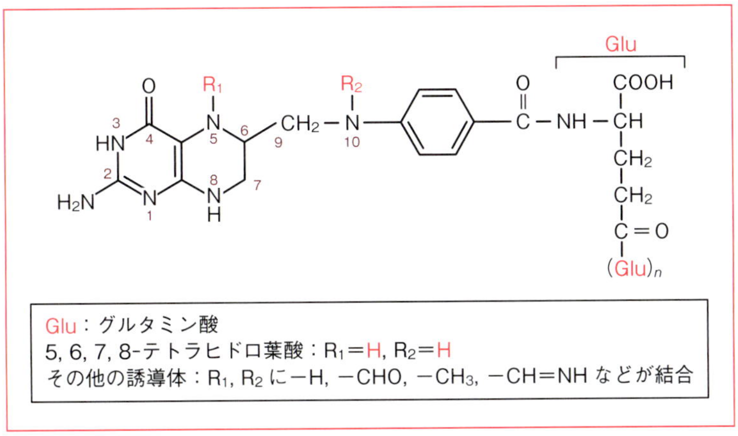

Glu：グルタミン酸
5, 6, 7, 8-テトラヒドロ葉酸：R_1＝H, R_2＝H
その他の誘導体：R_1, R_2 に－H，－CHO，－CH_3，－CH＝NH などが結合

❶❶ 葉酸の化学構造

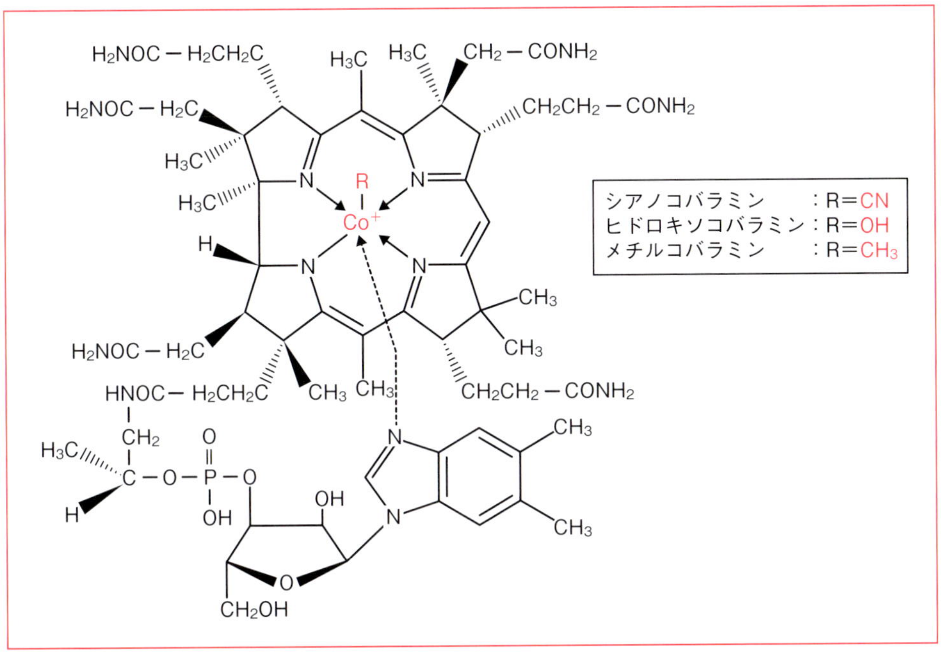

シアノコバラミン	：R＝CN
ヒドロキシコバラミン	：R＝OH
メチルコバラミン	：R＝CH_3

❶❷ ビタミンB_{12}の化学構造

● ポリグルタミン酸型葉酸は，消化管においてモノグルタミン酸型へ代謝された後に吸収される．

● 活性型である5,6,7,8-テトラヒドロ葉酸誘導体の形で，アミノ酸合成，核酸合成酵素の補酵素として機能する．

● 欠乏症として，巨赤芽球性貧血がある．また，妊娠期に欠乏すると，胎児の神経管閉鎖障害を引き起こす．

● 神経障害や睡眠障害などが一部報告されているため，「日本人の食事摂取基準（2020年版）」では，耐容上限量が設定されている．

ビタミンB_{12}

● コバルト原子を配位した構造をもつビタミンの総称で，シアノコバラミン，ヒドロキシコバラミン，メチルコバラミンなどがある（❶❷）．

● 食品中では，たんぱく質と結合して存在する．

● 動物性食品では，レバー，貝類，魚類などに多く含まれる．

● 植物性食品では，のりなどに多く含まれる．

● アミノ酸代謝酵素，脂質代謝酵素の補酵素として機能する．

● 欠乏症として，巨赤芽球性貧血，末梢神経障害などがある．

【用語解説】
巨赤芽球性貧血：葉酸またはビタミンB_{12}が欠乏すると核酸合成障害が起こり，骨髄中の赤芽球（造血幹細胞から赤血球へ分化する途中の細胞）が巨赤芽球となって細胞死を起こすために貧血となる．

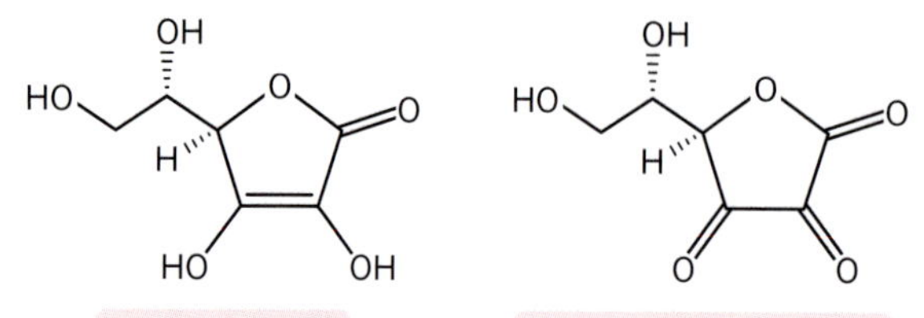

⑬ ビタミンCの化学構造

ビタミンC

- ビタミンB群に属さない唯一の水溶性ビタミンであり，植物性食品全般（果実，野菜類）に多く含まれる．また，食品添加物として含む加工食品がある．
- 還元型をアスコルビン酸，酸化型をデヒドロアスコルビン酸という（⑬）．
- コラーゲン合成経路における補酵素として機能する．
- アスコルビン酸（還元型）は，ビタミンEと協働してラジカルを捕捉することにより不飽和脂肪酸や他の分子の酸化を抑制する抗酸化作用を示す．
- 欠乏症として，壊血病がある．

参考文献

・厚生労働省．日本人の食事摂取基準（2020年版）．
・文部科学省．日本食品標準成分表2020年版（八訂）．
・日本ビタミン学会．ビタミン総合事典．朝倉書店：2010．
・清水孝雄監訳．イラストレイテッド ハーパー・生化学，原書30版．丸善出版：2016．

●MEMO●
レモンのビタミンC含量は，100 mg/100 gである．

豆知識
アスコルビン酸の酵素的酸化：野菜（にんじんなど）には，アスコルビン酸オキシダーゼを内在するものがあり，調理により組織が破壊されると酵素が活性化され，アスコルビン酸を酸化してデヒドロアスコルビン酸となる．

豆知識
コラーゲン合成：コラーゲンは一般のたんぱく質に含まれないアミノ酸としてヒドロキシプロリンを含み，コラーゲンの構造を安定化するはたらきがある．ヒドロキシプロリンは，プロリンが酵素反応により水酸化することで生合成されるが，この反応の活性発現にはビタミンCと鉄が必須である．

【用語解説】
壊血病：結合組織を構成するコラーゲンの合成障害のために毛細血管などが脆弱となり，皮下や歯茎の出血，貧血，疲労感，脱力感，食欲不振などの症状を引き起こす疾患．

カコモンに挑戦!!

◆ 第25回-55

ビタミンに関する記述である．正しいのはどれか．

(1) ビオチンは，生卵白中のアビジンと強く結合する．
(2) コレカルシフェロールは，乾しいたけに含まれる．
(3) レチノールは，トマトに含まれる．
(4) フィロキノンは，腸内細菌によって産生される．
(5) ビタミンB_{12}は，動物性食品には含まれない．

◆ 第26回-54

ビタミンAに関する記述である．□に入る正しいものの組合せはどれか．1つ選べ．

体内に吸収されてビタミンAとしての効力を示す［a］には，ビタミンとしての効力が最も大きい［b］や，その半分の効力を示す［c］がある．

	a	b	c
(1)	フラボノイド	β-クリプトキサンチン	α-カロテン
(2)	フラボノイド	β-カロテン	β-クリプトキサンチン
(3)	カロテノイド	α-カロテン	β-クリプトキサンチン
(4)	カロテノイド	α-カロテン	β-カロテン
(5)	カロテノイド	β-カロテン	α-カロテン

解答&解説

◆ 第25回-55　正解（1）
正文を提示し，解説とする．
(1) ビオチンは，生卵白中のアビジンと強く結合する．
(2) エルゴカルシフェロールは，乾しいたけに含まれる．
(3) レチノールは，ウナギなどの動物性食品に含まれる．
(4) メナキノンは，腸内細菌によって産生される．
(5) ビタミンB_{12}は，動物性食品に含まれる．

◆ 第26回-54　正解（5）
正文を提示する．
体内に吸収されてビタミンAとしての効力を示すカロテノイドには，ビタミンとしての効力が最も大きいβ-カロテンや，その半分の効力を示すα-カロテンがある．
解説：体内に吸収されてビタミンAとしての効力を示すプロビタミンAはカロテノイドであり，β-カロテンは，分子の中央で開裂すると2分子のビタミンAを生成する．一方，α-カロテンとβ-クリプトキサンチンは，開裂により1分子のビタミンAしか生成しないため，レチノール活性当量はβ-カロテンの1/2となる．

1-5　ミネラル

学習目標
- ミネラルの種類，性質，所在，生理的機能を理解する
- ミネラルの欠乏症と過剰症を理解する
- 疾患とミネラル代謝異常について理解する

要点整理
- ✓ ミネラルは人間が生きていくうえで必要な五大栄養素の一つである．
- ✓ ミネラルは，微量ではあるがなくてはならない必須栄養素であり，それぞれ欠乏症や過剰症が存在する．
- ✓ 過剰摂取になりやすいナトリウムやリン，不足しがちなカルシウムおよび鉄などのミネラル代謝においては，ホルモンなどの生体調節因子による代謝調節によって恒常性が維持されている．

1　ミネラルとは

- ● ミネラル（無機質）とは，英語で鉱物，金属元素を意味し，生体や食品を構成する元素のうち水素，炭素，窒素，酸素を除いた元素の総称である．
- ● ミネラルは，人間が生きていくうえで必要な糖質・たんぱく質・脂質・ビタミンと並ぶ五大栄養素の一つであり，微量ではあるがなくてはならない必須栄養素である．
- ● ミネラルには，それぞれ欠乏症や過剰症が存在する（❶）．

2　ミネラルの種類と生理的機能（❶）

ナトリウム

- ● ナトリウムは，細胞外液の主要な陽イオン（Na⁺）として，細胞外液量の維持に重要な役割を果たしている．また，浸透圧や酸・塩基平衡の調節も行っている．
- ● ナトリウム不足（低ナトリウム血症）は，通常の食事をしていれば生じないが，経口摂取困難な患者への経腸栄養の単独投与，嘔吐や下痢などが原因で生じる場合がある．また，ナトリウムおよび水分の両方を失って起こる低張性脱水時での水分のみの補給でも生じやすい．
- ● ナトリウム（塩分）の過剰摂取および血清ナトリウム濃度の上昇は，血漿浸透圧を上昇させ，水分の体内貯留および血流量の増大による血圧の上昇を招く．

カリウム

- ● カリウムは，ナトリウムと対照的に細胞内液の主要な陽イオン（K⁺）であり，体液の浸透圧を決定する重要な因子である．また，酸・塩基平衡の調節や神経・骨格筋（および心筋）の興奮伝導作用にも関与している．
- ● 健常人の場合はカリウム欠乏を起こすことはないが，下痢，多量の発汗，利尿薬の服用がある場合はカリウム欠乏（低カリウム血症）を起こす．
- ● 逆に，腎機能障害によるカリウムの体外排泄の低下や心電図に異常がある場合，血中カリウム濃度は上昇する．

カルシウム

- ● カルシウムは，その99％は骨および歯に存在し，残りの約1％は血液や組織液，細胞に含まれ，骨基質や細胞内シグナルや筋収縮などの複数の役割を果たしている．
- ● 血中カルシウム濃度は比較的狭い範囲（8.5〜10.4 mg/dL）に維持されるため，その恒常性維持にかかわる制御機構が複数存在する．
- ● 腎疾患や肝疾患では，活性型ビタミンD_3やその前駆体の25-ヒドロキシビタミンD_3の産生低下によってカルシウム吸収低下および骨粗鬆症の発症リスクが増大する．その他，カルシウム欠乏は高血圧や動脈硬化とも関連する．

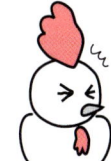

ナトリウム摂取量だけじゃなく，水分の摂取量や尿量の変化，浮腫の有無も血清ナトリウム濃度に影響を与えるんだ！

豆知識

カルシウム濃度の制御機構：カルシウム濃度が低下すると，カルシウム感知機構の臓器として知られる副甲状腺から副甲状腺ホルモン（PTH）の分泌が増加し，腎臓での活性型ビタミンD_3の産生を介してカルシウムの吸収・再吸収を促進，また，PTHによる骨吸収（骨溶解）により骨からカルシウムを溶出（遊離）し，血中カルシウム濃度を正常化する．

❶ ミネラルの機能・作用，欠乏・過剰による症状，多く含まれる食品

	ミネラル	機能・作用	欠乏による症状	過剰による症状	多く含まれる食品
多量ミネラル	ナトリウム (Na)	pH・浸透圧の保持，神経・筋肉の興奮	食欲低下，悪心，嘔吐，意識障害，疲労感，けいれん，糖代謝異常，低血圧	高血圧，浮腫	食塩，食塩調味料
	カリウム (K)	pH・浸透圧の保持，心筋の活動	疲労感，脱力感，高血圧	腎機能障害，不整脈	野菜，果物，肉，魚，種実類，藻類，豆，いも
	カルシウム (Ca)	歯・骨の形成，血液凝固，筋萎縮，神経伝達刺激，細胞内情報伝達	筋けいれん，テタニー（手足・顔面のけいれん，筋肉痛），歯・骨の形成障害，成長障害，骨粗鬆症	食欲不振，多尿，神経障害，筋力低下，不整脈，血圧上昇，尿路結石	乳製品，煮干し，干しエビ，シシャモ，イワシ・サバの缶詰
	マグネシウム (Mg)	酵素活性化，骨の構成成分	テタニー，全身脱力，筋けいれん，虚血性疾患，不整脈	下痢，悪心，嘔吐	豆類，藻類，種実類，魚介類
	リン (P)	歯・骨の構成成分，pH保持，エネルギー基質，たんぱく質修飾	歯・骨の形成障害，成長障害，筋麻痺，呼吸不全	副甲状腺機能亢進症，カルシウム吸収障害，異所性石灰化	穀類，豆類，魚貝類，肉類，乳類
微量ミネラル	鉄 (Fe)	赤血球ヘモグロビンの成分	貧血，運動機能低下	ヘモクロマトーシス，慢性肝炎	魚介類，海藻類，レバー，卵黄，にんにく，ごま
	亜鉛 (Zn)	酵素の構成成分，DNAの合成，皮膚の代謝，味覚の維持	味覚喪失，皮膚炎，成長障害，貧血，動脈硬化，性機能低下	貧血，悪心，鉄や銅の吸収障害	肉類，魚介類
	銅 (Cu)	補酵素，ヘモグロビン合成，メラニン色素生成，抗酸化酵素SODの合成	貧血，色素脱失，血管・毛髪の異常，骨異常，メンケス病（先天性代謝異常症）	嘔吐，下痢，溶血性貧血，ウィルソン病（先天性代謝異常症）	レバー，かき，豆類，ごま，ココア
	マンガン (Mn)	脂肪酸代謝，酵素活性化	皮膚炎，糖・脂質代謝異常，成長障害	パーキンソン病	穀類，豆類，種実類，藻類，葉物野菜
	ヨウ素 (I)	甲状腺ホルモンの構成因子	甲状腺腫，クレチン症	甲状腺機能低下，甲状腺腫	海藻類，魚介類
	セレン (Se)	抗酸化作用	克山病，カシン・ベック病，成長障害，筋萎縮症，心筋障害	毛髪・爪の脆弱化・脱落，胃腸障害，呼吸不全	魚介類，卵類，穀類，肉類，乳製品
	クロム (Cr)	糖代謝，インスリン作用の増強	耐糖能低下，体重減少，運動失調	肝障害，腎障害	海藻類，魚介類，豆類，果物類
	モリブデン (Mo)	キサンチンオキシダーゼなどの酸化酵素の補酵素	脳萎縮・機能障害，尿酸代謝異常	高尿酸血症，痛風	豆類，穀類，種実類，レバー

SOD：スーパーオキシドジスムターゼ．

- カルシウム過剰により，軟組織の石灰化，泌尿器系結石，リン，鉄および亜鉛の吸収障害，脱水や便秘などが生じる．

マグネシウム

- マグネシウムは，300種類以上の酵素のはたらきを補う補酵素としての役割を果たしている．また，マグネシウムは骨形成に必須なミネラルであり，マグネシウムはリン酸カルシウムの骨への沈着作用の調節を行う役割も担っている．

- さらに，マグネシウムはカルシウムの作用を調節するため，筋収縮作用も知られている．実際，マグネシウムが不足すると筋肉の収縮作用が機能せず，けいれんやふるえなどの症状が出現しやすくなる．

- 血中マグネシウム濃度は1.8〜2.3 mg/dLの狭い範囲に維持されており，マグネシウムの欠乏時はその腎臓での再吸収，骨からの遊離が促進される．

- 低マグネシウム血症の症状には，嘔気，嘔吐，眠気，脱力感，筋肉のけいれん，ふるえ，食欲不振がある．長期のマグネシウム不足は，骨粗鬆症，心疾患，糖尿病のような生活習慣病のリスクを上昇させることが示唆されている．

リン

- リンは骨や歯を構成する成分であり，カルシウムの次に体内に多く存在するミネラルである．体内のリンの約80％はカルシウムやマグネシウムと結合しリン酸カルシウ

ムやリン酸マグネシウムとして骨組織に存在し，残りは筋肉，脳，神経などに存在している．

● リンは一般の食品に含まれているため体内で欠乏することは少ない．むしろリン酸塩の形として食品添加物，清涼飲料水や加工食品，スナック菓子などの食品に含まれているため過剰摂取が問題となる．

● リンは，リン利尿因子である副甲状腺ホルモン（PTH）や線維芽細胞増殖因子（FGF23）の産生調節を行うことで，血中リンや活性型ビタミンD濃度の調節を行う．実際，腎不全時にみられる高リン血症ではPTHおよびFGF23産生が亢進し，活性型ビタミンD濃度の低下や腸管カルシウム吸収の阻害，骨吸収の亢進が生じ，骨密度減少（腎性骨異栄養症）や異所性石灰化をきたす．

● リンは，骨代謝高エネルギーリン酸化合物であるATP（アデノシン三リン酸）の構成成分でもある．長期低栄養患者への栄養補給（再摂食）や静脈栄養法による強制的な栄養補給時には，急激な栄養投与による高インスリン状態はATP産生が行われる．そのため，その基質であるリンの血管から細胞内への移行促進により低リン血症を伴うリフィーディング症候群が発症しやすくなる．

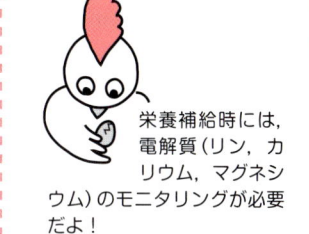

栄養補給時には，電解質（リン，カリウム，マグネシウム）のモニタリングが必要だよ！

鉄

● 食品中の鉄には，肉や魚などの動物性食品に多く含まれるヘム鉄と，野菜や穀類などに含まれる非ヘム鉄がある．

● 赤血球中に存在する鉄は，末梢組織に酸素を運ぶ役割を担っているだけでなく，各種酵素の活性に必須な微量ミネラルである．体内の鉄の70％は血清鉄として赤血球中に存在し，25％は貯蔵鉄として肝臓や脾臓，骨髄，筋肉組織などに，残り5％は皮膚や毛髪，爪に組織鉄として存在する．

● 鉄の損失または摂取不足による鉄欠乏では鉄欠乏性貧血を生じ，倦怠感，息切れ，頭痛，食欲不振や認知機能の低下が現れる．

● 食事から摂取した鉄のうち，ヘム鉄は腸管上皮細胞に吸収された後に，細胞内でヘムオキシゲナーゼにより2価鉄イオン（Fe^{2+}）に代謝される．非ヘム鉄は3価鉄イオン（Fe^{3+}）の形態ではほとんど吸収されないが，ビタミンC（アスコルビン酸）などの還元物質や腸管上皮細胞膜上の鉄還元酵素によって還元されFe^{2+}として吸収される．

● Fe^{2+}の吸収系は亜鉛，銅と競合するため，鉄の吸収率は同時に摂取する食物成分により大きく変わる．たんぱく質，アミノ酸，アスコルビン酸は鉄吸収を促進し，フィチン酸，タンニン，シュウ酸などは鉄吸収を抑制する．

● 腸管上皮細胞内に吸収されたFe^{2+}は，腸管上皮細胞膜に存在する鉄酸化酵素によって再びFe^{3+}に酸化され，トランスフェリンと結合し，血清鉄として全身へ運ばれる．

 豆知識

月経血による損失と妊娠中の需要増大が必要量に及ぼす影響は大きいため，鉄欠乏性貧血の発症は男性に比べて女性で多い．

亜　鉛

● 亜鉛はDNAポリメラーゼやRNAポリメラーゼ，アルカリホスファターゼやアルコール脱水素酵素など多くの亜鉛を含有する酵素や転写因子の構成成分など，遺伝子発現に関与するたんぱく質のほとんどが亜鉛含有たんぱく質であるため生命維持に重要な役割がある．

● 亜鉛の吸収はフィチン酸，シュウ酸，食物繊維，大豆たんぱく，EDTA，ポリフェノールや高用量の銅，鉄，カルシウム，リンそして重金属などにより阻害される．

● 亜鉛欠乏では，成長障害，味覚障害，皮膚炎，性機能障害などをきたす．

 豆知識

味覚障害と亜鉛：味蕾細胞の寿命は短く，その新陳代謝は常に活発なため，多くの亜鉛を必要とする．つまり，亜鉛が不足すると，新陳代謝は正常に行われず味覚障害を引き起こす．

銅

● 成人の体内には約80〜100 mgの銅が含まれ，筋肉・骨に約50％，肝臓に8〜10％分布する．血清にも多く含まれ，セルロプラスミンと強く結合している．

● 血漿中の銅の約50〜60％は，銅輸送たんぱく質であるセルロプラスミンと結合している．大部分が胆汁を介し小腸へ分泌され糞便に排泄される．

● 銅は，酸化還元酵素の補因子として多様の生理作用を有する．銅の不足により，ヘモ

グロビン合成障害が生じ，貧血となる．また，骨異常，毛髪の脱色，コレステロールや糖質代謝の異常，白血球減少，発達障害などがみられる．銅輸送たんぱく質であるATP7A遺伝子の異常で，銅が吸収できないために欠乏症を呈するメンケス症候群がある．

マンガン

- マンガンは，体内では骨，肝臓，膵臓，腎臓，脳下垂体，甲状腺，副腎などに多く分布する．
- マンガンの主な役割は酵素活性の補助および活性化で，ピルビン酸脱炭酸酵素やスーパーオキシドジスムターゼはマンガンを構成成分とする．また，他の酵素の補酵素としてかかわることがある．
- マンガンは，胃液によりイオン化され体内に吸収されるが，排泄は尿中よりも胆汁や膵液などで消化管へ排泄され，便中排泄量は摂取量にほぼ等しい．
- マンガンは通常の食生活であれば欠乏することはほとんどないが，不足すると皮膚炎，糖・脂質の代謝異常，成長障害などを生じる．

ヨウ素

- 体内のヨウ素は70〜80％が甲状腺に分布する．
- 甲状腺ホルモンであるトリヨードチロニン，モノヨードチロキシン，チロキシンなどの構成因子としての役割がある．また，たんぱく合成やエネルギー代謝，交感神経の感受性にも関与する．
- 欠乏すると甲状腺腫やクレチン症を引き起こす．過剰摂取でも甲状腺腫が起こり，また甲状腺機能障害を引き起こす．

セレン

- 生体内または食品中のセレンは，セレノメチオニンまたはセレノシステインとしてほとんどがたんぱく質と結合した状態で存在する．
- セレンは活性酸素除去酵素であるグルタチオンペルオキシダーゼの構成成分であるため，過酸化脂質を分解する抗酸化的役割がある．
- 食事中セレンの90％以上が体内に吸収され，尿中排泄量が摂取量と強く相関することから，セレン恒常性の維持は尿中排泄によって調節されると考えられている．
- セレン欠乏は，心筋障害を起こす克山病，骨代謝異常を呈するカシン・ベック病などに関与している．また，完全静脈栄養法において微量元素製剤にはセレンは含まれないため，血漿セレン濃度が著しく低下した症例がいくつか報告されている．
- セレンは通常の食品において過剰摂取が生じる可能性は低い．しかし，サプリメントの不適切な利用や，食品中のセレン含有量は土壌と飼料中のセレン含有量に依存して変動するため，アメリカや中国の一部の地域では慢性セレン中毒が発生し，症状として毛髪と爪の脆弱化・脱落がみられている．

クロム

- クロムの体内での存在形態は，クロモデュリンと呼ばれるオリゴペプチドに4つの3価クロムイオンが結合したものである．クロモデュリンは，インスリンによって活性化されるインスリン受容体のチロシンキナーゼ活性の維持に重要なたんぱく質であるため，クロムにはインスリン増強作用があることが知られている．
- クロムが結合していないクロモデュリン（アポ型）にはインスリン増強作用がないことから，クロムが欠乏するとインスリン作用が低下し耐糖能低下が生じると考えられている．

モリブデン

- モリブデンは，キサンチンオキシダーゼ，アルデヒドオキシダーゼ，亜硫酸オキシダーゼの補酵素としてのはたらきがある．
- 先天的に亜硫酸オキシダーゼを欠損する症例では，亜硫酸の蓄積によって脳の萎縮と

ヨウ素は海藻や魚介類に多く含まれるよ！

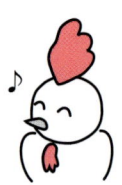

【用語解説】
克山病：セレン欠乏を主とする栄養障害が原因で発症する心筋症を主とする疾患．1935年に黒竜江省克山県で多発したためケシャン病ともいわれる．

●MEMO●
日本人の食事摂取基準の策定においては，克山病などのセレン欠乏症の予防という立場で推定平均必要量と推奨量が設定されている．

機能障害，けいれん，精神遅滞，水晶体異常などが生じ，多くは新生児期に死に至ることが知られていることから，モリブデンは脳神経機能に対してきわめて重要な役割を果たしている．

参考文献
・糸川嘉則編．ミネラルの辞典．朝倉書店；2003.
・武田英二編．臨床病態栄養学，第3版．文光堂；2013.
・伊藤貞嘉，佐々木敏監．日本人の食事摂取基準（2020年版）．第一出版；2020.

カコモン に挑戦 ‼

◆ 第31回-82

ミネラルの栄養に関する記述である．正しいのはどれか．1つ選べ．
(1) マグネシウムの99%は，骨に存在する．
(2) クロムは，インスリン作用を増強する．
(3) メンケス病は，先天的な銅の過剰症である．
(4) カルシトニンは，骨吸収を促進する．
(5) 運動は，骨形成を抑制する．

◆ 第34回-78

ミネラルに関する記述である．最も適当なのはどれか．1つ選べ．
(1) 骨の主成分は，シュウ酸カルシウムである．
(2) 血中カルシウム濃度が上昇すると，骨吸収が促進する．
(3) 骨中マグネシウム量は，体内マグネシウム量の約10%である．
(4) モリブデンが欠乏すると，克山病が発症する．
(5) フッ素のう歯予防効果は，歯の表面の耐酸性を高めることによる．

◆ 第35回-78

鉄に関する記述である．最も適当なのはどれか．1つ選べ．
(1) 鉄は，汗に含まれる．
(2) 鉄の吸収率は，ヘム鉄よりも非ヘム鉄の方が高い．
(3) 非ヘム鉄は，3価鉄として吸収される．
(4) 貯蔵鉄は，トランスフェリンと結合している．
(5) ヘモクロマトーシスは，鉄の欠乏症である．

解答＆解説

2-1 食品の機能／一次機能

◆ 第31回-82　正解 (2)
正文を提示し，解説とする．
(1) マグネシウムの50～60%は，骨に存在する．
(3) メンケス病は，先天的な銅の欠乏症である．
(4) カルシトニンは，骨吸収を抑制する．
(5) 運動は，骨形成を促進する．

◆ 第34回-78　正解 (5)
正文を提示し，解説とする．
(1) 骨の主成分は，リン酸カルシウムである．
(2) 血中カルシウム濃度が上昇すると，骨吸収が抑制される．
(3) 骨中マグネシウム量は，体内マグネシウム量の約50～60%である．
(4) セレンが欠乏すると，克山病が発症する．

◆ 第35回-78　正解 (1)
正文を提示し，解説とする．
(2) 鉄の吸収率は，非ヘム鉄よりもヘム鉄の方が高い．
(3) 非ヘム鉄は，2価鉄として吸収される．
(4) 貯蔵鉄は，フェリチンと結合している．
(5) ヘモクロマトーシスは，鉄の過剰症である．

2-1 水　分

2-2

食品の機能／二次機能

学習目標

- 食品中の水の状態について理解する
- 水分と食品の状態との関係を理解する
- 水分活性について学び，食品の保存に対する影響を理解する

要点整理

✓ 水分子は極性をもち，分子どうしが水素結合している．
✓ 水分子は固体（氷）のほうが液体（水）より体積が大きく，凍結によって食品組織が破壊されることがある．
✓ 食品中の水分子は，食品の極性表面と強く結合した結合水と，遊離の自由水として存在している．
✓ 水分活性とは，全水分における自由水の割合を示す概念である．
✓ 食品成分のさまざまな変化は，水分含量ではなく水分活性の影響を受ける．
✓ 中間水分食品とは，水分活性が0.65〜0.85を示すものを指し，腐敗しにくい．

1　水の構造と性質

- 水は酸素原子に水素原子2個が共有結合した化合物である（❶a）．
- 共有結合に使用される電子が酸素原子側に引きつけられているため，分子内に電子の偏りができる（❶b）．このような分子を極性分子という．
- 水分子は極性をもつため，分子間で水素結合を作る（❶c）．また，イオン性化合物や極性化合物を溶解させることができる．
- 氷は，すべての水分子が他の水分子4個と水素結合を作り（❶c），規則的な結晶構造をとった状態である．
- 水分子には水素結合による分子間力がはたらくため，同様な分子量をもつ非極性分子（メタンなど）よりも比熱や気化熱が大きい．
- 氷が融けると結晶構造内に存在したすき間に水分子が入り込むため，液体である水のほうが固体である氷よりも密度が高く体積が小さくなる．

●MEMO●
常圧において，水の融点は0℃，沸点は100℃である．また，水は4℃で密度が最大（体積が最小）となる．

【用語解説】
比熱：1gの物質の温度を1℃上昇させるのに必要な熱エネルギー量のことである．水の比熱は1 cal（＝4.18 J）/g・℃である．

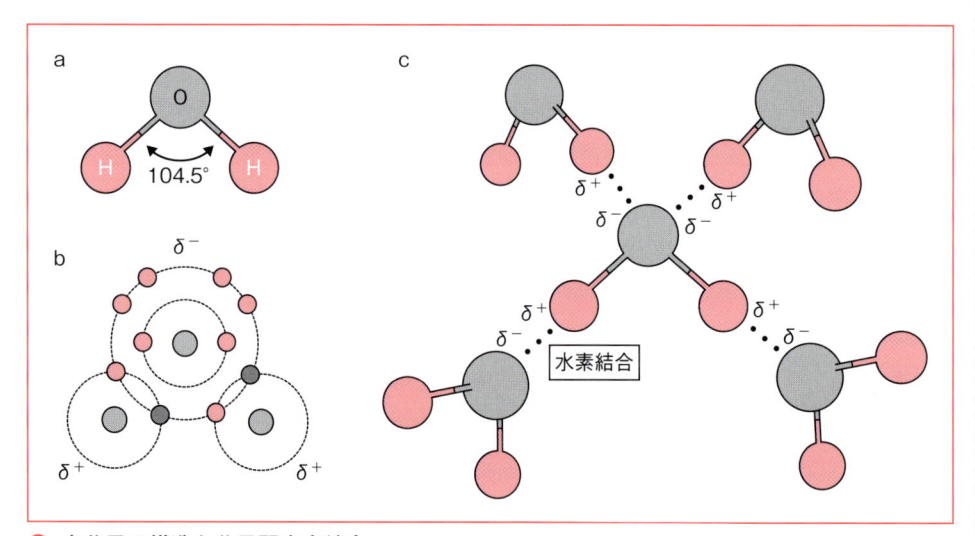

❶ **水分子の構造と分子間水素結合**
a：水分子の構造．b：水分子の電子軌道．c：水分子間の水素結合．

❷ 冷凍冷蔵庫内の温度

温　度	目　的
約3〜6℃	冷蔵
約3〜8℃	野菜保存（低温障害防止）
約0〜2℃	チルド
約−3〜−1℃	パーシャルフリージング
約−20〜−18℃	冷凍

2　水の状態変化による食品への影響

冷凍・冷蔵保存と食品

- 氷の体積が液体の水より大きいため，食品を凍結すると氷結晶が食品の組織を破壊することがある．そのため凍結した食品を解凍すると，食感の低下が起こり，肉類などではドリップが形成されて味成分や栄養成分の流出が起こる．
- 最も大きな氷結晶ができる温度帯（−5〜−1℃）を最大氷結晶形成帯という．
- 凍結による品質劣化を最小限にするためには，最大氷結晶形成帯をできるだけ短時間で通過させる急速冷凍が適している．
- 凍結による品質劣化を避けるための低温保存法として，水が氷結晶になる直前の温度での保存法をチルド，部分的に氷結晶ができる温度での保存法をパーシャルフリージングという．
- 冷凍冷蔵庫内の温度を❷に示す．

加熱調理と食品

- 液体の水は大量の熱を吸収し維持できるため，加熱調理の際に熱源から食品への熱の移動を容易にしている．
- 蒸し調理は，水が液体から気体（水蒸気）への相変化を起こす際に使用される熱（潜熱）を利用した調理法である．
- 電子レンジでは，マイクロ波が食品中の水分子を振動させ，この振動エネルギーが熱となるため食品が加熱される[*1]．

3　水分含量の測定法

- 食品成分表に収載されている水分含量は，常圧加熱乾燥法，減圧加熱乾燥法，カールフィッシャー法または蒸留法によって求められている．
- 加熱乾燥法では，常圧下では100〜135℃，減圧下では70〜100℃で乾燥して水分を蒸発させ，加熱前後の重量の差（乾燥減量）を求めて水分含量とする[*2]．
- アルコールや酢酸は揮発により失われるため，乾燥減量からこれらの重量を差し引いて水分含量を算出している．

4　水分活性：結合水と自由水

食品中の水分子の状態

- 食品中の水分子は，結合水と自由水に分けることができる（❸）．
- 結合水とは，水素結合などを介して食品成分の極性部位と結合している水分子のことである．
- 自由水とは，結合していない遊離の水分子のことである

水分活性と水分含量

- 水分活性（water activity：Aw）[*3]は，全水分における自由水の割合を示す概念であり，次式で表される．
  水分活性（Aw）＝食品の蒸気圧（P）／純水の蒸気圧（P_0）

🫘 **豆知識**

スチームオーブンは，気体となった水の温度が100℃以上になること（これを過熱蒸気という）を利用している．蒸し調理の蒸気は「飽和蒸気」である．

[*1] 振動した水分子間に摩擦熱が発生する，と解説されたものが非常に多いが誤解である[1]．

【用語解説】
カールフィッシャー法：水分子と特異的に反応する試薬を用いた化学的測定法である．食品組織の深部に結合した水分子まで測定することが可能である．

[*2] 加熱により分解する物質が含まれる場合は，減圧下の比較的低温で測定する．

[*3] 水分活性は，一定の温度下で純水と食品それぞれを密閉容器内に入れて静置し，平衡状態になったときの蒸気圧を求めることで知ることができる．

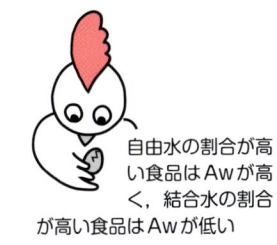

自由水の割合が高い食品はAwが高く，結合水の割合が高い食品はAwが低い

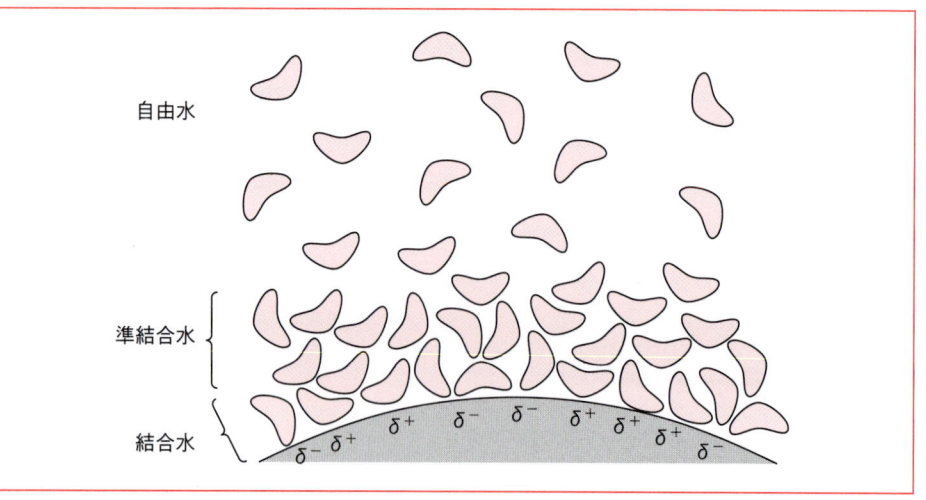

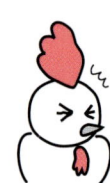
結合水は食品成分と強く結合しているため,簡単には取り除けないよ!

❸ 結合水と自由水

結合水は食品表面の単分子層を形成する.結合水に吸着して多分子層を形成する水分子は準結合水と呼ばれる.

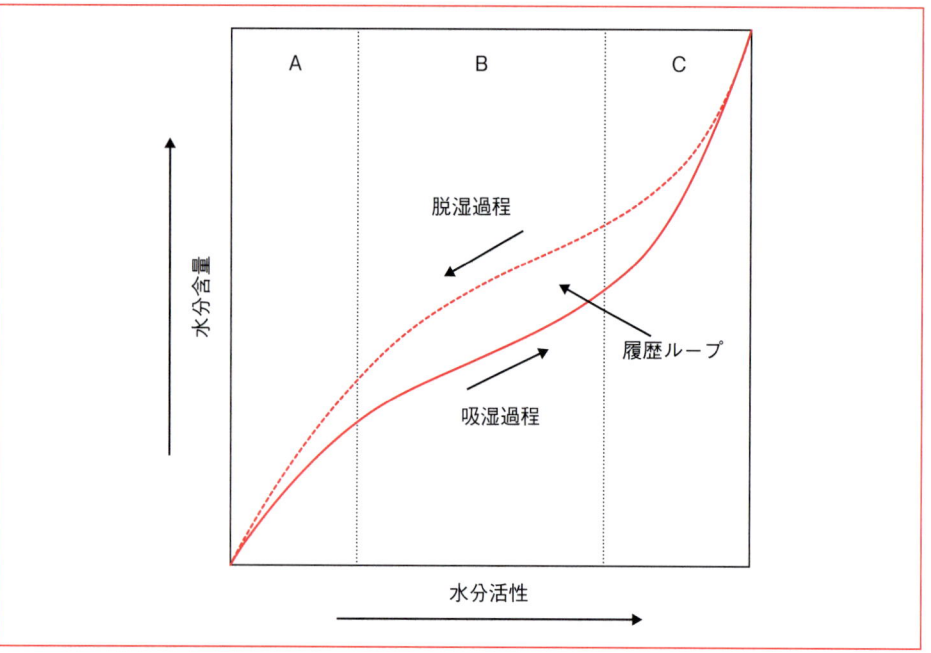

❹ 等温吸湿脱湿曲線の模式図

A領域では水分子は食品表面に強く吸着した単分子層を形成し,結合水として存在している.B領域では結合水の単分子層に水分子が吸着した準結合水の多分子層が形成される.C領域では水分子は食品中の細孔や毛細管に入り込んでいるが,自由水として存在し束縛されていない.

湿度の高い季節は食品がしけやすく,湿度の低い季節は乾燥してひからびるんだ!

- 食品の蒸気圧は自由水によってもたらされる.
- 水分活性は0〜1の値となり,純水の水分活性は1である.
- 水分含量は食品をとりまく環境の湿度によって変化する.
- 一定の温度における食品の水分含量と水分活性の関係を示したものを,等温吸湿脱湿曲線という(❹).
- 食品が相対湿度の高い環境下で水分を吸収する(吸湿)過程と,相対湿度の低い環境下で水分を失う(脱湿)過程では,描かれる等温曲線が異なる(水の**履歴現象**〈ヒステリシス〉).

水分活性と食品の保存

- 食品の保存中に起こるさまざまな成分の変化は,水分活性値に強く影響を受ける

【用語解説】
履歴現象:物理量yを物理量xの関数として測定するとき,同じxに対するyの値でも,xの変化のさせ方によりyの値が異なるような現象のことである.水の履歴現象の場合は,吸湿か脱湿かで水分活性と水分含量との関数が異なり,履歴ループが観察できる(❹).

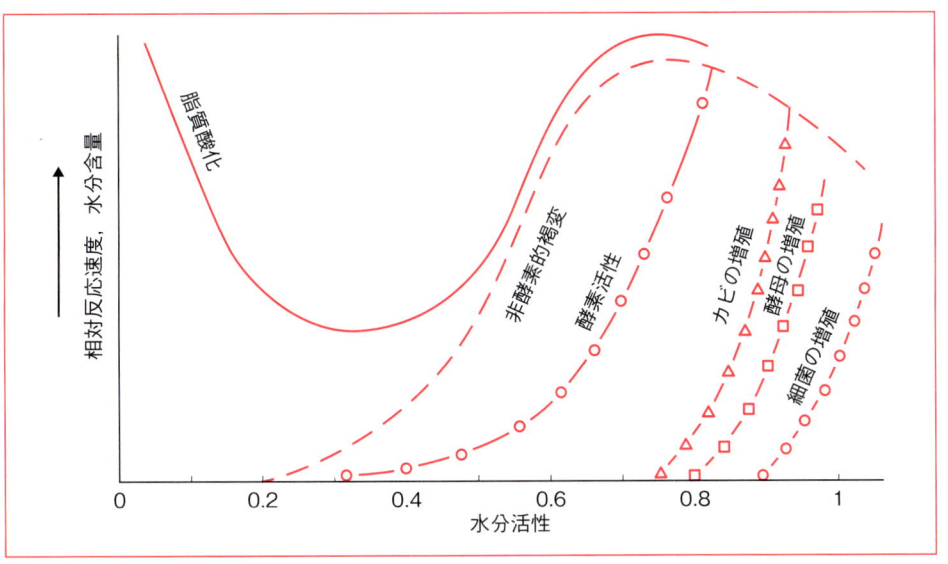

❺ **食品に起こるさまざまな変化と水分活性の関係**
(Labuza TP, Dugan LR. Kinetics of lipid oxidation in foods. C R C Critical Reviews in Food Technology 1971；2：355-405 より一部改変)

❻ **代表的な中間水分食品**

食　　品	水分活性	水分含量
レーズン[※1]	0.54〜0.51	10〜13%
ビーフジャーキー[※1]	0.69	約17%
干しエビ[※2]	0.74〜0.65	23%
ジャム[※1,2]	0.83〜0.75	約30%
昆布佃煮[※2]	0.84〜0.80	50%
イカ塩辛[※2]	0.84〜0.80	64%

本表の水分含量の値は文献に記載された一例であり，実際の食品においては異なる場合がある．
(※1：Schmidt SJ, Fontana AJ, Jr. Water activity values of select food ingredients and products. Barbosa-Cánovas GV, et al., eds. Water Activity in Foods：Fundamentals and Applications. Wiley-Blackwell；2007. pp. 407-20 より．※2：岡崎　尚．水産加工品の保存性．平成22年度広島県立総合技術研究所水産海洋技術センター研究成果発表会要旨集．2010より)

（❺）．

● 水分活性が乾燥食品と生鮮食品の中間（0.65〜0.85程度）にある食品を，中間水分食品という（❻）．

● 中間水分食品では，腐敗にかかわるほとんどの微生物の増殖が抑制されるため，保存に適している（❺）．

● 酵素活性や脂質の酸化，非酵素的褐変は水分活性が0.3程度のときに強く抑制される（❺）．脂質の酸化は水分活性が0.3以下になると再び上昇する．

● 水分活性を低下させるために，乾燥による水分の除去に加え，塩蔵，糖蔵などの自由水を減少させる保存方法が古くから行われている（❻）．

5 人体の水分補給

生体内の水分量と必要量

● ヒトでは，新生児なら約80%，成人男性なら約60%が水であり，生体成分としては最も多い．

● 毎日，体からは尿排泄およびその他（発汗，不感蒸泄など）で2L以上の水が失われる．

● 水の摂取源としては食品由来と飲料由来があり，食品からは1日におよそ1L程度を摂取している．

●MEMO●
腐敗や変敗，褐変などの成分変化を引き起こす要因には，外的要因（微生物の付着，酸化，光曝露など）と内的要因（食品が有する酵素による反応や成分間反応など）がある．

2-2
食品の機能／二次機能

中間水分食品では，脂質の酸化，酵素活性や非酵素的褐変は進行しやすくなるよ！

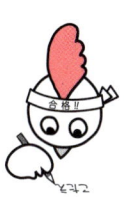

 豆知識
中間水分食品の水分含量は一般的に10〜50%程度の範囲にあり，復水の必要がなくそのまま食することができる．

 豆知識
加齢にしたがって生体が保持できる水分量は減少するため，高齢者では特に水分補給に留意する必要がある．

❼ おいしい水の要件

水質項目	要件値	水の味との関連
蒸発残留物	30〜200 mg/L	主に無機塩類の含有量を示す. 量が多いと苦味・渋味・塩味などをつけるが, 適度に含まれる場合はこくのあるまろやかな味となる
硬　度	10〜100 mg/L	カルシウム・マグネシウムの含有量を炭酸カルシウム量に換算したもの. 硬度の低い水はくせがなくあまり好き嫌いはないが, 高いと飲む人によっておいしいと感じるかが異なる
遊離炭酸	3〜30 mg/L	水中に溶けている炭酸ガスのことである. 水にさわやか味を与えるが, 多いと刺激が強くなってまろやかさを失う
過マンガン酸カリウム消費量	3 mg/L以下	水中に含まれる有機物量を表す指標となる. 有機物の多い水は渋味があり, また消毒に用いる塩素の消費量が大きくなる
臭気度	3以下	水源の状況等によりさまざまな臭いがつく. 要件値は通常異臭味を感じない水準である
残留塩素	0.4 mg/L以下	水にカルキ臭を与え, 濃度が高いと水の味, 特に緑茶の味を悪くする. 要件値は通常塩素臭が気にならない濃度である
水温（最高）	20℃以下	体温に比較して20〜25℃以上低いとき, 生理的に最もおいしく感じるといわれる

（おいしい水研究会〈厚生省〉. おいしい水について. 水道協会雑誌 1985；54〈5〉〈第608号〉：76-83より）

水のおいしさ

- 水には軟水と硬水がある.
- 硬水にはカルシウムイオンとマグネシウムイオンが高濃度で含まれており, 軟水にはこれらのイオンの溶存量が少ない.
- 日本の水道水の硬度（炭酸カルシウム濃度）は平均50 mg/L（軟水）である.
- 水温や残留塩素量, pHなども水の味に影響を及ぼす（❼）.

引用文献

1) 中村　聡. 電子レンジの加熱原理に関する誤解. 物理教育 2006；54（2）：103-7.
2) Labuza TP, Dugan LR. Kinetics of lipid oxidation in foods. C R C Critical Reviews in Food Technology 1971；2（3）：355-405.
3) Schmidt SJ, Fontana AJ, Jr. Water activity values of select food ingredients and products. Barbosa-Cánovas GV, et al., eds. Water Activity in Foods：Fundamentals and Applications. Wiley-Blackwell；2007. pp. 407-20.
4) 岡崎　尚. 水産加工品の保存性. 平成22年度広島県立総合技術研究所水産海洋技術センター研究成果発表会要旨集. 2010.
5) おいしい水研究会（厚生省）. おいしい水について. 水道協会雑誌 1985；54（5）（第608号）：76-83.

カコモン に挑戦 ‼

◆ 第25回（追試）-55

水分活性に関する記述である. 正しいのはどれか.
(1) 結合水の割合が増えると, 水分活性は低くなる.
(2) 水分活性が低下すると, 水分含量も比例して少なくなる.
(3) 細菌の生育に必要な最低の水分活性は, カビの場合より低い.
(4) 脂質の酸化は, 水分活性0.2付近で最も抑制される.
(5) 非酵素的褐変反応は, 中間水分食品の水分活性領域で最も抑制される.

◆ 第29回-56

食品の水分に関する記述である. 正しいのはどれか. 1つ選べ.
(1) 純水の水分活性は, 1である.
(2) 水分活性が低いほど, 酵素反応は早く進行する.
(3) 中間水分食品は, 生鮮食品に比べて水分活性が高い.
(4) 結合水は, 自由水に比べて凍結しやすい.
(5) 自由水は, 食品成分と水素結合を形成している.

解答 & 解説

◆ 第25回（追試）-55　正解（1）
正文を提示し, 解説とする.
(1) 結合水の割合が増えると, 水分活性は低くなる.
(2) 水分活性と水分含量は比例しない.
(3) 細菌の生育に必要な最低の水分活性は, カビの場合より高い.
(4) 脂質の酸化は, 水分活性0.3付近で最も抑制される.
(5) 非酵素的褐変反応は, 中間水分食品の水分活性領域で最も促進される.

◆ 第29回-56　正解（1）
正文を提示し, 解説とする.
(1) 純水の水分活性は, 1である.
(2) 水分活性が低いほど, 酵素反応は遅く進行する.
(3) 中間水分食品は, 生鮮食品に比べて水分活性が低い.
(4) 結合水は, 自由水に比べて凍結しにくい.
(5) 結合水は, 食品成分と水素結合を形成している.

2-2　色素成分

- 色素の名称と構造を理解する
- 各色素が含まれる食品を理解する
- 調理加工・保存中の色素の変化を理解する

- ✓ ヘムは，ポルフィリン環に鉄が配位した赤色を呈する動物性色素であり，たんぱく質と結合している．鮮度や保存状態などを反映して色調が変化する．
- ✓ クロロフィルは，植物の光合成にかかわる脂溶性の緑色色素である．温度・pH・酵素のはたらきにより色調が変化する．
- ✓ カロテノイドは脂溶性の黄橙〜赤橙色の色素で，主に緑黄色野菜に含まれる．
- ✓ フラボノイドは植物性食品に含まれる色素成分である．

2-2

食品の機能／二次機能

1　色について

- ヒトの目が認識することのできる可視光線の波長は，下限が360〜400 nm，上限が760〜830 nmである．
- 可視光線を食品に当てると，食品の色素成分が特定の波長を吸収するが，残りの吸収されなかった波長の光が目の視細胞に入射し，食品の色を認識する（**❶**）．たとえば，いちご可食部の赤色は，可視域のうち580 nmまでの短波長・中波長光がほとんど吸収され，600 nm以上の長波長光が多く反射するため，われわれはいちごを赤色と認識する．
- 食品の色は料理に彩りを添え，目を楽しませ，食欲を喚起させるだけでなく，鮮度や品質を判定する基準にもなる．
- 食品に含まれる色素成分は，天然色素と合成色素に大きく分けられ，さらに，天然色素は植物性色素と動物性色素に分けられる．
- 食品の色は，調理・加工の際に生成する色素成分によっても影響を受ける．

❶ 色と波長 (nm)

紫	380〜435
青	435〜480
緑青	480〜490
青緑	490〜500
緑	500〜560
黄緑	560〜580
黄	580〜595
橙	595〜605
赤	605〜750
赤紫	750〜780

2　ヘ　ム

ヘムの構造とヘム色素

- ヘムの構造は，4つのピロールから成る環状構造（ポルフィリン環）の中心部に鉄イオン（Fe^{2+}）が配位した錯体である（**❷**）．
- ヘムは，チトクロム，カタラーゼなどのヘムたんぱく質の補欠分子族[*1]としても存在する．また，ヘモグロビンは，ヘムの鉄原子が酸素分子と容易に結合する特性から酸素運搬の機能をもつ．
- ヘムとたんぱく質のグロビンが結合したものをヘム色素と呼ぶ．

肉の色とミオグロビン

- 食肉や魚肉の赤色は，筋肉色素ミオグロビン（**❸**）や血液色素ヘモグロビンなどから成り，通常はミオグロビンの割合が非常に多いので，肉の色はほぼミオグロビンによる．
- 魚肉には，一般に赤身，白身と呼ばれるように，赤身を呈さないものも多い．これは，ミオグロビンなどの色素たんぱく質の含量が少ないためであり，淡白色となる．
- ミオグロビンの色調はヘム色素部分の状態によって大きく変化し，畜肉の鮮度や保存状態などを反映する色調の違いを生じる．
- 新鮮な空気に触れていない生肉の状態では還元型ミオグロビン（ポルフィリン内の鉄は2価〈Fe^{2+}〉）であり，暗赤色を呈する．

[*1] 補欠分子族とは，複合たんぱく質に共有結合している有機物（ビタミン，糖，脂質など）や無機物（金属イオンなど）を指す．

豆知識

ミオグロビンの含量は牛肉（鮮紅色），豚肉（淡紅色），鶏肉（淡色）など家畜の種類や，年齢，筋肉の部位などによって異なる．

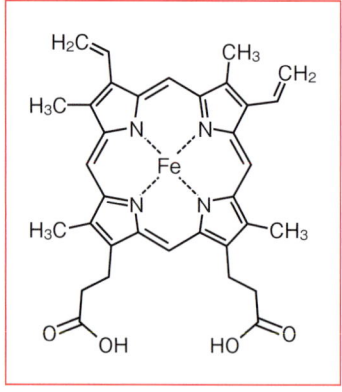

②　ヘムの化学構造

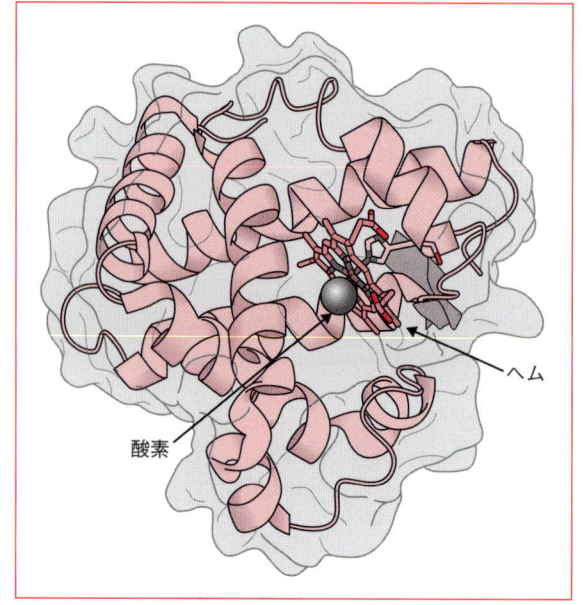

酸素

ヘム

③　ミオグロビンの立体構造

- 空気に触れると2価のヘム鉄に酸素が結合してオキシミオグロビンとなり，明るい色（鮮赤色）を呈すようになる．この現象を，ブルーミング（blooming）と呼ぶ．
- さらに空気に長くさらされたり酸化剤を作用させ酸化が進むと，メトミオグロビン（ポルフィリン内の鉄は3価〈Fe^{3+}〉）となり赤褐色を示すようになる．肉の鮮度が落ちると色が悪くなるのはこの変化による．
- 生肉を加熱すると，Fe^{2+}からFe^{3+}への変化と同時にたんぱく質部分が変性してメトミオクロモーゲンとなり灰褐色になる．
- 褐色にならず桃赤色を示すハム，ソーセージ，ベーコンなどの塩漬け肉は，塩漬け時に発色剤として硝酸塩や亜硝酸塩，発色助剤としてアスコルビン酸を加え，生じた一酸化窒素がミオグロビンに結合し安定な鮮赤色を示すニトロソミオグロビンを生成している．ニトロソミオグロビンが加熱変性したニトロソミオクロモーゲンは赤色で安定である．
- 亜硝酸は，ジメチルアミンなど二級アミンと反応すると強力な発がん物質である*N*-ニトロソアミンを生成するため，使用基準が食品衛生法で制限されており，発色処理をしない加工肉も作られている．

3　クロロフィル

クロロフィルの構造と性質

- クロロフィル（④）は，緑葉組織中にカロテノイドと共存する緑色の脂溶性色素であり，植物の光合成で光エネルギーをとらえる重要なはたらきをする．
- 植物には青緑色のクロロフィル*a*と黄緑色のクロロフィル*b*がほぼ3：1の割合で含まれている．クロロフィル*a*が多いほど緑色が濃くなる．
- クロロフィルは，中央にマグネシウムイオン（Mg^{2+}）が結合したポルフィリン環をもち，これに疎水性のフィトール（長鎖アルコール）がエステル結合しているため脂溶性で水に溶けない（④）．

野菜や果物の変色とクロロフィル

- 野菜や果物の緑青色は，すがすがしさや新鮮さを示す大切な色であるが，新鮮な状態で呈する緑青色が時間がたつにつれて色あせたり変色する理由の大部分は，クロロフィルが非常に不安定であることによる．

 豆知識
亜硝酸ナトリウムの添加物としての使用基準値は，食肉製品では0.070 g/kg，イクラでは0.0050 g/kg，など．

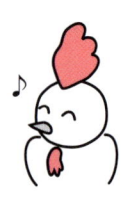
クロロフィルは葉緑素ともいわれているよ！♪

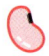 **豆知識**
きゅうりのピクルスやぬか漬けで色調が変色するのは，クロロフィルの変化と関係している．

❹ クロロフィルの化学構造

❺ クロロフィルの化学構造と色の変化

- 植物体では，クロロフィルはたんぱく質と結合しているため比較的安定であるが，温度，pH変化によるたんぱく質変性によって不安定となり，変色しやすくなる．また，酵素の作用などによっても構造変化を伴い，色調が変わる．
- 酸性条件下でマグネシウムが水素原子2個と置換してフェオフィチン（緑褐色）に変わる（❺）.
- アルカリ性ではフィトールおよびメチル基がとれて水溶性のクロロフィリンとなり緑色を保つ（❺）.

❻ イソプレンとβ-イオノン

- 植物組織が傷つくと、酵素クロロフィラーゼがはたらく。この酵素によりフィチル基（フィトール鎖）が脱離し、クロロフィルからクロロフィリド、フェオフィチンからフェオフォルバイドが生成される。クロロフィリドは酸性下で、マグネシウムを放出して褐色のフェオフォルバイドとなる（❺）。
- マグネシウムをほかの金属元素（銅や鉄など）で置換したものは、緑色で安定なので、食品添加物として認められており、着色料として使用されている。たとえば、グリンピースの缶詰などではマグネシウムを銅や鉄に置換して緑色を安定化させている（銅クロロフィル，鉄クロロフィル）。

4 カロテノイド

カロテノイドの所在と構造・性質

- カロテノイドの語源は、にんじん（carrot）から単離されたカロテン（carotene）に由来する。にんじん、かぼちゃなどの緑黄色野菜に豊富に含まれる。
- 植物の葉緑体あるいは根、果実などに数種から数十種のカロテノイドが混在している。脂溶性の色素である。
- 動物はこの色素を生合成できない。しかし、卵黄、サケ、エビ、カニなどはカロテノイド色素を含んでいる。これは食物連鎖により、植物や藻類のカロテノイド色素が動物の体内に移行したためである。
- イソプレノイドの一種で、8個のイソプレン単位（❻）で構成された炭素骨格をもち、分子内に多数の共役二重結合を有している。この共役結合を有することが可視領域に光の吸収を示す原因であり、その結果、黄橙色～赤橙色を呈する。
- 酸や光を伴う加熱により、トランス型の二重結合はシス型へ異性化しやすく、色調の変化や退色を起こしやすい。
- 酸化されやすく、遷移金属イオンの存在でさらに酸化が促進される。カロテノイド色素の酸化を防ぐには低温で保存する、酸素との接触を断つ、ブランチング処理を行う、遮光保存などの方法がある。

カロテノイドの種類と色

- カロテノイドには炭素と水素のみから構成されるカロテン類と、水酸基、カルボニル基など酸素を有するキサントフィル類がある。食品に含まれる主なカロテノイド系色素を❼に示した。

カロテン類

- 代表的なカロテン類であるα-カロテン、β-カロテン、γ-カロテンは、かぼちゃ、にんじん、さつまいも、緑黄色野菜に多く含まれる。
- リコペンはトマト、柿、すいかに含まれ、赤色を呈する。

キサントフィル類

- β-クリプトキサンチンは柿やとうもろこしに含まれる。
- 褐藻類はフコキサンチンを含む。フコキサンチンは生では赤褐色であるが、加熱によりたんぱく質を変性させると黄褐色となる（遊離型）。茹でたわかめは、フコキサン

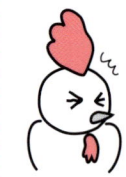
動物性食品に含まれるカロテノイドは、植物（藻類）からきているよ！

【用語解説】
ブランチング：食品の品質に影響を与える酵素を失活させるために行う熱処理のこと。

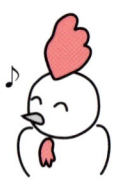
緑黄色野菜の摂取によるビタミンAの多くはカロテン由来なんだ！

●MEMO●
カロテノイドのうち一部はプロビタミンAとも呼ばれ、体内で代謝変換されてレチノールになることでビタミンA効力をもつ。プロビタミンA効力は、カロテン類のうちα-，β-，γ-カロテンとキサントフィル類のクリプトキサンチンのように、β-イオノン（❻）に由来する構造をもつ場合に発揮される。

2-2
食品の機能／二次機能

❼ カロテノイドの化学構造とそれを含む食品

	名　称	色	分子式	化学構造	主な所在
カロテン類	α-カロテン	黄橙色	$C_{40}H_{56}$		にんじん，オレンジ，かぼちゃ，とうもろこし
	β-カロテン	黄橙色	$C_{40}H_{56}$		にんじん，さつまいも，かぼちゃ，オレンジ，緑黄色野菜
	γ-カロテン	黄橙色	$C_{40}H_{56}$		あんず，さつまいも
	リコペン	赤色	$C_{40}H_{56}$		トマト，すいか，柿
キサントフィル類	β-クリプトキサンチン	黄橙色	$C_{40}H_{56}O$		柿，とうもろこし，オレンジ，みかん
	ルテイン	黄橙色	$C_{40}H_{56}O_2$		オレンジ，かぼちゃ，卵黄，緑黄色野菜，とうもろこし
	ゼアキサンチン	黄色	$C_{40}H_{56}O_2$		卵黄，緑黄色野菜
	カプサンチン	赤色	$C_{40}H_{56}O_3$		とうがらし，パプリカ
	アスタキサンチン	赤色	$C_{40}H_{52}O_4$		カニ，エビ，サケ，マス，オキアミ
	フコキサンチン	橙色	$C_{42}H_{58}O_6$		わかめ，こんぶ

チンと共存するクロロフィルが優勢となり緑色に見える．

● カニ，エビ，サケ，マスの赤色はアスタキサンチン由来である．これは，たんぱく質と結合して青藍色を呈すが，加熱処理によってたんぱく質がアスタキサンチンから遊離するとともに酸化されてアスタシンとなる．アスタシンは鮮やかな赤色である．

● 栗きんとんやたくあん漬の着色には糖が結合した水溶性のクロシンが，バターやマーガリンの着色にはアナトー色素から得られる脂溶性のビキシンといったキサントフィルが使用される．

【用語解説】
アナトー色素：ベニノキの種子由来の色素で，食品添加物として利用されている．酸性で黄色，中性で赤色を呈する．

食品の機能／二次機能

2-2

❽ フラボノイドの基本骨格

環名と位置番号

フラボン／フラボノール／カテキン／イソフラボン／フラバノン／アントシアニジン

❾ 食品に含まれる主なフラボノイドとアントシアン

基本骨格	配糖体	アグリコン	色	所　在
フラボン	アペイン	アピゲニン	無色	パセリ，セロリ
フラボノール	ルチン	ケルセチン	無色	そば，アスパラガス，なす，たまねぎ
フラバノン	ナリンギン	ナリンゲニン	無色	柑橘類
	ヘスペリジン	ヘスペレチン	無色	柑橘類
イソフラボン	ダイジン	ダイゼイン	無色	だいず
アントシアニジン	ペラルゴニン	ペラルゴニジン	赤	ざくろ，れいし（ライチー）
	カリステフィン		赤	ベリー類
	クリサンテミン	シアニジン	赤	すもも，黒豆，あずき
	シアニン		赤	赤しそ，赤かぶ
	ナスニン	デルフィニジン	紫	なす

5　フラボノイド

フラボノイドの構造

- フラボノイドは野菜や果物などの植物性食品に含まれる．葉，皮，種子，根などに広く分布し，4,000種以上が同定されている．
- $C_6-C_3-C_6$の基本骨格（❽）に水酸基が結合した構造をもつ色素を広義のフラボノイドという．両側のベンゼン環をそれぞれA環，B環と呼び，C_3の部分が環を形成した場合はそれをC環と呼ぶ．

狭義のフラボノイド

- C環の4位がケトンであるフラボン，フラボノール，フラバノンなどのサブクラスに属するものを狭義のフラボノイドと呼ぶ．
- フラボン，フラボノールはC環の2，3位の間が二重結合を形成しており，無色または黄色を呈するものが多い．フラバノンはC環の2，3位の単結合であり，無色である．

種類（❾）

- フラボンにはパセリやセロリに含まれるアピゲニンがある．
- フラボノールにはたまねぎや，りんごなど摂取頻度の高い食品に含まれるケルセチン（クエルセチン）がある．ケルセチンにさらにルチノースが結合したルチンは，そばに含まれるフラボノイドとしてよく知られている．

🫘 **豆知識**

フラボノイドの作用：フラボノイドは食品の三次機能を有する成分としても着目されている．抗酸化作用，抗肥満作用，抗炎症効果，エストロゲン様作用などが報告されているが，それぞれのフラボノイドによって効果の程度や作用機序もさまざまある点には注意が必要である．

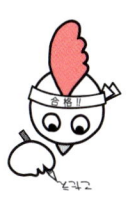

⑩ **pHによるシアニンの色調変化**
Glc：グルコース.

- みかんやオレンジ，レモンなどの柑橘類には，フラバノンであるナリンゲニンやヘスペリジンが含まれる．ヘスペリジンはみかんの缶詰の白濁成分としても知られる．
- イソフラボンはだいずに豊富に含まれるフラボノイドである．

フラボノイド配糖体の吸収と代謝

- 植物中ではフラボノイドは配糖体として存在している．したがって，野菜や果物の摂食ではフラボノイド配糖体を摂取していることが多い．
- 小腸でのフラボノイド配糖体の吸収機構は，D-グルコース共輸送体（SLGT1）を介した輸送経路や，酵素加水分解を受けた後にアグリコンとして取り込まれる場合もある．また，腸内細菌によって，アグリコンやさらに低分子有機酸類へと分解されることもある．
- 吸収されたフラボノイドは，小腸上皮細胞や肝臓で硫酸抱合やグルクロン酸抱合を受けることで親水性が増大し，尿中へ排出される．

アントシアン

- 野菜や果実などから抽出される赤・青・紫色の色素である．アグリコンはアントシアニジン，配糖体はアントシアニンと呼ばれるが，両者を総称してアントシアンと呼ぶ．
- 色調はpHによって変化する．酸性では赤色，アルカリ性では青色を呈する．これはアントシアニンが有する共役二重結合がpHによって変化することが要因である．pHによるアントシアニンの構造と色調変化については，シアニンを例に⑩に示す．
- アントシアニンのB環にフェノール性水酸基を2個以上もつ場合は金属イオンをキレートしやすい．キレート型のアントシアニンを利用した加工・調理法として，なすの漬物や黒豆の煮ものを作るときに，鉄くぎやミョウバンを入れる手法がある．食材に含まれるアントシアニンが鉄やニッケルイオンをキレートすることによって，安定した青色を呈する．
- アントシアニンを含む代表的な食材は，ベリー類，紫（赤）キャベツ，赤かぶ，黒豆，あずき，なすなどである．

カテキン

- カテキンは無色で，茶葉，コーヒー，果実，野菜などに含まれる．
- 茶には主にカテキンやガロカテキン，それらのジアステレオマーであるエピカテキン，エピガロカテキン（⑪），およびそれらの没食子酸エステルが存在している．

6　その他の色素

テアフラビン（⑫）

- 紅茶の赤い色はテアフラビンである．
- 紅茶製造中に茶葉のカテキン類がポリフェノールオキシダーゼによって，酸化・重合することで生成する（酵素による褐変）．

【用語解説】
配糖体：糖と糖以外の構造（アグリコン）が結合した有機化合物のこと．

糖が結合していない遊離型はアグリコンと呼ばれるよ！

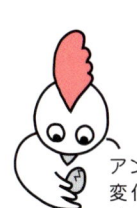

アントシアンは，変化（退色）しやすい色素だから，調理や加工で工夫が必要なんだ！

🫘 **豆知識**
フラボノイドの一種であるカテキンは茶に豊富に含まれ，生理作用を有する機能性成分としても注目されている．抗酸化作用，抗がん作用，抗アレルギー作用，脂質代謝改善作用などが報告され，特定保健用食品（トクホ）の開発にも利用されている．

🫘 **豆知識**
カカオにはカテキンの重合体であるプロシアニジンが含まれ，カカオポリフェノールと呼ばれている．カカオポリフェノールによって高血圧症，動脈硬化，脂質代謝異常や糖代謝異常が予防・改善される可能性が見出されており，生活習慣病の予防に役立てるための研究が推進されている．

⓫ エピカテキンとエピガロカテキンの化学構造

⓬ テアフラビンとクルクミンの化学構造

クルクミン（⓬）

- クルクミンはウコン（ターメリック）の根茎に含まれる脂溶性の黄色色素である.
- カレー粉, たくあん漬, マーガリン, チーズ, からしなどの着色料として利用される.
- フェノール性化合物であり, 抗酸化性を有する.

ベタニン

- テーブルビートに含まれる赤色色素の主成分である.
- 天然着色料としても用いられている.
- アントシアニンと同様にpHによって色の変化を示す.

カルミン酸

- 一部の昆虫（カイガラムシなど）から抽出される天然赤色色素の成分である.
- カルミン酸を含むコチニール色素は, 食品や化粧品の着色料として用いられている.

メラニン

- メラニンは, チロシンが酸化酵素であるチロシナーゼによる酸化反応や酸化産物の重合反応を経て生成される黒褐色の色素である.
- メラニンは, イカ墨やタコ墨の色素成分である.

参考文献

・村松敬一郎ほか編. 茶の機能―生体機能の新たな可能性. 学会出版センター：2002.
・田中平三ほか. 健康食品・サプリメント［成分］のすべて, 第5版. 同文書院：2017.

カコモン に挑戦 ‼

◆ 第33回-50

食品とその色素成分の組合せである．正しいのはどれか．1つ選べ．

(1) とうがらし ───────── カプサイシン

(2) すいか ───────── リコペン

(3) いちご ───────── ベタニン

(4) 赤ビート ───────── フィコエリスリン

(5) 卵黄 ───────── レンチオニン

◆ 第29回-54

食品の色素成分に関する記述である．正しいのはどれか．1つ選べ．

(1) クロロフィルが褐色になるのは，マグネシウムの離脱による．

(2) アントシアニンが赤色を呈するのは，アルカリ性の条件下である．

(3) えびやかにをゆでると赤色になるのは，アスタシンの分解による．

(4) ミオグロビンが褐色になるのは，ヘム鉄の還元による．

(5) のりを加熱すると青緑色になるのは，フィコシアニンの分解による．

解答＆解説

◆ **第33回-50　正解(2)**

正しい組合せを提示し，解説とする．

(1) とうがらし ── カプサンチン

(3) いちご ── カリステフィン

(4) 赤ビート ── ベタニン

(5) 卵黄 ── カロチノイド系脂溶性色素

◆ **第29回-54　正解(1)**

正文を提示し，解説とする．

(1) クロロフィルが褐色になるのは，マグネシウムの離脱による．

(2) アントシアニンが赤色を呈するのは，酸性の条件下である．

(3) えびやかにをゆでると赤色になるのは，アスタシンの生成による．

(4) ミオグロビンが褐色になるのは，ヘム鉄の酸化による．

(5) のりを加熱すると青緑色になるのは，フィコシアニンが残るためである．

2-2

食品の機能／二次機能

2-3 呈味成分

学習目標
- 味覚を感知するしくみを理解する
- 呈味成分の分類と代表的な各成分の特徴について理解する
- 日常の食事における呈味成分のかかわりについて理解する

要点整理
- ✓ 味覚は，舌の表面に存在する味蕾から味細胞へ伝わり，受容体により認識されて電気的信号として神経に伝達される．
- ✓ 味には，甘味，酸味，塩味，苦味，うま味の5つの基本味と，これらと区別される味として，辛味，渋味，えぐ味などがある．
- ✓ 複数の呈味成分によって，味覚が変化することがある．

1 味覚の感知

- 食品の味のうち，甘味，酸味，塩味，苦味，うま味の5つが基本味である．これらの味覚物質は，主に舌の表面に存在する味蕾上部の味孔より味細胞へ至り，味覚受容体により認識されると電気的信号が生じて神経に伝達される（**❶**）．

- 基本味と区別される味として，辛味，渋味，えぐ味などがある．辛味は舌や口腔内の痛覚を刺激することによって感じ，渋味は口腔内の収斂作用によって生じるなど物理的作用が大きく関係する．

- 味の強さを表す指標として，味の閾値が用いられる．閾値とは，その味覚刺激を感知できる最小濃度（％）を指す．つまり，閾値が小さければ少ない量でその味を感知することができる．

- 複数の呈味成分が存在することで，味覚に変化が生じることがある．うま味成分であるグルタミン酸ナトリウムに5′-イノシン酸や5′-グアニル酸を一定量加えると，相乗的にうま味が強くなる（相乗効果）．

- スクロース（ショ糖）の甘味は少量の食塩を添加すると強くなる（しるこ，すいか）．うま味も少量の食塩によって強くなる（吸い物）．このような効果を対比効果と呼ぶ．

- 異なる呈味成分が共存する際に，一方の味が弱められる現象を抑制効果（あるいは相殺効果）という．塩によって酢の酸っぱさが抑えられる（すし酢），コーヒーの苦味が砂糖によって和らげられる，なども抑制効果である．

- 食塩水を飲んだ後に水を飲むと甘く感じる．このように，2つの味覚を続けて味わう

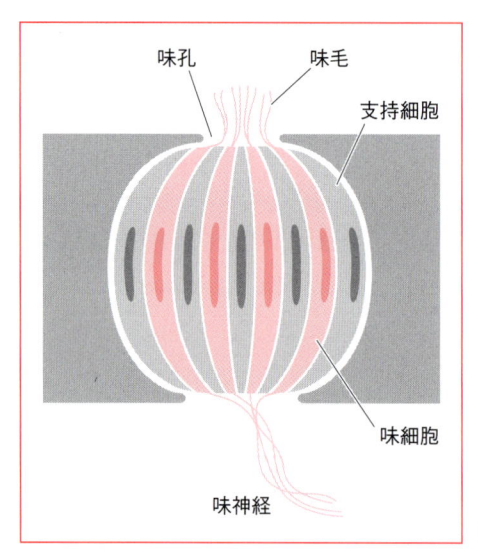
❶ 味蕾の構造

味孔　味毛　支持細胞　味細胞　味神経

【用語解説】
味覚受容体：味細胞には味覚を感知するたんぱく質が存在しており，これを味覚受容体という．5つの基本味のそれぞれに対して味覚受容体が存在するため，それぞれの味覚を区別して感じることができる．

豆知識

味覚に関する閾値には，検知閾値（ある味物質の水溶液が，水と異なると感じられる最小濃度）と認知閾値（ある味物質の水溶液が，その味だと認識できる最小濃度）がある．

豆知識

池田菊苗博士によってこんぶからグルタミン酸が発見された[1]．それ以前は，うま味について科学的に立証されていなかったが，池田博士はグルタミン酸がこんぶのおいしさの元であることを突き止め，この味を「うま味」と命名した．その後，イノシン酸やグアニル酸もうま味を呈する成分として日本の研究者によって発見された．甘味，酸味，塩味，苦味は古くから世界で知られていたが，うま味については基本味として認知されていなかった．しかし，このような日本の研究者たちの成果によって，現在では「umami」として世界に広く認められるようになっている．

❷ 甘味成分の種類と甘味度

種　類	名　称	所在・製法など	甘味度
糖　類	スクロース	サトウキビ, テンサイ	1
	フルクトース	果物, はちみつ	1.2～1.7
	グルコース	果物, はちみつ	0.6～0.7
	ラクトース	乳	0.2～0.4
糖アルコール	ソルビトール	グルコースの還元	0.5～0.7
	マルチトール	マルトースの還元	0.8～0.9
	キシリトール	キシロースの還元	0.7～1.2
	エリスリトール	グルコースの酵母発酵	0.7～0.8
糖の誘導体	異性化糖	グルコースの異性化酵素処理	0.9～1.2
	グリコシルスクロース*	スクロースに数個のグルコースが結合	0.5～0.6
	フルクトオリゴ糖	スクロースに1～3個のフルクトースが結合	0.5～0.6
	パラチノース	スクロースに転位酵素処理	0.4
たんぱく質・アミノ酸	グリシン	アミノ酸	0.9
	D-トリプトファン	D型アミノ酸	35
	アスパルテーム	L-フェニルアラニン, L-アスパラギン酸	200
	ソーマチン	西アフリカ原産植物の果実	2000
	モネリン	西アフリカ原産植物の果実	3000
その他	ステビオシド	ステビアの葉	200～300
	グリチルリチン	甘草	150～300
	フィロズルチン	甘茶	200～300
	ペリラルチン	青じそ	2000
	サッカリン	合成甘味料	300～500
	アセスルファムK	合成甘味料	200

スクロース（ショ糖）の甘味度を1とし，以下に示した文献等の平均的な値を示している.
（並木満夫，ほか．現代の食品化学．三共出版；1985．p.61／前橋健二．甘味の基礎知識．日本醸造協会誌 2011；106（12）：818より）

*マルトオリゴシルスクロースともいう．グリコシルスクロースを主成分とする「カップリングシュガー®」は，味質改善や食品のツヤ出しに使われている.

際に，後で味わう味が変化することを変調効果という.

● ある濃度の呈味成分を長時間味わうと閾値が上がり，その味に対する感覚が鈍くなることを順応効果という.

2　甘　味

● 甘味を呈する化合物の代表は糖類であり，スクロース（ショ糖）の甘味は温度の影響を受けずに一定であるため，甘味度を比較するための標準物質となっている．さまざまな甘味物質と甘味度を❷にまとめた.

● グルコースやフルクトースなどの還元糖は，α型とβ型が存在し，それぞれで甘味度は異なる．糖の溶液では温度によって両型の比が異なるため，温度が甘味度に影響を与えることがある.

● 異性化糖は，主にとうもろこしを原料として作られるグルコースとフルクトースを主成分とする甘味料である．異性化酵素によってグルコースをフルクトースへ変換させて製造する．コーンシロップは主にグルコースから成るため甘味が弱いが，フルクトースへ異性化させることで甘味を増すことができる.

● アセスルファムK（アセスルファムカリウム）はショ糖の200倍，スクラロースは600倍の甘味をもち，代表的な人工甘味料として利用されている.

● 糖アルコールは，糖を還元したもので，低カロリーで血糖を上昇させない甘味料である．キシロースを還元した糖アルコールであるキシリトールは，非う蝕性であり冷涼感も伴うためガムなどに活用されている.

● たんぱく質・ペプチドやある種のD型アミノ酸にも甘味をもつ化合物が存在する．アスパルテームはL-アスパラギン酸とL-フェニルアラニンから成るジペプチドのメチ

 豆知識
西アフリカ原産のミラクルフルーツを食べた後には，酸っぱいものが甘く感じる．これはミラクリンというたんぱく質が味覚受容体の機能に影響を与えているためだと考えられる.

【用語解説】
甘味度：代表的な甘味成分のうちスクロース（ショ糖）は還元糖ではないため，その甘味度は温度などの影響を受けない．そこで，スクロースの甘味を基準としてさまざまな成分の甘さの程度を数値化したものが甘味度である．スクロースの甘味度を1あるいは100として表記するのが一般的である.

還元糖は水溶液中で直鎖構造を介してα型とβ型が相互変換するんだ！

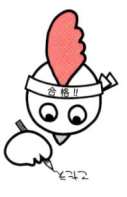

❸ 酸味成分の種類

種　類	名　称	所　在
有機酸	クエン酸	柑橘類
	酢酸	食酢
	乳酸	乳酸飲料, ヨーグルト, 漬物
	コハク酸	清酒, 貝
	リンゴ酸	りんご, うめ
	酒石酸	ぶどう, パインアップル
	ʟ-アスコルビン酸	果実, 野菜
無機酸	炭酸	炭酸飲料
	リン酸	清涼飲料水

ルエステル体であり, スクロースの100〜200倍の甘味度である. ソーマチンやモネリンは甘味をもつたんぱく質である.

● そのほか, 甘草のグリチルリチン, ステビアのステビオシド, 青じそのペリラルチン, 甘茶のフィロズルチンなどが天然の甘味物質として知られている.

3　酸　味

● 酸味は, 水溶液中で解離して生じる水素イオン (H^+)（実際には H_3O^+）の刺激による. よって, 無機酸, 有機酸のいずれも酸味を呈する. しかし, その味覚は陰イオンの種類によって異なる.

● 代表的な酸味物質として, クエン酸（柑橘類）, 酢酸（酢）, 乳酸（乳酸飲料や漬物）, コハク酸（清酒）などの有機酸, 炭酸やリン酸などの無機酸がある. 主な酸味物質を❸にまとめた.

4　塩　味

● 代表的な塩味成分は塩化ナトリウム（食塩）である. ほかにも塩化カリウムや塩化アンモニウムなどの無機塩やリンゴ酸ナトリウムなどの有機塩がある.

● 塩味の質や強度は, 主にこれらの化合物が水に溶解した際に生じる陰イオン（Cl^- など）および陽イオン（Na^+, K^+ など）の種類によって異なる.

● 塩化カリウムは, 食塩によく似た塩味を呈することから食塩の代替調味料として用いられる. リンゴ酸ナトリウムは, 低塩化の目的で無塩しょうゆ, 塩辛, たらこなどに用いられる.

5　苦　味

● 苦味は一般的には嫌われる味であるが, 茶, コーヒー, チョコレート, ビールなど適度な苦味が好まれるものもある.

● ホップに含まれるフムロンは, ビールの苦味を与える成分である. フムロンは醸造過程でイソフムロンへと異性化してビールの苦味となる（❹）.

● フラボノイドであるナリンギンは, 柑橘類の皮に多く含まれる苦味成分である.

● ココアやチョコレートに含まれるテオブロミン, 茶やコーヒーに含まれるカフェインも苦味成分である（❹）.

● たんぱく質の加水分解によって生じる苦味ペプチドも存在する. 主な苦味物質を❺にまとめた.

6　うま味

● うま味成分には, アミノ酸, ヌクレオチド, 有機酸などがある. こんぶのうま味成分であるグルタミン酸一ナトリウム塩（MSG）は, 強いうま味を呈する. 発酵法により

塩化カリウムはナトリウムとともに不足したカリウムを補うためにスポーツドリンクなどに入っているよ！

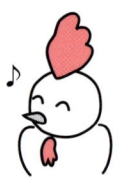

●MEMO●
基本味のなかで, 苦味が最も閾値が小さい. これは人間が進化する過程において, 口に入れるものが苦味をもつ毒物であるかどうかを判別するために, 感受性が高くなったものと考えられる.

❹ フムロン，イソフムロン，カフェイン，テオブロミンの化学構造

❺ 食品中の主な苦味成分

名　称	所　在	備　考
カフェイン	コーヒー，紅茶，緑茶	神経興奮作用
テオブロミン	ココア，チョコレート	神経興奮作用
ソラニン	じゃがいもの芽	毒性をもつ
フムロン	ホップ	醸造過程（熱処理）でイソフムロンへ異性化し苦味・抗菌性を示す
ナリンギン	柑橘類（皮）	ナリンギナーゼによって苦味除去処理される
リモニン	柑橘類（種子）	加熱加工・貯蔵によって苦味が増す
ククルビタシン	きゅうり，うり類	
苦味ペプチド	チーズ，豆みそ，しょうゆ	カゼイン，大豆たんぱく質の酵素分解物

工業的に生産されており，調味料として広く用いられている．
- グルタミン酸のエチルアミドであるテアニンは，緑茶のうま味成分である．
- きのこ類には，トリコロミン酸やイボテン酸のような強いうま味を呈するアミノ酸も存在する．
- カツオ節や肉類の5′-イノシン酸（IMP），しいたけの5′-グアニル酸（GMP）は，うま味を呈するヌクレオチドである．これらはいずれもMSGとの相乗効果を示す．
- コハク酸は貝や清酒，ベタインはイカやタコのうま味成分である．
- しょうゆ，みそ，納豆，チーズなどのうま味は，これらの原料となるたんぱく質の加水分解物として生じるアミノ酸やペプチドによるものと考えられている．主なうま味物質を❻にまとめた．

7　辛　味

- 辛味は舌や口腔の受容体を介して感じる痛覚である．発汗を促すなど新陳代謝を促進するなどの作用もある．
- とうがらしのカプサイシンやこしょうのピペリンは，アミド類に分類される辛味成分である（❼）．
- しょうがに含まれるジンゲロールやジンゲロンは，バニリルケトン類に分類される辛味成分である．

🫘 豆知識

味細胞に存在する味覚受容体によって感じる基本味とは異なり，辛味は痛覚として感じる刺激である．辛味を感知する辛味受容体としてTRPチャンネルというたんぱく質が1997年に発見されているが，この受容体は味細胞ではなく感覚神経に存在している[2]．辛味受容体は，とうがらしの辛味成分にちなんでカプサイシン受容体とも呼ばれている．

❻ **食品中の主なうま味成分**

分　類	名　称	所　在
アミノ酸系	L-グルタミン酸	こんぶ, 食酢, みそ
	L-アスパラギン酸	野菜類, みそ, しょうゆ
	テアニン	緑茶
	トリコロミン酸	きのこ類
	イボテン酸	きのこ類
核酸系	5′-イノシン酸	カツオ節, 煮干し, 肉類
	5′-グアニル酸	干ししいたけ, きのこ類, 肉類
その他	コハク酸	貝類, 清酒
	ベタイン	イカ, タコ

❼ **カプサイシン, ピペリンの化学構造**

❽ **ミロシナーゼによる辛味成分の生成**

●MEMO●

グルコシノレートの構造をみると, R—N＝C＝Sというイソチオシアネートの構造をもっていないが, ミロシナーゼによってグルコシノレートから糖が脱離した後に, ロッセン転位という化学反応が起こることによって最終的にイソチオシアネートが生じる.

- わさびやからしに含まれるイソチオシアネート類は, 植物体内では辛味をもたない配糖体（グルコシノレート）として存在するが, すりおろすことにより細胞内に存在する酵素ミロシナーゼと反応し, イソチオシアネートとなって辛味を示す（❽）. 主な辛味物質を❾にまとめた.

❽ 渋　味

- 渋味は, 舌粘膜のたんぱく質が渋味成分と結合することによって生じる舌の収斂性と考えられている. 苦味と同様に一般的には好まれない味であるが, 茶, コーヒー, ワインなどにおいては適度な渋味が不可欠である.
- 茶のカテキン類, ワインのアントシアニジンやタンニン類, 渋柿のシブオール, コーヒーのクロロゲン酸といったポリフェノール類が代表的な渋味成分である.

【用語解説】
収斂性：収斂とは「縮む, 引き締まる」という意味がある. 渋味成分による収斂性とは口の中でギューっと締め付けられる（引き締まる）ような性質を指す.

❾ 食品中の主な辛味成分

分　類	名　称	所　在
アミド類	カプサイシン	とうがらし
	ピペリン	こしょう
	チャビシン	こしょう
	サンショオール	さんしょう
バニリルケトン類	ジンゲロール	しょうが
	ジンゲロン	しょうが
イソチオシアネート類	アリルイソチオシアネート	わさび，黒からし
	p-ヒドロキシベンジルイソチオシアネート	白からし
	4-メチルチオ-3-ブテニルイソチオシアネート	だいこん
スルフィド類	ジアリルジスルフィド	にんにく

❾　えぐ味

- えぐ味とは，苦味と渋味が混ざった不快な味であり，いわゆる「灰汁（あく）」の例でよく知られる．
- ホモゲンチジン酸はたけのこの，シュウ酸はほうれんそうやたけのこのえぐ味成分である．

引用文献
1）池田菊苗．新調味料について．東京化学会誌 1909；30：820.
2）Caterina MJ, et al. The capsaicin receptor：a heat-activated ion channel in the pain pathway. Nature 1997；389：816-24.

カコモン に挑戦 ‼

◆ 第32回-54
食品の味に関する記述である．正しいのはどれか．1つ選べ．
(1) 食塩を少量加え甘味が増強することを，相乗効果という．
(2) 苦味の閾値は，基本味の中で最も高い．
(3) 辛味は，舌の粘膜に生じる収斂作用による．
(4) こんぶに含まれる旨味成分は，5′-グアニル酸である．
(5) たけのこに含まれるえぐ味成分は，ホモゲンチジン酸である．

◆ 第33回-51
食品の呈味とその主成分に関する記述である．正しいのはどれか．1つ選べ．
(1) わさびの辛味は，ピペリンによる．
(2) 干ししいたけのうま味は，グルタミン酸による．
(3) にがうりの苦味は，ククルビタシンによる．
(4) 柿の渋味は，不溶性ペクチンによる．
(5) たけのこのえぐ味は，ホモゲンチジン酸による．

◆ 第35回-49
食品とその呈味成分に関する記述である．最も適当なのはどれか．1つ選べ．
(1) 柿の渋味成分は，オイゲノールである．
(2) たこのうま味成分は，ベタインである．
(3) ヨーグルトの酸味成分は，酒石酸である．
(4) コーヒーの苦味成分は，ナリンギンである．
(5) とうがらしの辛味成分は，チャビシンである．

解答＆解説

◆ 第32回-54　正解(5)
正文を提示し，解説とする．
(1) 食塩を少量加え甘味が増強することを，対比効果という．
(2) 苦味の閾値は，基本味の中で最も低い．
(3) 辛味は，舌・口腔のカプサイシン受容体を介して感じる痛覚．
(4) こんぶに含まれる旨味成分は，L-グルタミン酸である．

◆ 第33回-51　正解(5)
正文を提示し，解説とする．
(1) わさびの辛味は，アリルイソチオシアネートによる．
(2) 干ししいたけのうま味は，グアニル酸による．
(3) にがうりの苦味は，テオフィリンによる．
(4) 柿の渋味は，可溶性タンニンによる．

◆ 第35回-49　正解(2)
正文を提示し，解説とする．
(1) 柿の渋味成分は，可溶性タンニンである．
(3) ヨーグルトの酸味成分は，乳酸である．
(4) コーヒーの苦味成分は，カフェインである．
(5) とうがらしの辛味成分は，カプサイシンである．

2-4 香気・におい成分

学習目標
- 食品の香りの原因である香気・におい成分を感知するメカニズムを理解する
- 香気・におい成分が有している特徴的な性質を理解する
- さまざまな食品から放たれる独特なにおいの原因となる成分について理解する

要点整理
- ✓ 食品から放たれる独特な香りは，その食品に含まれている多様な香気・におい成分のバランスによって決定される．
- ✓ 嗅覚受容体に結合できる香気・におい成分は，比較的低分子（分子量が300以下）で，揮発しやすく，また水に溶けにくい性質を有している．
- ✓ 自然界には，嗅覚受容体に結合できる膨大な量の成分が存在しているが，食品の独特な香りの原因となる成分は限られている．
- ✓ 食品から放たれる香りの変化は，鮮度や熟成度合い，その食品の変質状態を知る目安になる．

2-2

食品の機能／二次機能

1 嗅覚と香気・におい成分の関係

- 鼻は，においを感じる器官であり，ヒトを含む陸上で生活している動物は，酸素や窒素などの一部を除いた多くの揮発性成分を，"におい"として感じることができる．
- 嗅覚で感知できる成分は，数十万種類存在しているといわれている．そのなかで，食品に含まれている香気・におい成分は6,000種以上報告されており[1]，食品独特のにおいは，その食品に含まれているさまざまな香気・におい成分のバランスによって決定される．

においの感知と伝達

- 香気・におい成分は，鼻腔の最深上部にある嗅上皮（）に到達した揮発成分が，そこに存在している嗅覚受容体に結合することで感知される[2]．
- 香気・におい成分が嗅上皮に到達する経路には2種類ある．すなわち，食品から放たれた揮発性成分が呼吸とともに鼻先から鼻腔へ吸い込まれるオルソネーザル（orthonasal）経路と，食品を咀嚼したり飲み込んだりしたときに喉越しで鼻腔内に揮発成分が入り込むレトロネーザル（retronasal）経路である（）．
- 食品を口に入れたときにレトロネーザル経路を介して感知されるにおいは，一般的に，舌で感じる味（味覚）と一体化して感じ取られる．このようにレトロネーザル経路で感じ取った，においと一体化した味のことを，風味（フレーバー）と呼ぶ．
- ヒトの嗅上皮には約350種類の嗅覚受容体が存在しており[3]，それぞれの受容体で受け取った情報が嗅球を介して脳に伝わり（），その情報が脳内で統合されることで特定のにおいとして認識される．
- 1つの香気・におい成分は，1つの嗅覚受容体にのみ結合するのではなく，複数の受容体に結合できる．また，1つの嗅覚受容体には，複数の類似構造成分が結合できる．
- 同じにおいを嗅ぎ続けると，徐々に嗅覚が鈍り，香気・におい成分への感受性が低下する（嗅覚順応）．

香気・におい成分の構造と性質

- 食品が有する独特のにおいの元となる香気・におい成分は，低い温度でも蒸発しやすい揮発性成分である．
- 香気・におい成分の分子量は比較的小さく（一般的な分子量は300以下），水素，炭素，窒素，酸素，硫黄の5つが天然に存在している香気・におい成分の主要な構成元素である．
- 食品中の香気・におい成分は，構造中の官能基から①「アルコール」，「アルデヒド」，

豆知識
香気・におい成分の重要性は，風邪をひくなどして鼻を詰まらせたときに強く感じる．鼻が詰まっていると，何を食べても味を感じられず，美味しくない．また，味付きの透明な水をいくつかコップに入れて，鼻をつまんでストローで飲んでみると，味の区別がつかなくなる（どれも甘い水のような感じしかしない）．苦手な食べ物でも，鼻をつまんで口に入れると，比較的食べることができる．このように，嗅覚を介して感じる"におい"は嗜好（味覚）にとっても重要である．

●MEMO●
ヒトよりも嗅覚が優れているイヌには約800種類，マウスには約1,000種類の嗅覚受容体が存在している．

豆知識
嗅覚順応は，単一のにおいに対して起きる現象であって，すべてのにおいが感じ取れなくなるわけではない．たとえば，喫茶店に入店したときに嗅覚を刺激するコーヒーの芳しい香りは，しばらくすると感じにくくなる．ところが，注文したいちごショートケーキがテーブルに届くと，いちごの新鮮な香りを感じることができる．

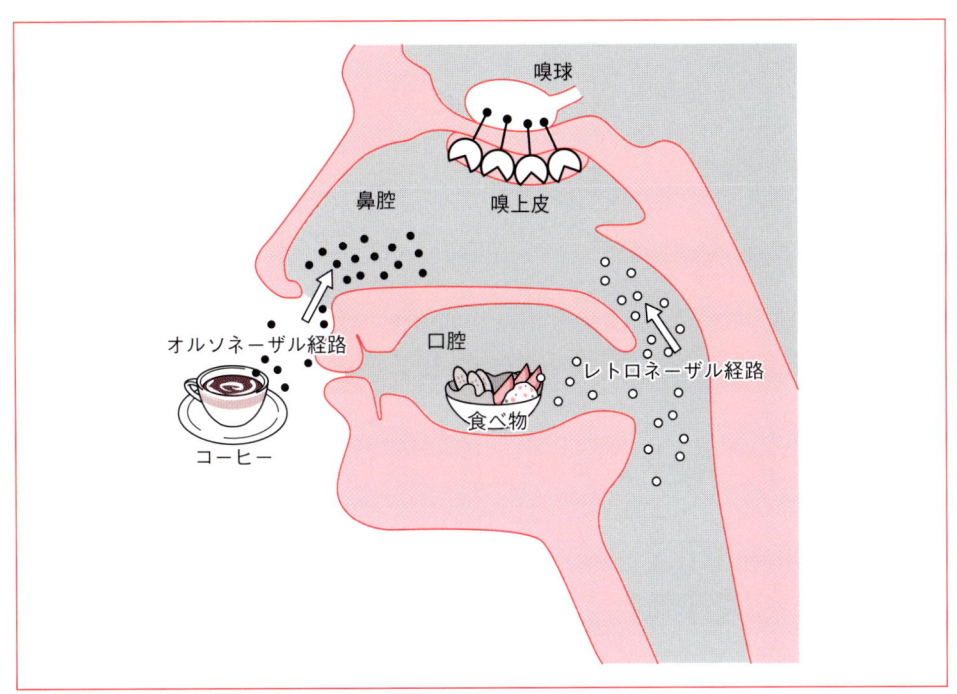

❶ 香気・におい成分が嗅上皮に到達する2つの経路

「カルボン酸」，②「エステル」と「ラクトン」，③「テルペン」，④「含硫化合物」，⑤その他，に大別される．

2　食品に含まれる特徴的な香気・におい成分

- 嗅覚受容体に結合できる膨大な数の成分が報告されているが，食品が放つ独特な香りの原因成分（キーコンパウンド）はそれほど多くはない．
- キーコンパウンドである香気・におい成分は，「常時香りを放つ成分」と「加工調理や保存中に生じる成分」の2つに大別される（❷）．
- 植物性食品と動物性食品では，含まれている香気・におい成分は異なる．

3　常時香りを放つ香気・におい成分

果　実

- 植物性食品のなかで特に強い香りを放つのは果実類である．
- 果実類中の香気・におい成分は，柑橘類とその他の果実で系統が異なる．具体的には，柑橘類ではテルペン，その他の果実類ではエステルやラクトンが主要成分である．
- 柑橘類で重要なテルペン類は，温州みかんやオレンジのリモネン，レモンのシトラール（ゲラニアール）やゲラニオール，グレープフルーツのヌートカトンである．
- 柑橘類以外の果実に含まれている重要なエステルは，ぶどうのアントラニル酸メチル，バナナの酢酸イソアミル，パインアップルの酪酸エチルである．
- 同様に重要なラクトンは，もものγ-ウンデカラクトンである．
- 果実は未熟果から成熟果への成長過程で，アルコールと酸味成分が反応してエステルが生成する．したがって，未熟果の強い酸味は成熟とともに弱まり，その反面，香りが強くなる．

野菜の青臭さや若葉

- 野菜の放つ独特の青臭さの原因成分は，アルコールやアルデヒドが中心である[4,5]．
- このような香気・におい成分は，成長過程で不飽和脂肪酸であるα-リノレン酸やリノール酸が脂質過酸化酵素（リポキシゲナーゼなど）のはたらきにより酸化分解されることで生成する[4]．

嗅上皮の嗅細胞にある嗅覚受容体に香気・におい成分が結合すると，細胞内のGTP結合たんぱく質が活性化される．続いて，アデニル酸シクラーゼが活性化し，ATPがcAMPに変換される．cAMPは陽イオンチャネルを開き，ナトリウムイオンが嗅細胞の外から内へ流入することで脱分極し，その活動電位が情報となって脳へ伝わる．

●MEMO●
嗅覚で感知できるのは空気中に漂っている成分であるため，香気・におい成分は常温で揮発しやすい性質を有する．また，食品に含まれる大部分の溶媒である水には溶けにくい．

【用語解説】
キーコンパウンド：食品が発する独特な香りを生み出す成分をキーコンパウンド（key compound）と呼ぶ．1種類だけでなく，複数種の成分がキーコンパウンドである場合も多い．

香気・におい成分の特徴的な構造について学んでおこう！

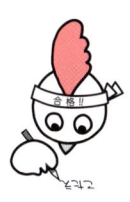

【用語解説】
テルペン：イソプレンを基本骨格とする炭化水素をテルペンという．炭素数10個単位で構成されたものをモノテルペン，炭素数15個単位で構成されたものをセスキテルペンという．

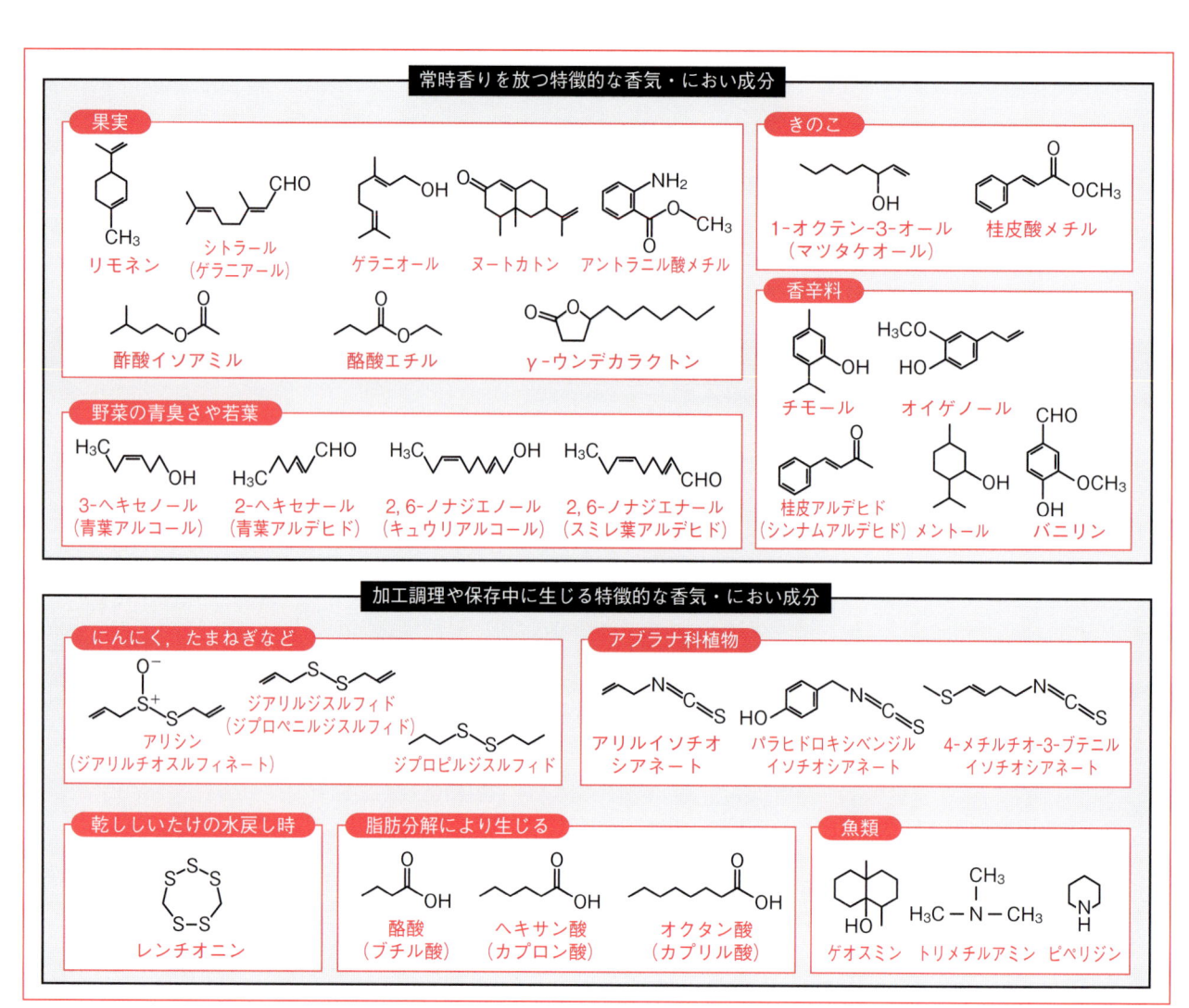

常時香りを放つ特徴的な香気・におい成分

果実

リモネン
シトラール（ゲラニアール）
ゲラニオール
ヌートカトン
アントラニル酸メチル
酢酸イソアミル
酪酸エチル
γ-ウンデカラクトン

きのこ

1-オクテン-3-オール（マツタケオール）
桂皮酸メチル

香辛料

チモール
オイゲノール
桂皮アルデヒド（シンナムアルデヒド）
メントール
バニリン

野菜の青臭さや若葉

3-ヘキセノール（青葉アルコール）
2-ヘキセナール（青葉アルデヒド）
2,6-ノナジエノール（キュウリアルコール）
2,6-ノナジエナール（スミレ葉アルデヒド）

加工調理や保存中に生じる特徴的な香気・におい成分

にんにく，たまねぎなど

アリシン（ジアリルチオスルフィネート）
ジアリルジスルフィド（ジプロペニルジスルフィド）
ジプロピルジスルフィド

アブラナ科植物

アリルイソチオシアネート
パラヒドロキシベンジルイソチオシアネート
4-メチルチオ-3-ブテニルイソチオシアネート

乾ししいたけの水戻し時

レンチオニン

脂肪分解により生じる

酪酸（ブチル酸）
ヘキサン酸（カプロン酸）
オクタン酸（カプリル酸）

魚類

ゲオスミン
トリメチルアミン
ピペリジン

❷ 食品が放つ独特な香りの原因となる成分の代表例

- 野菜独特の青臭いにおいの原因成分は，3-ヘキセノール（青葉アルコール）と2-ヘキセナール（青葉アルデヒド）である．
- その他の野菜の重要な香気・におい成分は，きゅうりの2,6-ノナジエノール（キュウリアルコール）と2,6-ノナジエナール（スミレ葉アルデヒド）である．
- セリ科やキク科の野菜が放つ強い香りは，主にテルペンに由来する．たとえば，しゅんぎくのオシメンやミルセン，ふきのフキノンなどである．

きのこ

- きのこも独特の香りを放つ．きのこで重要な香気・におい成分は，まつたけやしいたけ，マッシュルームなどに広く含まれる1-オクテン-3-オール（マツタケオール）である．
- まつたけの特徴的な香りは，マツタケオールに加えて桂皮酸メチルが要因である．

香辛料

- 香辛料の特徴的な香りの原因成分は，アルコールやアルデヒド，テルペンである．
- 重要な香気・におい成分は，タイム（タチジャコウソウ）のチモール，クローブやローリエのオイゲノール，シナモンの桂皮アルデヒド（シンナムアルデヒド），ミントやハッカのメントール，バニラのバニリンである．

4 加工調理や保存中に生じる香気・におい成分

にんにく，たまねぎなど

- にんにく，たまねぎなどが放つ特徴的な香りの原因成分は含硫化合物であり，硫黄原

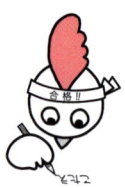

独特の香りを放つ野菜は数多いよ．その原因となる香気・におい成分について覚えておこう！

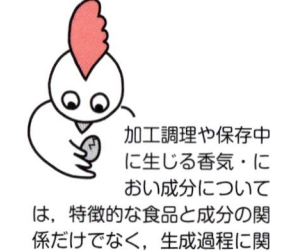

加工調理や保存中に生じる香気・におい成分については，特徴的な食品と成分の関係だけでなく，生成過程に関与する因子も重要だよ！

子の結合形式によって，スルフィド，チオール，イソチオシアネートに分類される．

- 調理前のにんにくはほとんどにおわないが，潰すと細胞内に存在している無臭のアリイン（前駆物質）が酵素アリイナーゼ（C-Sリアーゼ）のはたらきによって，香気・におい成分であるアリシン（ジアリルチオスルフィネート）が生成する．
- アリシンは，さらにジアリルジスルフィド（ジプロペニルジスルフィド）に変化し，においを放つ．
- たまねぎの場合は，細胞が潰されると酵素アリイナーゼ（C-Sリアーゼ）の作用によって，1-プロペニルシステインスルホキシド（前駆物質）が，香気・におい成分であるジプロピルジスルフィドに変化する．

アブラナ科植物

- アブラナ科植物の特徴的なにおいの原因成分もまた含硫化合物であり，通常は香気成分の前駆物質として細胞内に蓄えられており，細胞が破壊されたときに酵素ミロシナーゼのはたらきによって，揮発性の香気成分であるイソチオシアネートに変化する．
- わさびやからしの場合は，シニグリン（前駆物質）が酵素ミロシナーゼの作用で，香気・におい成分であるアリルイソチオシアネートに変化する[*1]．
- 白がらしの場合は，シナルビン（前駆物質）が酵素ミロシナーゼの作用によってパラヒドロキシベンジルイソチオシアネートが生成する．
- だいこんの場合は，4-メチルチオ-3-ブテニルグルコシノレート（前駆物質）が酵素ミロシナーゼの作用によって4-メチルチオ-3-ブテニルイソチオシアネートに変化する．
- このようなイソチオシアネート類は，香気・におい成分であるとともに辛味成分でもある．

乾ししいたけの水戻し時に生じる

- きのこに含まれる香気・におい成分は上述の通りであるが，乾ししいたけを水戻しするときに生じる独特の香りは，それらとは別の成分に由来する．
- 生のしいたけには，ほぼ無臭のレンチニン酸（前駆物質）が含まれる．
- 乾ししいたけを水で戻すと，レンチニン酸は2種類の酵素γ-グルタミルトランスフェラーゼとC-Sリアーゼの作用を受けて，香気・におい成分であるレンチオニンに変化する．

脂肪分解により生じる

- 食品中の不飽和脂肪酸が酸化されたときに生じる脂質ヒドロペルオキシドは，さらに分解され揮発性のアルデヒドに変化する．
- 生じた揮発性アルデヒドは，特徴的なにおいを放ち，品質の低下を引き起こすことからオフフレーバーと呼ばれる．
- オレイン酸やリノール酸からは，n-ヘキサナール，2-ヘキセナール，2,4-デカジエナールなどの低分子化合物が生じ，これが油の酸敗臭の原因となる．
- 揚げ油を繰り返し使用すると，油酔いの原因物質であるアクロレイン（2-プロペナール）が生じる．
- 牛乳の独特なにおいの原因成分は，脂肪分解により生じる酪酸（ブチル酸），ヘキサン酸（カプロン酸），オクタン酸（カプリル酸）などの低級脂肪酸やたんぱく質分解により生じる含硫化合物である．
- 米が古くなると匂う古米臭の原因成分は，不飽和脂肪酸が酸化されて生じるペンタナール（吉草酸アルデヒド）やヘキサナールなどの脂肪分解物である．
- 豆乳の青臭さの原因成分は，だいずに含まれる酵素リポキシゲナーゼが不飽和脂肪酸に作用し，最終的に生じるn-ヘキサナールなどのアルデヒドである．

魚

- 魚は劣化すると生臭くなるが，その原因成分は淡水魚と海水魚で異なる．
- コイやナマズなどの淡水魚が放つ泥臭いにおいの原因成分は，ゲオスミンである．

*1 第2章「2-3 呈味成分」の❽（p.88）を参照.

【用語解説】
オフフレーバー：食品の劣化によって生じる，好ましくないとされるにおいをオフフレーバーと呼ぶ．オフフレーバーは，不飽和脂肪酸の分解以外にも，細菌の繁殖などによっても生じる．

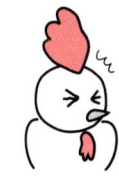

ヘキサナール（アルデヒド）とヘキサノール（アルコール）を混同しないように注意しよう！

- 淡水魚の生臭さの原因成分は，リジンの分解によって生じるピペリジンである．
- 海水魚の生臭さの原因成分は，トリメチルアミンオキサイドが分解して生じるトリメチルアミンやジメチルアミンである．

加熱時に生じる

- 加熱調理中にアミノ化合物とカルボニル化合物が反応すると，特徴的なにおいを放つ．この反応をアミノカルボニル反応（非酵素的褐変反応）という．
- アミノカルボニル反応で生じたα-ジカルボニル化合物とアミノ酸が反応して，アルデヒドとアミノレダクトンを生成する反応をストレッカー分解という．アミノレダクトンはさらにピラジン化合物に変化する．
- ストレッカー分解で生じるアルデヒドとピラジン化合物は，焼いたパンやクッキーの香り，肉を焼いたときの香り，しょうゆやみその香り，コーヒーの香りなど，加熱時に生じる香気・におい成分として重要である．
- アミノカルボニル反応の一種であるメイラード反応は，還元糖のカルボニル基とアミノ化合物を加熱したときに起こる非酵素的褐変反応である．
- カラメル化は糖類を加熱したときに起こるが，アミノ化合物とは反応せずに非酵素的に起こる褐変化である．この場合は，ヒドロキシメチルフルフラールなどのフラン化合物や脂肪族カルボニル化合物のような香気・におい成分が生じる．

引用文献
1) 高島靖弘. 香りと官能評価. 日本官能評価学会誌 1997；1：10-7.
2) 外池光雄. 香りと五感. フレグランスジャーナル社；2016.
3) Zozulya S, Echeverri F, et al. The human olfactory receptor repertoire. Genome Biol 2001；2：RESEARCH0018.
4) 春日敦子. 香気・におい成分. 菅原龍幸監. 新版 食品学I, 第2版. 建帛社；2016. pp.130-6.
5) 西 隆司. 香気・におい成分. 中河原俊治編著. 食べ物と健康II 食品の機能. 三共出版；2012. pp.109-20.

豆知識

サメやエイなどの軟骨魚綱（軟骨魚類）は，体内に尿素を蓄積することで，体内浸透圧を海水と同等に保っている．ところが，軟骨魚類の死後，体内の尿素は微生物のはたらきによってアンモニアに分解されるため，死後経過時間が経過するとアンモニア臭が強くなる．そのためサメやエイは食用にはなりにくい．

豆知識

コーヒーの生豆のにおいを嗅いでも香ばしい香りはしないが，生豆を焙煎すると，アミノカルボニル反応とストレッカー分解，さらにカラメル化が複雑に絡み合ってさまざまな香気・におい成分が生成し，コーヒー特有の香りが生じる．現在までに1,000種類程度の成分が報告されている．

【用語解説】

メイラード反応：食品の加熱加工中に生じるメイラード反応は，栄養価や見た目の低下に関係することから，食品化学領域で特に重要とされている．さらに，私たちの生体内でもメイラード反応（生体内糖化反応）が生じること，またその反応によって生じた生成物が，動脈硬化や高血圧などのさまざまな疾患，老化の進展に関与していることがわかってきたことから，食品化学以外の領域でも研究が活発に展開されている．

●MEMO●

食品は複雑な組成で構成されているため，カラメル化だけが進行するのではなく，その他の褐変反応も並行して起こる場合が多い．

カコモン に挑戦 !!

◆ 第21回-58

食品とその食品に特有な香気成分に関する組合せである．正しいものはどれか．

(1) グレープフルーツ ─────── ナリンギン
(2) 干ししいたけ ─────── レンチオニン
(3) にんにく ─────── アリルイソチオシアネート
(4) だいこん ─────── トリメチルアミン
(5) きゅうり ─────── 1-オクテン-3-オール

◆ 第29回-55

植物性食品とその香気成分の組合せである．正しいのはどれか．1つ選べ．

(1) にんにく ─────── 酢酸イソアミル
(2) しいたけ ─────── レンチオニン
(3) グレープフルーツ ─────── 桂皮酸メチル
(4) きゅうり ─────── ジアリルジスルフィド
(5) バナナ ─────── トリメチルアミン

◆ 第35回-51

食品と主な香気・におい成分の組合せである．最も適当なのはどれか．1つ選べ．

(1) もも ─────── ヌートカトン
(2) 淡水魚 ─────── 桂皮酸メチル
(3) 発酵バター ─────── レンチオニン
(4) 干ししいたけ ─────── γ-ウンデカラクトン
(5) にんにく ─────── ジアリルジスルフィド

解答＆解説

◆ 第21回-58　正解(2)

正しい組合せと解説を提示する．

(1) グレープフルーツ ── ヌートカトン
（ナリンギンは，グレープフルーツなどの柑橘類に豊富に含まれるフラバノン配糖体で，苦味の原因成分）
(2) 干ししいたけ ── レンチオニン
(3) にんにく ── ジアリルジスルフィド
（アリルイソチオシアネートは，わさび，からしの香気・におい成分）
(4) だいこん ── 4-メチルチオ-3-ブテニルイソチオシアネート
（トリメチルアミンは，海水魚の生臭さの原因物質）
(5) きゅうり ── 2,6-ノナジエノール（キュウリアルコール）と2,6-ノナジエナール（スミレ葉アルデヒド）
（1-オクテン-3-オール〈マツタケオール〉は，まつたけの香気・におい成分）

◆ 第29回-55　正解(2)

正しい組合せと解説を提示する．

(1) にんにく ── ジアリルジスルフィド
（酢酸イソアミルは，バナナの香気・におい成分）
(2) しいたけ ── レンチオニン
(3) グレープフルーツ ── ヌートカトン
（桂皮酸メチルは，まつたけの香気・におい成分）
(4) きゅうり ── 2,6-ノナジエノール（キュウリアルコール）と2,6-ノナジエナール（スミレ葉アルデヒド）
（ジアリルジスルフィドは，にんにくやたまねぎの香気・におい成分）
(5) バナナ ── 酢酸イソアミル
（トリメチルアミンは，海水魚の生臭さの原因物質）

◆ 第35回-51　正解(5)

正しい組合せと解説を提示する．

(1) もも ── γ-ウンデカラクトン
（果実の香気成分には，ほかにグレープフルーツのヌートカトン，ぶどうのアントラニル酸メチル，バナナの酢酸イソアミル，パインアップルの酪酸エチルなどがある）
(2) 淡水魚 ── ピペリジン
(3) 発酵バター ── ジアセチル
（バター等の発酵乳製品のにおいの主体は，乳酸から微生物の作用によってつくられるジアセチル）
(4) 干ししいたけ ── レンチオニン

**学習目標**

- 食品物性を学ぶうえで基礎となるコロイドの特性と種類を理解する
- 油脂を含む食品の物性についてエマルションや乳化の概念と特性から理解する
- 食品のテクスチャーについてレオロジー（流動と変形）の観点から理解する
- テクスチャー測定の方法と必要性について理解する

**要点整理**

✓ たんぱく質，糖質，脂質などの成分の一部は，食品中にコロイドとして存在しており，各食品の物性を決定づけるとともに，その食品の調理・加工特性にも大きく影響する．

✓ 油脂を含む食品では，エマルションの種類や安定性が物性に大きく影響するため，食品加工の際には乳化剤による物性の改変や安定性の向上が図られている．

✓ 食品は，単に液体や固体として粘性，弾性，塑性などの性質を示すだけでなく，粘弾性やゾルからゲルへの変化などの複雑な挙動を示すことで，食品ごとに特徴的なテクスチャーを示す．

✓ 食品のテクスチャーは個人により感じ方が異なるため客観的な評価が難しいが，構成要素を分類し各々に対応する物理的特性を測定することで，客観的な評価が可能になってきている．

1 コロイドの科学

- 食品は，主成分であるたんぱく質，糖質，脂質をはじめとするさまざまな物質が，コロイド（colloid）と呼ばれる状態をとることで特有の物性を示す．
- 食品の物性を理解するためには，コロイド科学の視点から食品の性質を理解する必要がある．

コロイド

- コロイドとは，分散系（ある物質が別の媒質中に散らばっているもの）において，物質が直径1〜100 nm（10^{-9}〜10^{-7} m）の微細な粒子となって液体，気体，固体に対し分散している状態，または分散している粒子そのものである．
- 分散しているコロイド粒子のことは分散相といい，コロイド粒子が分散している液体，気体，固体のことは分散媒という（❶）．分散媒である液体にコロイド粒子が分散したものを，コロイド溶液という．

コロイドの特性

- コロイドは，半透性，ブラウン運動，チンダル現象，電気泳動などの特有の性質や現象を示す．
- 半透性とは，コロイド粒子にみられるように，ろ紙を通過できるが，セロハンや膀胱膜などの半透膜は通過できない性質である（❷）．

豆知識

牛乳に含まれるたんぱく質の約80％はカゼインであり，コロイド粒子（カゼインミセル）として牛乳中に分散している．コロイド粒子は低分子を吸着しやすい性質をもつため，下処理として魚やレバーを牛乳に浸すと生臭さを除去できる．

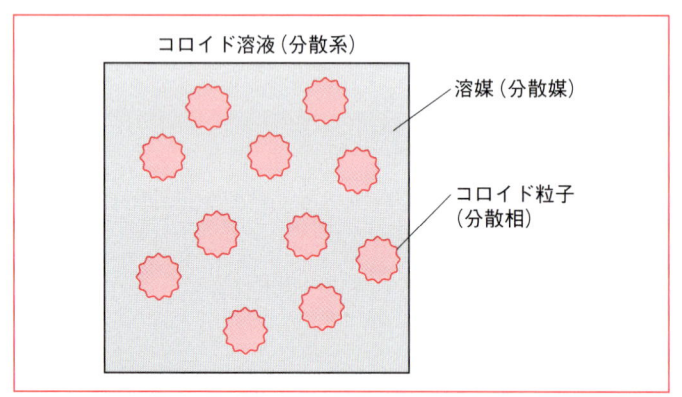

❶ 分散相と分散媒

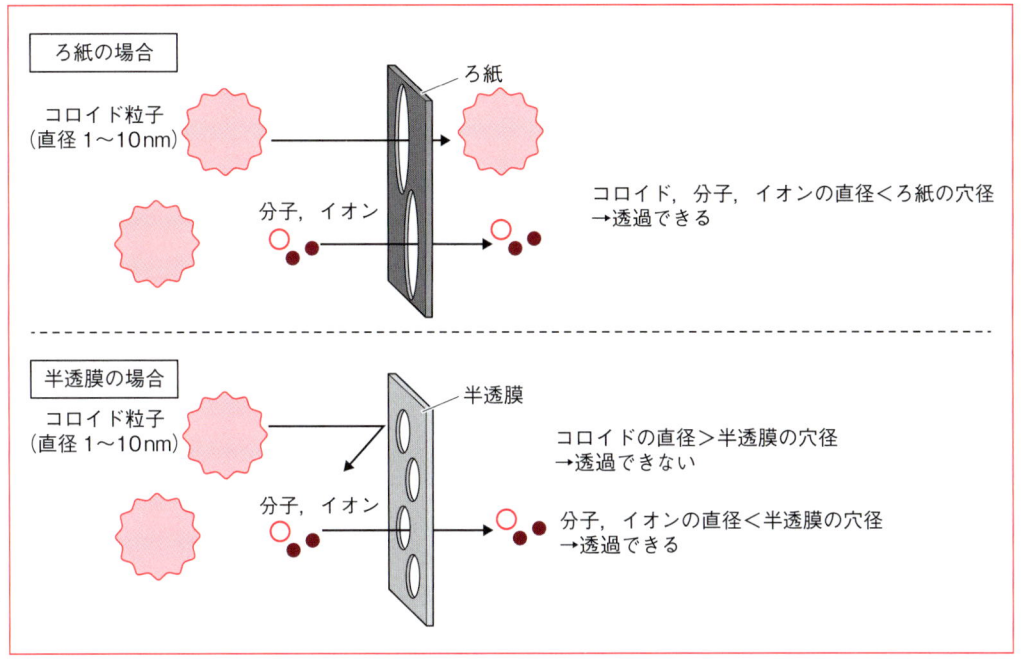

❷ コロイドの半透性

- ブラウン運動とは，分散媒の衝突により粒子が不規則に運動する現象である.
- チンダル現象とは，溶液の側面から光を当てると，粒子が光を散乱し光路が光ってみえる現象である.
- 電気泳動では，コロイド溶液に直流電圧をかけると，コロイド粒子が一方の電極に移動する. これは，コロイド粒子が一般に正または負に帯電しているためであり，この性質によりコロイド粒子は静電的親和力やイオン結合などにより他の物質を吸着しやすい.

コロイドの種類

粒子の種類による分類

- コロイドは，粒子の種類により分子コロイド，会合コロイド，分散コロイドに分類される.
- 分子コロイドとは，高分子化合物が単一でコロイド粒子となるものであり，例としてたんぱく質溶液やでんぷん溶液などがあげられる.
- 会合コロイドとは，低分子化合物や高分子化合物が複数で会合してミセルを形成しコロイド粒子となるものであり，石鹸や牛乳などが例としてあげられる.
- 分散コロイドとは，不溶性の物質が分散したコロイドであり，金属コロイドがその代表である.

水との親和性による分類

- 分散媒が水の場合には，分散相と水の親和性により疎水コロイドと親水コロイドに分類される. 食品では親水コロイドが多く，牛乳，豆乳，卵白，ゼラチンなどがその例である.
- 疎水コロイドは，水との親和性が低くコロイド自身の電荷による静電的反発力により分散しているため，少量の電解質の添加により荷電が中和され沈殿する. この現象を凝析という.
- 親水コロイドは，水との親和性が高く結合水に取り囲まれているため少量の電解質の添加では沈殿しないが，多量の電解質の添加により結合水が奪われ沈殿する. この現象を塩析という.
- 疎水コロイドは，一定量の親水コロイドが共存すると親水コロイドが疎水コロイドの

加工食品にはコロイドの特性を利用して作られたものが多いんだ. どの食品がどんなコロイド特性を利用して作られているのか，しっかり覚えておこう！

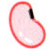 **豆知識**

ヨーグルトは凝析や塩析とは異なり，等電点沈殿を利用した食品である. これは，乳酸菌発酵で生成する乳酸により牛乳のpHがカゼインの等電点（pH 4.6）付近まで低下する現象を利用している.

❸ さまざまなコロイド分散系

分散媒＼分散相	気　体	液　体	固　体
気　体	（オゾン層）	エアロゾル（霧，雲）	エアロゾル（粉体，煙，粉塵）
液　体	泡沫（炭酸飲料，ビールの泡，ソフトクリーム，ホイップクリーム）	エマルション（牛乳，バター，マヨネーズ）	サスペンション（みそ汁，ジュース），ゾル（ポタージュスープ），ゲル（ゼリー，ババロア）
固　体	泡沫（メレンゲ，カステラ，ショートニング，パン，クッキー，寒天）	（畜肉，魚肉）	（色ガラス，冷やしたチョコレートなどの各種固体状食品）

（　）内は例.

周囲を取り囲むことにより安定化する．この安定化したコロイドを保護コロイドという．

- 豆腐は，塩析を利用した食品である．これは，豆乳中で親水コロイドとして存在するたんぱく質に対し，にがりが電解質として作用することにより製造される．
- チーズは，保護コロイドの分解と凝析を利用した食品である．これは，牛乳中のカゼインミセルにおいて，保護コロイドとしてはたらく κ-カゼインがレンネットにより部分分解されることで疎水コロイドが生成し，そこにカルシウムイオンが電解質として作用することにより作られる．

その他の分類

- コロイドは分散相と分散媒の組み合わせ（コロイド分散系）によっても分類される（❸）．

2　エマルションと乳化

- 水と油のように分散媒と分散相が混合しない液体から成るコロイドは，エマルション（emulsion）または乳濁液と呼ばれ，油脂を含む食品の物性を理解するうえで重要である．

エマルションの種類

- エマルションとは，分散媒と分散相が互いに液体，あるいは分散相が固体であっても，その粒子の周囲に分散媒粒子が集まって固体粒子が液体と同様の状態となるコロイドである．
- 水と油から成るエマルションには，水の中に油が分散している水中油滴型（oil in water：O/W型）と，油の中に水が分散している油中水滴型（water in oil：W/O型）とがある（❹）．
- O/W型エマルションには，マヨネーズ，牛乳，生クリームなどがあり，流動性を示す．
- W/O型エマルションには，バターやマーガリンなどがあり，固体状である．
- エマルションがO/W型をとるかW/O型をとるかは，水と油の混合比や後述の界面活性剤の性質や量により決定される．
- 液体中に固体粒子が分散しているコロイドは，サスペンション（suspension）または懸濁液と呼ばれ，一定時間放置すると固体粒子が沈殿・分離する．サスペンションの例としては，みそ汁，スープ，ジュースなどがある．

エマルションの安定性

- エマルションの安定性は，一般にコロイド粒子径が小さくなるほど高くなる．
- O/W型エマルションでは，油滴の粒子径が大きすぎると油滴どうしが凝集してより大きな粒子となり，上層に濃厚な層を作る．この現象をクリーミング（creaming）という．
- 一般的な牛乳では，クリーミングを防止するために均質化（ホモゲナイズ）により脂肪球の粒子径を小さくしている．

●MEMO●

ショートニングは，マーガリンと同様に水素添加により作られた油脂であり，固形状のものはマーガリンとは異なり水分や添加物を含まないため純度が高く，ほぼ100％が油脂成分である．酸化防止のために10〜20％の窒素ガスが充填されている．

「O/W型」と「W/O型」は記号や言葉の丸暗記ではなく，意味を理解して覚えよう！　油（Oil）の中に水（Water）なのか，水（Water）の中に油（Oil）なのか？　食品を想像してみるとわかりやすいよ

【用語解説】

均質化（ホモゲナイズ）：ホモジナイザーと呼ばれる機械により，牛乳に含まれる脂肪球を小さくする操作である．この操作では，牛乳を細かいすき間から高圧で押し出すことにより，脂肪球の大きさを直径2 μm以下にできる．ホモゲナイズを施さない「ノンホモ牛乳」は濃厚な味わいが特徴であるが，クリーミングによる品質劣化を起こしやすい．

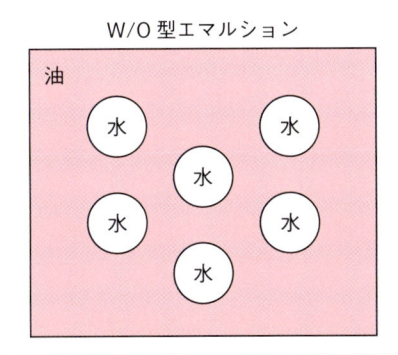

❹ 2種類のエマルション

- エマルションは，温度変化や撹拌・振とうなどの刺激によりO/W型からW/O型のエマルションに，W/O型からO/W型のエマルションにそれぞれ転移し，粘度が上昇あるいは低下することがある．
- バターの製造の際には，O/W型エマルションの生クリームを撹拌（チャーニング〈churning〉）することで脂肪球が凝集して粘度が低下し，最終的にW/O型エマルションのバターとなる．

界面活性剤と乳化

- 界面活性剤は，分子内に親水性領域と疎水性領域を併せもつ両親媒性物質である．
- 低濃度の界面活性剤は単分子の層として水と油の境界面に一直線に並ぶが，ある限界濃度を超えると界面活性剤は並ぶ場所がなくなり，親水領域を水側に，疎水領域を油側にしたミセルとなる．この限界濃度を臨界ミセル濃度（critical micelle concentration：CMC）という．水と油はそのままでは分離してしまうが，CMC濃度以上の界面活性剤を加えるとミセルを形成し，水と油が混ざり合ったエマルションとなる（❺）．
- 界面活性剤によりエマルションが形成される現象は，乳化と呼ばれる．
- 乳化に利用される界面活性剤は，乳化剤とも呼ばれ，リン脂質であるレシチン，ステロイドやトリテルペノイドの配糖体であるサポニン，グリセリン脂肪酸エステルなどがある．
- レシチン（ホスファチジルコリン）は卵黄やだいずに含まれ，マヨネーズ，アイスクリーム，菓子類などに広く利用される．

3 レオロジーと力学物性

- 食品のテクスチャー（後述）には，食品に触れた際あるいは食品を口に入れ噛み砕いた際に，どのように流動・変形するかが大きく影響する．
- レオロジーとは，物体に外力を加えた際の流動や変形を扱う科学分野である．固体や液体は力を加えると変形したり流動したりするが，食品では固体にも液体にも属さないものが多く，複雑な挙動を示す．そのため，食品レオロジーの分野ではさまざまな力学物性が取り扱われる．

粘性と流動特性

- 液体や気体などの流体に力を加えて動かそうとする場合には，流体内部にこれに抵抗しようとする力が生じる．この性質は粘性と呼ばれ，流体の流れにくさを決定している．
- 流体の流れにくさの程度を数値化した物性値は粘度（粘性率）η，流体を流すために加えた力はずり応力P，そのときの流体の速度はずり速度D，と呼ばれる．
- 同じ力を加えた際には，流れにくい流体ほど粘度が高くなる．また，溶液の粘度は，一般に温度が高くなるほど低下することが多い．

食品の流動特性に関する内容は国家試験でもよく出題されているよ．流体と食品の組み合わせはまとめておこう！ マヨネーズ（非ビンガム塑性流動とチキソトロピー）のように，ひとつの食品が複数の流動性を示す場合もあるから注意してね

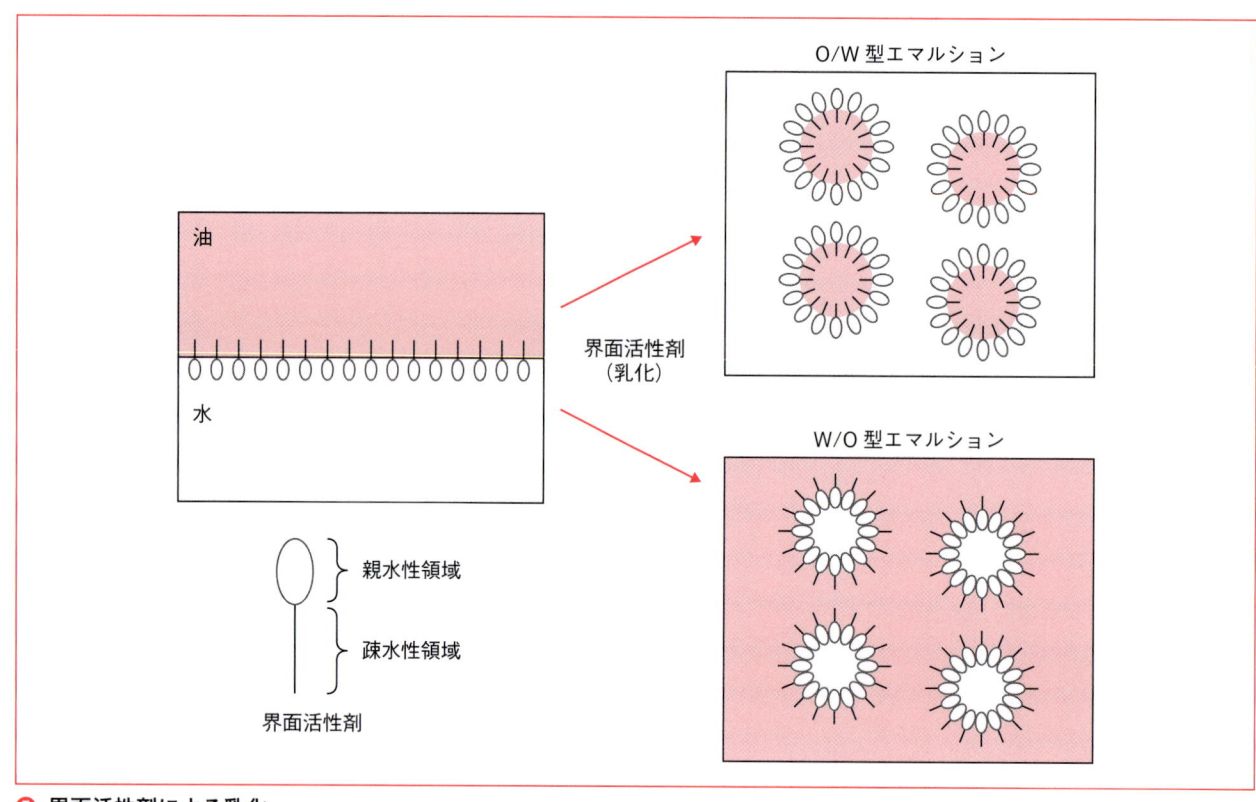

⑤ 界面活性剤による乳化

ニュートン流動

● 一定の粘度をもつ流体において，ずり応力 P に比例してずり速度 D が速くなる場合には，粘度 η は変化しない（$\eta = P/D$）．このように，流体に加える力が違っても粘度が変化しない性質をニュートン流動といい，このような流体はニュートン流体と呼ばれる（⑥）．

● ニュートン流動を示す食品には，水，清涼飲料水，アルコール，しょうゆ，はちみつ，水あめなどがある．

非ニュートン流動

● 一定の粘度をもつ流体において，ずり応力 P に比例することなくずり速度 D が変化する場合には，粘度 η が変化する．このように，流体に加える力によって粘度が変化する性質を非ニュートン流動といい，このような流体は非ニュートン流体と呼ばれる．

● 非ニュートン流体には，塑性流動，擬塑性流動，ダイラタンシー流動，チキソトロピーを示すものがある（⑥）．

● 塑性流動とは，加える力が小さいときには流動が起こらず，ある程度以上の力を加えると流動し始める性質である．流動し始める際の限界の力は，降伏値と呼ばれる．塑性流動のうち，流動し始めた後にニュートン流動を示すものをビンガム塑性流動（ビンガム流動），流動し始めた後に非ニュートン流動を示すものを非ビンガム塑性流動という（⑥）．

● ビンガム塑性流動を示す食品には，トマトケチャップ，チョコレート，生クリームなどがある．

● 非ビンガム塑性流動を示す食品には，マヨネーズやバタークリームなどがある．

● 擬塑性流動とは，流体に加える力や流動速度が増加した際に，見かけの粘度が低下するような性質である（⑥）．

● 擬塑性流動を示す食品には，コンデンスミルク（加糖練乳），濃縮ジュース，でんぷんのりなどがある．

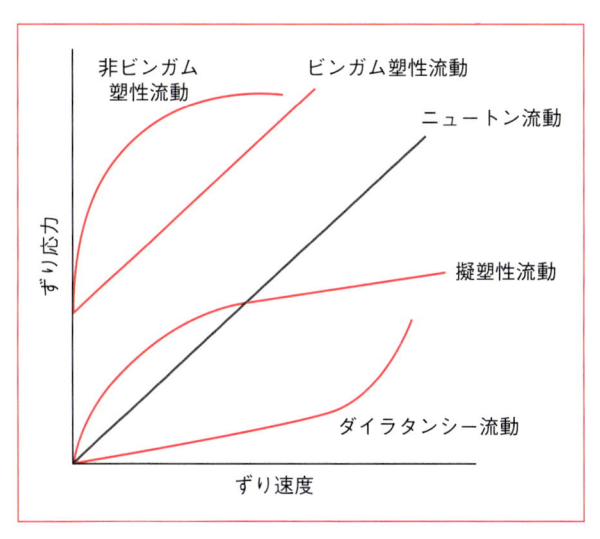

❻ ニュートン流体と非ニュートン流体の流動特性

- ダイラタンシー流動とは，流体に加える力や流動速度が増加した際に，見かけの粘度が増加するような性質である（❻）．
- ダイラタンシー流動を示す食品には，かたくり粉などのでんぷん懸濁液がある．
- チキソトロピーとは，撹拌や振とうによって流動性が増加し，静置することで流動性が減少する現象・性質である．これは，静置している際に形成される構造体が撹拌や振とうによって破壊され流動しやすくなることによる．
- チキソトロピーを示す食品には，マヨネーズやトマトケチャップなどがある．

弾性，粘弾性，塑性

- 固体状の物体に外力を加えて変形させた後に外力を取り除いた際に，すぐに元に戻る場合は弾性の性質，変形速度よりも遅い速度で戻る場合は粘弾性の性質，一度変形すると元に戻らない場合は塑性の性質をそれぞれ示している．
- 弾性ではフックの法則が適用され，加えた力（応力）Pと変形（ひずみ）εが比例する（$P = E \times \varepsilon$）．このときの比例定数Eを，伸び変形の場合にはヤング率，ずり変形の場合には剛性率，圧縮変形の場合には体積弾性率という．
- 粘弾性では，粘性と弾性の両方の性質がみられる．つきたてのもちやチューインガムでは軟らかく弾性があるが，一定の力を加えると流動性を示す．
- 粘弾性の力学特性は，粘性をピストンと円筒から成るダッシュポッドに置き換え，さらに弾性をバネに置き換えた模型によって表される．
- マックスウェル模型は，バネとダッシュポッドが直列につながっており，つきたてのもちやチューインガムなどを一定の力で引っ張ったときの伸びを示すモデルとなる．この模型では，試料に一定の変形（ひずみ）を与えると最初は力を要するが，応力が時間とともに減少して変形（ひずみ）を維持する際に必要な力が徐々に小さくなる（❼）．このような粘弾性挙動を応力緩和という．
- フォークト模型は，バネとダッシュポッドが並列につながっており，ビニール紐などを一定の力で引っ張ったときの伸びを示すモデルとなる．この模型では，試料に一定の応力を与えると時間経過とともにじわじわと歪んでいき変形（ひずみ）が増加する（❽）．このような粘弾性挙動をクリープという．
- 弾性と塑性は，同一の食品においてもみられる．こんにゃくやゼリーは，ある程度までは外力を加えても変形が元に戻り弾性を示すが，ある程度以上の外力を加えると変形が元に戻らなくなり塑性を示す．変形が元に戻らなくなり塑性を示す点は弾性限界と呼ばれる．

🥚 豆知識

チキソトロピーとは反対に，撹拌や振とうによって流動性が減少し，静置することで流動性が増加することがある．この現象・性質をレオペクシーといい，メレンゲやホイップクリームの泡立て時にみられる．

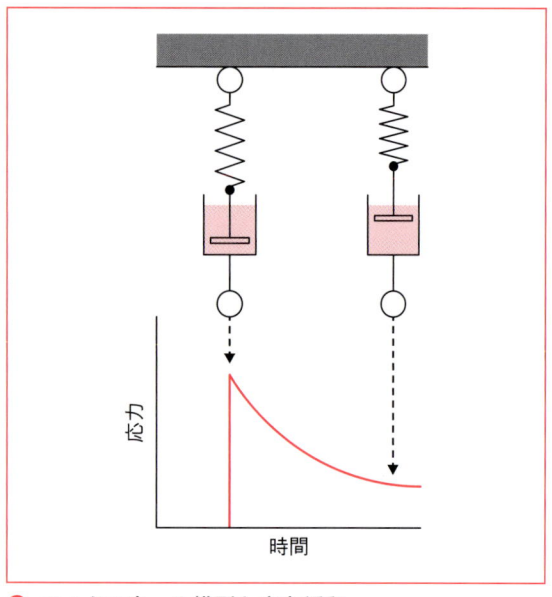

❼ マックスウェル模型と応力緩和

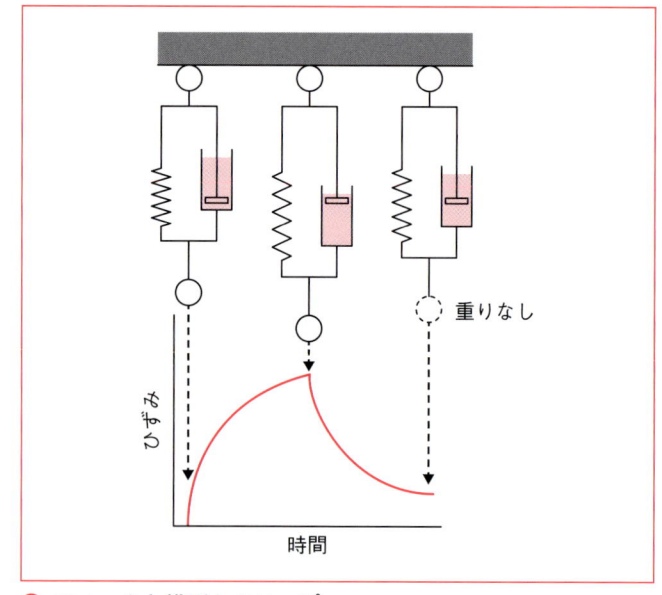 重りなし

❽ フォークト模型とクリープ

ゾルとゲル

- ゾル (sol) とゲル (gel) は，流動性の観点からコロイドを分類したもので，ゾルが粘性を示すのに対しゲルが弾性を示すなど，互いに対比の関係にある．

- ゾルとは，コロイド粒子が液体に分散しており，その溶液が流動性を示すもので，ゼラチン溶液，牛乳，豆乳，卵白などが例としてあげられる．

- ゲルとは，ゾル中のコロイド粒子が凝集し，半固体状になって流動性を失ったもので，ゼラチン，寒天，板こんにゃく，かまぼこなどが例としてあげられる．

- ゲル化するものは，たんぱく質やでんぷんなどの高分子化合物が分散相であるものが多い．

- 寒天やゼラチンは，加熱により溶解してゾルとなり，冷却により凝固してゲルとなる熱可逆性ゲルである．一方で，豆腐やゆで卵などのたんぱく質性の食品の多くは，加熱により戻らない熱不可逆性ゲルである．

- ゲルには，ゾル中のコロイド粒子が網目構造を形成し水などの分散媒を含んだまま凝固した沈殿ゲルと，ゾル中のコロイド粒子が凝集し分散媒を含まないで凝固した網目状ゲルとがある．牛乳のたんぱく質を酸で凝固したものは沈殿ゲルであり，寒天やゼラチンは網目状ゲルである．

- 網目状ゲルでは，長時間放置したり力を加えたりすると網目構造から水が分離する．このことをシネレシス（離漿・離水）という．

- 網目状ゲルが乾燥状態になったものは，キセロゲルという．棒寒天，板状ゼラチン，凍り豆腐などが例としてあげられる．

4 テクスチャーとその測定

- 食品の物性を表す用語として，テクスチャー (texture) という言葉が用いられる．

- テクスチャーは，味，香り，外観，温度などとともに食品のおいしさを構成する因子であり，その理解において物理的性質の測定はきわめて重要である．

テクスチャー

- テクスチャーとは，本来は織物などの組織，構造，触感，風合いなどを表す用語である．

- 食品分野におけるテクスチャーとは，食品が手指や唇，舌，歯，口腔粘膜などに触れた際の，手ざわり，口あたり，歯ごたえ，舌ざわり，喉ごしなどの感覚であり，おい

ゾルとゲルは混同しがち．しっかり覚えよう！　覚えるときは「卵白（ゾル）とゆで卵（ゲル）」や「豆乳（ゾル）と豆腐（ゲル）」のようにセットで覚えてみてね！

🫘 **豆知識**

含有される呈味物質（たとえば砂糖）の濃度が同一の場合には，ゾルのほうがゲルよりもより強く味を感じる．ゼラチンや寒天の溶液を冷やして固める際には，固める前に味見したときよりも味が弱くなることがあるので注意が必要である．

❾ ツェスニアクのテクスチャープロファイル

特　性	一次特性	二次特性	一般的な用語
力学的特性	硬さ		軟らかい→歯ごたえのある→硬い
	凝集性	もろさ	ポロポロ→ガリガリ→もろい
		咀嚼性	軟らかい→強靭な
		ガム性	崩れやすい→粉状→糊状→ゴム状
	粘性		サラサラした→粘っこい
	弾性		塑性のある→弾力のある
	粘着性		ネバネバする→粘着性の→ベタベタする
幾何学的特性	粒の大きさと形		砂状，粒状，粗粒状
	粒子の形と方向性		繊維状，細胞状，結晶状
その他	水分含量		乾いた→湿った→水気のある→水気の多い
	脂肪含量	油状	油っこい
		グリース状	脂っこい

しさの構成要因となる．これらの感覚は，個人により感じ方の差が大きいため，テクスチャーの性質を分類・整理して，特性を評価する必要がある．

- ツェスニアク（Szczesniak）は，テクスチャーの構成要素が力学的特性，幾何学的特性，その他の特性から成るとし，テクスチャープロファイルを提唱した（❾）[1]．

- シャーマン（Sherman）は，テクスチャーを一面的にとらえるのではなく，食べる前の印象から咀嚼後に残る感覚までの過程においてテクスチャーを多面的に解析することを提唱した．

- テクスチャー解析は，咀嚼・嚥下困難者の増大に伴い，おいしさの因子としての解析だけでなく，誤嚥防止に向けた安全な食べ物の設計因子としての解析においても重要である．

テクスチャーの測定

- 測定可能なテクスチャーの構成要素としては，硬さ，凝集性，粘性，弾性，付着性，もろさ，咀嚼性，ガム性などがある．

- テクスチャーの測定は，主観的方法である官能評価と，客観的方法である機器測定に分けられる．

- 官能評価は，パネリスト（panelist）によって行われる．パネリストは，テクスチャーを表す用語を選び，その強度を数値化する．テクスチャープロファイル法が代表的な方法である．

- 機器測定は，測定する食品の種類や状態によって，テクスチュロメーター（texturometer），ペネトロメーター（penetrometer），カードメーター（curdmeter）などが使い分けられる．

- テクスチュロメーターは，ヒトの咀嚼運動を模倣した試験機である．ヒトの歯に似せたプランジャーが咀嚼する動きをまねて，2回食品を破断することで，プランジャーにかかる抵抗力を測定する．食品の硬さ，凝集性，付着性，弾力性，咀嚼性，ガム性を評価できる（❿）．

- 特別用途食品の1つである「えん下困難者用食品」には，テクスチュロメーターで測定した「硬さ」，「付着性」，「凝集性」についてそれぞれ基準値が設けられている[2]．

- ペネトロメーターは，一定の荷重をかけた針を試料中に垂直に貫入させ，貫入した速度や深度によって硬さを評価する．バターやチーズなどの粘弾性や塑性の評価に用いられる．

- カードメーターは，表面にカードナイフをあてがい，表面が切断されるときの力を測定する．チーズ製造時のカードやゼリーなど，さまざまなゲルの強度測定に用いられる．

【用語解説】
パネリスト：官能評価をするために選ばれた検査員のこと．パネリストの集団をパネルという．パネリストには，試料に対して偏見をもたず，安定した客観的態度が求められる．

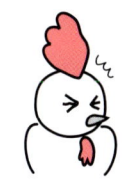

「えん下困難者用食品」では，安全性の観点からテクスチャーの基準がすごく厳格なんだ！

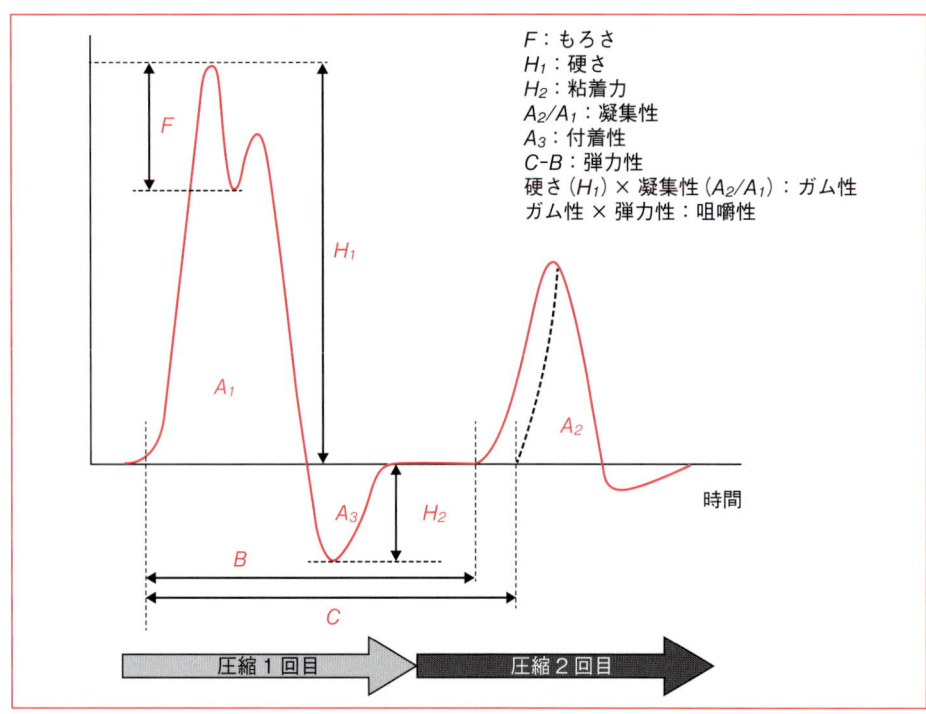

F：もろさ	

F：もろさ
H_1：硬さ
H_2：粘着力
A_2/A_1：凝集性
A_3：付着性
$C-B$：弾力性
硬さ (H_1) × 凝集性 (A_2/A_1)：ガム性
ガム性 × 弾力性：咀嚼性

⑩ テクスチュロメーターによるテクスチャーの測定

- その他の機器測定法としては，でんぷんの粘度変化の測定に用いられるアミログラフ，小麦粉の給水力や生地の粘弾性・安定性の測定に用いられるファリノグラフ，果実や野菜などの繊維の硬さや食品や肉の柔軟性の測定に用いられるシェアプレスなどがある．

参考文献
・川端晶子. 食品物性学. 建帛社；1989.
・西成勝好，矢野俊正編. 食品ハイドロコロイドの科学. 朝倉書店；1990.

引用文献
1) Szczesniak, AS. Classification of textural characteristics. J Food Sci 1963；28：385-9.
2) 特別用途食品の表示許可基準. 消費者庁；2016.

カコモン に挑戦 ‼

◆ 第32回-68
食品のテクスチャーに関する記述である．誤っているのはどれか．1つ選べ．
(1) 味覚に影響を及ぼす．
(2) 影響を及ぼす因子として，コロイド粒子がある．
(3) 急速凍結は，緩慢凍結に比べ解凍後の変化が大きい．
(4) えん下困難者用食品の許可基準に関係する．
(5) 流動性をもったコロイド分散系をゾルという．

◆ 第35回-48
食品の物性に関する記述である．最も適当なのはどれか．1つ選べ．
(1) 大豆油は，非ニュートン流体である．
(2) コンデンスミルクは，擬塑性流動を示す．
(3) メレンゲは，チキソトロピーを示す．
(4) 水ようかんは，キセロゲルである．
(5) マヨネーズは，油中水滴 (W/O) 型エマルションである．

解答 & 解説

◆ 第32回-68　正解(3)
正文を提示し，解説とする．
(3) 急速凍結は，緩慢凍結に比べ解凍後の変化が**小さい**．（細胞破損が少ない）．

◆ 第35回-48　正解(2)
正文を提示し，解説とする．
(1) 大豆油は，**ニュートン流体**である．
(3) メレンゲは，**レオペクシー**を示す．
(4) 水ようかんは，**ゲル**である．（キセロゲルは，ゼラチンやシリカゲルのような乾いたゲルのこと）
(5) マヨネーズは，**水中油滴 (O/W) 型**エマルションである．

3　三次機能

3-1　消化管内で作用する機能

学習目標
- 食品の三次機能を理解する
- 機能性成分の生体調節機能を理解する
- 機能性成分が作用する部位としくみを理解する

要点整理
- ✓ 消化管内で作用する機能性成分には，物理化学的な性質で作用するもの，ヒトの代謝機能に作用するもの，および腸内細菌に作用するものがある．
- ✓ 食物繊維やオリゴ糖はヒトの消化酵素で代謝されず，脂質と糖質の吸収を抑制し，腸内有用細菌の増殖を促す．
- ✓ 脂質と糖質の吸収抑制機構には，消化酵素やミセル化の阻害と吸着による排泄促進作用がある．
- ✓ ミネラルは，消化管内pHの低下やリン酸との不溶性塩の形成抑制により吸収が促進される．
- ✓ 糖アルコールは，口腔細菌によって代謝されないため酸の産生を抑制し，歯の脱灰を防ぐ．
- ✓ リンとカルシウムの補給を助けるCPP-ACPなどの成分は，歯のエナメル質の再石灰化を促進する．

2-3

食品の機能／三次機能

1　食品の三次機能

- 食品の三次機能は，健康維持や増進，疾病予防にはたらく生体調節機能のことである．
- 生体調節機能とは，消化器系や免疫系，内分泌系，神経系，循環器系の各種臓器ならびに細胞のはたらきを調節して生体恒常性を維持する機能である．
- 三次機能は，食物繊維やポリフェノール類などの非栄養素のほか，脂肪酸やアミノ酸，ビタミンなどの栄養素にもみられる．
- わが国で機能性を表示できる食品は，栄養機能食品，特定保健用食品（トクホ）および機能性表示食品である．
- 機能性成分は，消化管内で作用するものと，吸収された後に標的組織で作用するものに分けられる（❶）．

2　整腸作用

有用菌と有害菌

- 腸内には約1,000種類，100兆個以上の多種多様な細菌が生息しており，腸内細菌叢（腸内フローラ）を形成している．
- 腸内細菌には，健康維持に役立つ有用菌と，病気の原因になりうる有害菌がある．
- 有用菌は食物繊維やオリゴ糖を資化して，酢酸やプロピオン酸，酪酸といった短鎖脂肪酸を産生する．
- 短鎖脂肪酸は，腸管のバリア機能や免疫機能を活性化するとともに腸管内pHを低下させて病原性細菌や有害菌の感染・増殖を抑制する．
- 有用菌はビタミンB群とビタミンKを合成する．
- 有害菌は，たんぱく質を代謝してアンモニアや硫化水素などの腐敗物質や発がん性物質を産生する．

食物繊維とオリゴ糖

- 食物繊維は，ヒトの消化酵素で消化されない食物中の難消化性成分の総称である．
- 水溶性食物繊維は，粘性が高く，食物の胃内滞留時間を延長させて消化吸収を遅らせるとともに，腸内細菌による発酵性も高い．

●MEMO●
わが国は世界に先駆けて食品の機能性に関する研究に取り組み，機能性を3つ（一次～三次）に分類し，さらに三次機能を有する食品を機能性食品（functional food）と定義した．

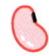
豆知識
栄養機能食品と機能性表示食品は食品表示法で規定されるが，特定保健用食品（トクホ）は食品表示法だけでなく健康増進法でも規定される．

機能性表示食品は生鮮食品を含め，すべての食品に表示できるよ！

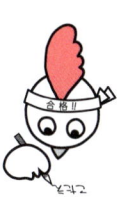

❶ 特定保健用食品の表示内容と関与成分

表示内容	関与成分	
	消化管内で作用	吸収後に作用
お腹の調子を整える	食物繊維（難消化性デキストリン，ポリデキストロース，低分子化アルギン酸ナトリウム，グアーガム分解物，寒天，小麦ふすま，サイリウム種皮），オリゴ糖類（ラクチュロース，乳果オリゴ糖，大豆オリゴ糖，イソマルトオリゴ糖，ガラクトオリゴ糖，フラクトオリゴ糖，キシロオリゴ糖），乳酸菌，ビフィズス菌	なし
血圧が高めの方に適する	なし	ペプチド類（かつお節オリゴペプチド，サーデンペプチド，ラクトトリペプチド，わかめペプチド，ローヤルゼリーペプチド，のりオリゴペプチド，カゼインドデカペプチド，ごまペプチド），酢酸，杜仲葉配糖体（ゲニポシド酸），γ-アミノ酪酸（GABA），燕龍茶フラボノイド，クロロゲン酸類
コレステロールが高めの方に適する	食物繊維（キトサン，低分子化アルギン酸ナトリウム，サイリウム種皮），大豆たんぱく質，リン脂質結合大豆ペプチド，植物ステロール，茶カテキン	ブロッコリー・キャベツ由来の天然アミノ酸（S-メチルシステインスルホキシド：SMCS）
食後の血中の中性脂肪を抑える/体脂肪が付きにくい	食物繊維（難消化性デキストリン），グロビンたんぱく分解物，ウーロン茶重合ポリフェノール，茶カテキン，りんご由来プロシアニジン，コーヒー豆マンノオリゴ糖	ドコサヘキサエン酸（DHA），イコサペンタエン酸（IPA）（エイコサペンタエン酸（EPA）），β-コングリシニン，モノグルコシルヘスペリジン，茶カテキン，コーヒーポリフェノール（クロロゲン酸類），中鎖脂肪酸，ケルセチン配糖体
血糖値が気になる方に適する	食物繊維（難消化性デキストリン，大麦若葉由来），L-アラビノース，小麦アルブミン，グァバ葉ポリフェノール，ネオコタラノール	なし
ミネラルの吸収を助ける/骨の健康が気になる方に適する	フラクトオリゴ糖，カゼインホスホペプチド（CPP），クエン酸リンゴ酸カルシウム（CCM），ポリグルタミン酸，ヘム鉄	ビタミンK₂，カルシウム，大豆イソフラボン，乳塩基性たんぱく質（MBP）
虫歯の原因になりにくい	糖アルコール（キシリトール，エリスリトール，マルチトール，パラチノース），茶ポリフェノール	なし
歯（歯ぐき）の健康維持に役立つ	カゼインホスホペプチド-非結晶リン酸カルシウム複合体（CPP-ACP），リン酸一水素カルシウム，フクロノリ抽出物，リン酸化オリゴ糖カルシウム（POs-Ca），緑茶フッ素，ユーカリ抽出物（マクロカルパールC）	なし
肌の乾燥が気になる方に適する	なし	グルコシルセラミド

- 難消化性デキストリンやポリデキストロース，低分子化アルギン酸ナトリウム，グアーガム分解物，寒天は水溶性食物繊維である．
- 難消化性デキストリンは，でんぷんを加熱して焙焼デキストリン[*1]とし，さらにこれをアミラーゼ処理して分解されずに残った難消化性成分を精製することで得られる．

  *1 でんぷんの構造が加熱によって変化したもの．

- ポリデキストロースは，グルコース，ソルビトールおよびクエン酸を混合して高温で重合させた人工の食物繊維である．
- 低分子化アルギン酸ナトリウムは，海藻に含まれる多糖類（アルギン酸）のナトリウム塩を加熱して低分子化したものである．
- グアーガム分解物は，グアー豆に含まれる多糖類（ガラクトマンナン）をガラクトマンナナーゼにより低分子化したものである．
- 不溶性食物繊維は，保水性が高く，便量を増加させるとともに腸管の蠕動運動を刺激して排便を促す．
- 小麦ふすまは不溶性食物繊維が豊富だが，サイリウム種皮と大麦若葉は不溶性と水溶性の両方を含む．
- オリゴ糖は，単糖類が2〜10個結合したものであり，主に三糖以上を指す．
- 食物繊維（難消化性デキストリン，ポリデキストロース，グアーガム分解物）とオリ

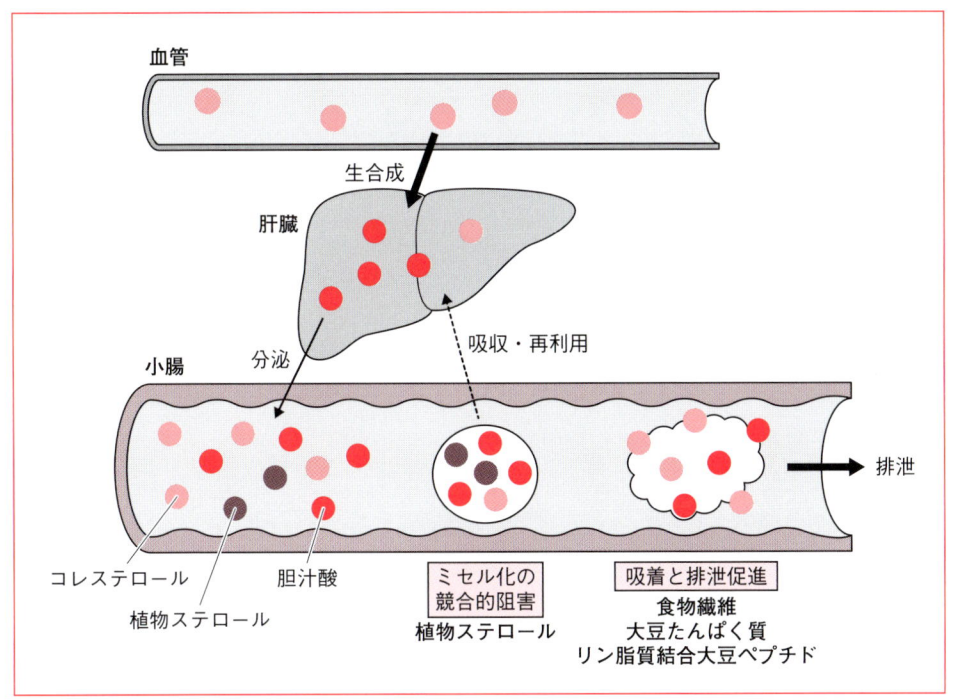

❷ **機能性成分による血中コレステロール低下作用のメカニズム**

ゴ糖（大豆オリゴ糖，フラクトオリゴ糖，乳果オリゴ糖，ガラクトオリゴ糖，キシロオリゴ糖，イソマルトオリゴ糖）は，トクホの許可実績が十分あり，作用メカニズムやヒトでの効果など科学的根拠が蓄積されているため規格基準型トクホに制定されている．

プレバイオティクス

- 水溶性食物繊維やオリゴ糖はプレバイオティクスと呼ばれ，主要な腸内有用細菌であるビフィズス菌（*Bifidobacterium*）の増殖を促進する．
- プレバイオティクスは，宿主に有用な腸内細菌の生育に影響を与える難消化性成分と定義される．

プロバイオティクス

- 乳酸菌（*Lactobacillus*や*Lactococcus*）やビフィズス菌などの有用菌はプロバイオティクスと呼ばれる．
- プロバイオティクスは，腸内フローラを改善して宿主に有用な作用をもたらす微生物（生菌）またはそれを含む食品と定義される．
- プロバイオティクスには，胃酸耐性が強く，生きたまま腸内に届くものは多くあるが，定着性はあまり高くない（数日～数週間）ため継続的な摂取が必要である．

3　コレステロール増加の抑制（❷）

コレステロールの役割と分泌・代謝

- コレステロールは体内で合成され，その血中濃度は厳密に調節されている．
- 食事由来のコレステロールは体内で合成される量の1/3～1/7程度であり，摂取量によって肝臓での合成量が調節される．
- コレステロールは，細胞膜の構成や神経線維の保護，ホルモン合成に重要である．
- コレステロールは，肝臓で胆汁酸に変換され，胆汁として十二指腸に分泌される．
- 摂取された中性脂肪やコレステロールは，胆汁酸ミセルに取り込まれた後，腸管表面の非攪拌水層を通過して小腸上皮細胞から吸収される．

食物繊維，ペプチド・たんぱく質

- 食物繊維，大豆たんぱく質，リン脂質結合大豆ペプチドはコレステロールや胆汁酸の

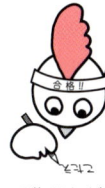

豆知識

ビフィズス菌は母乳オリゴ糖に対する消化酵素をもつため，母乳栄養乳幼児の腸内ではビフィズス菌が選択的に増殖する[1]．

一般的なヨーグルトはブルガリア菌とサーモフィルス菌の2つの乳酸菌を使い，カスピ海ヨーグルトはクレモリス菌を使って作るんだ

● **MEMO** ●

プレバイオティクスとプロバイオティクスの両方を組み合わせたものをシンバイオティクスという．

豆知識

乳酸菌の死菌や発酵産物は，腸内細菌叢を介さずに直接生体に作用して機能を発揮するバイオジェニクスに分類される．

● **MEMO** ●

乳酸菌とビフィズス菌には，免疫機能増強やアレルギー改善，コレステロール値の低下など独自の機能をもったものがあり，製品に使われている．

豆知識

食事性コレステロールと動脈硬化の関連性は明確でないことから摂取目標量は設定されていない．また，がん発症率は総コレステロールが低いと増えるという報告もあり，コレステロール摂取と健康に関する議論は続いている．

小腸で分泌・吸収された胆汁酸の一部は肝臓に戻って再利用されるよ．これを腸肝循環というんだ！

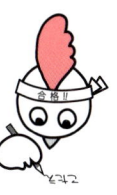

❸ **キチンとキトサンの構造**

吸収を阻害し，体外への排泄を促す．胆汁酸を排泄すると，血中コレステロールから胆汁酸が新たに合成されるため，結果として血中コレステロールは減少する．

- キトサンは，カニやエビなど甲殻類の外骨格であるキチンをアルカリ加熱処理することで得られる水溶性食物繊維である（❸）．キトサンは，陽イオン性のポリマーであるため，陰イオン性の胆汁酸と結合する．
- 大豆たんぱく質は，消化されて疎水性のペプチドとなり，胆汁酸と結合する．
- リン脂質結合大豆ペプチドは，大豆ペプチドをプロテアーゼ処理し，大豆リン脂質を結合させたものであり，大豆たんぱく質よりも高い効果を示す．

植物ステロール *²

- 植物ステロールは，胆汁酸ミセルへのコレステロールの取り込みを競合的に阻害してコレステロールの吸収率を低下させ，体外への排泄を促す．
- ミセルに取り込まれた植物ステロールは，小腸上皮に吸収された後，再び腸管に排泄される．

茶カテキン

- 茶カテキンはポリフェノールの一種で茶の苦渋味成分であり，カテキンやエピカテキン，エピガロカテキン*³のほか，ガロイル基をもつエピカテキンガレートやエピガロカテキンガレートなどがある．
- ガレート型の茶カテキンは，胆汁酸ミセルへのコレステロールの取り込みを阻害する．

4　中性脂肪増加の抑制（❹）

中性脂肪の分解・吸収

- 食事由来の中性脂肪（トリアシルグリセロール）は胆汁と混ざって乳化された後，膵リパーゼによって遊離脂肪酸と2-モノアシルグリセロールに分解される．
- これらは胆汁酸ミセルとなって非攪拌水層を通過し，ミセルから放出されたのち単純拡散により小腸上皮細胞に取り込まれる．
- 遊離脂肪酸と2-モノアシルグリセロールは，小腸上皮細胞内でトリアシルグリセロールに再合成され，リポたんぱく質（キロミクロン）に取り込まれてリンパ管を経由して血液循環する．

難消化性デキストリン

- 難消化性デキストリンは，胆汁酸ミセルから脂肪酸とモノアシルグリセロールの放出を抑制することで吸収を阻害する．
- 難消化性デキストリンによる脂肪吸収の抑制や体脂肪の改善は，胃内滞留時間の延長による消化速度の遅延や腸内フローラによる短鎖脂肪酸の生成も関与している．

ペプチド・たんぱく質

- ヘモグロビンやミオグロビンをプロテアーゼ処理したグロビンたんぱく分解物（グロビンペプチド）は，膵リパーゼの酵素活性を阻害して中性脂肪の吸収を抑制する．
- 大豆たんぱく質のβ-コングリシニンは，中性脂肪の排泄促進により血中中性脂肪の

豆知識
キトサンの構成糖はグルコサミンであり，塩酸で加水分解して製造する．

*² ステロールの構造については，第2章「1-3 脂質」の❼（p.51）を参照．

*³ エピカテキンとエピガロカテキンの構造については，第2章「2-2 色素成分」の⓫（p.82）を参照．

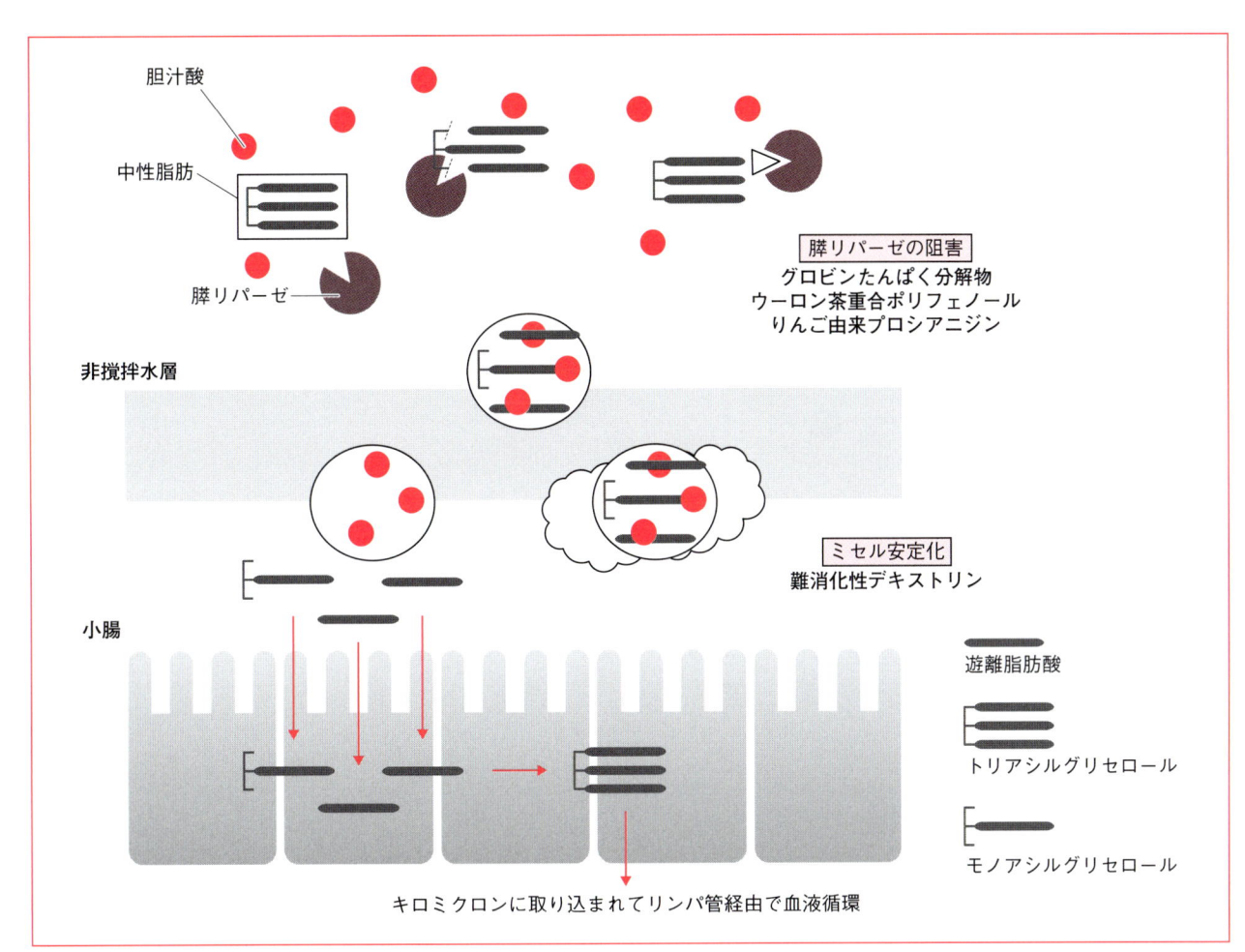

❹ 機能性成分による中性脂肪の吸収抑制メカニズム

プロシアニジン B1〜B4

プロシアニジン B5〜B8

❺ プロシアニジンの構造
カテキンとエピカテキンの組み合わせと結合
様式から，プロシアニジンBは8種類に分け
られる．このほかにもAタイプやCタイプな
どもある．

上昇を抑制する．

ポリフェノール

● ウーロン茶重合ポリフェノールは，ウーロン茶の製造工程（半発酵）において酵素反
応や加熱によりカテキン類が複数結合してできる．

● ウーロン茶重合ポリフェノールおよび茶カテキン（ガレート型カテキン）は，膵リパー
ゼの酵素活性を阻害して中性脂肪の吸収を抑制する．

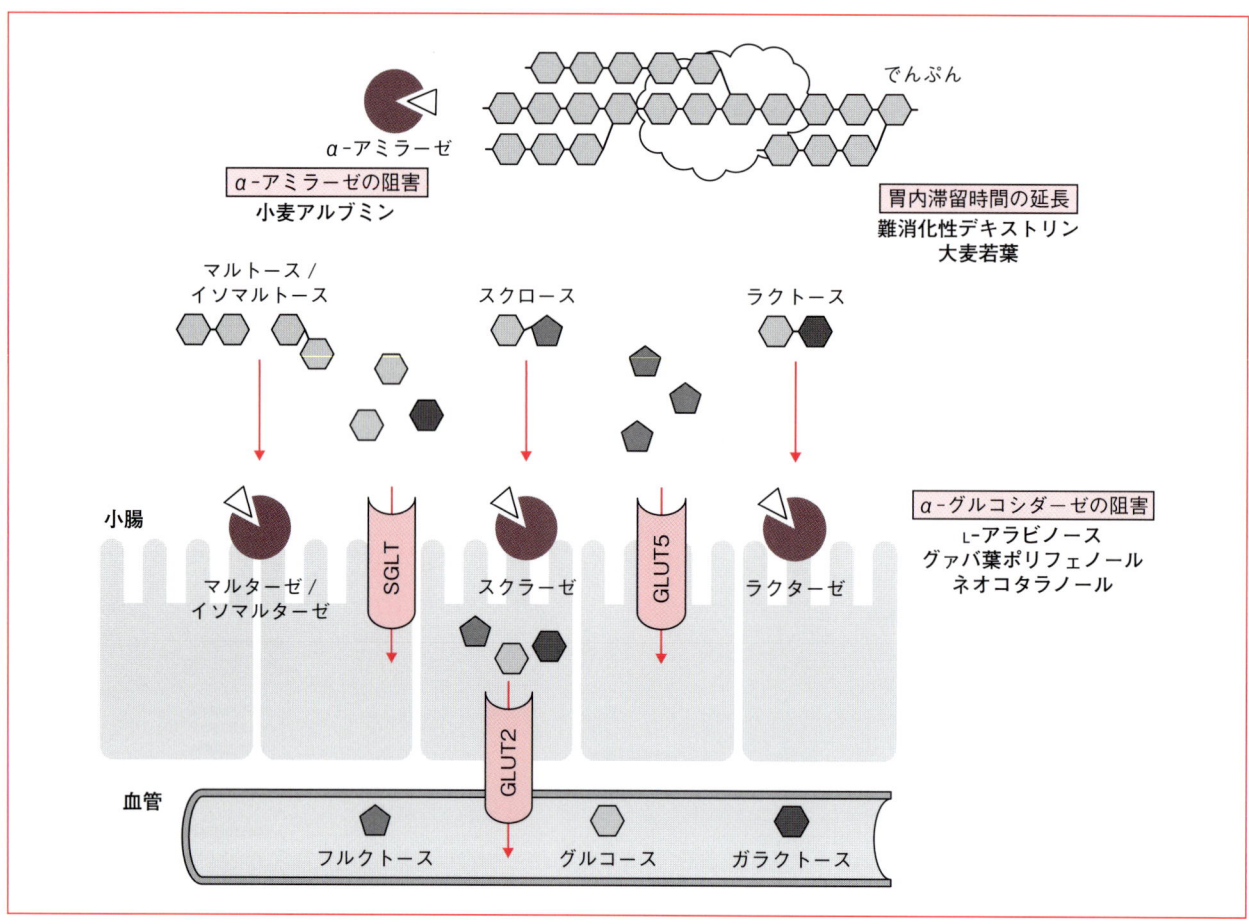

❻ 機能性成分による糖質の吸収抑制メカニズム

プロシアニジン

- プロシアニジン（❺）は，カテキンとエピカテキンが炭素–炭素結合により2～10個程度が縮合したプロアントシアニジン（縮合型タンニン）の1種である．
- プロアントシアニジンは，フラバン-3-オール（フラバノール，主にカテキン類）を基本単位として炭素–炭素結合により縮合した多量体であり，結合の開裂によりアントシアニジンを生成する化合物の総称である．
- プロアントシアニジンは，ぶどう，いちご，りんご，黒大豆およびそれらの加工品に多く含まれる．
- りんご由来プロシアニジンは，膵リパーゼの酵素活性を阻害して中性脂肪の吸収を抑制する．

コーヒー豆マンノオリゴ糖

- コーヒー豆マンノオリゴ糖は，コーヒー抽出かすに含まれる多量のマンナンを熱加水分解して得られる．
- コーヒー豆マンノオリゴ糖は，食事由来の中性脂肪の吸収を抑制して排泄を促進することで内臓脂肪を減少させる．

5 血糖値上昇の抑制（❻）

糖質の分解・吸収

- ヒトが食物から摂取する主な糖質は，スクロース（ショ糖），ラクトース（乳糖）およびでんぷんである．
- でんぷんは唾液中のα-アミラーゼによって一部がマルトース（麦芽糖）に分解される．
- 口腔内で分解されずに残ったでんぷんは，十二指腸において膵液中のα-アミラーゼ

●MEMO●
プロアントシアニジンはフラボノイドの生合成経路に沿って生成され，結合様式はC4-C6またはC4-C8が多くみられるが，ウーロン茶重合ポリフェノールは酸化酵素と加熱による重合のため構造は複雑で未解明である．

によってマルトースに分解される.

- 単糖類と二糖類は，そのまま小腸まで運ばれる.
- マルトース，スクロースおよびラクトースは，それぞれ小腸上皮細胞の微絨毛膜に局在するα-グルコシダーゼ（マルターゼ・イソマルターゼ，スクラーゼおよびラクターゼ）によって単糖に分解される.
- グルコースとガラクトースは，小腸上皮細胞のナトリウム依存性糖輸送担体（sodium-dependent glucose transporter：SGLT）によってナトリウムイオンの流入と連動して取り込まれる.
- フルクトースは，ナトリウム非依存性の糖輸送担体（glucose transporter：GLUT）であるGLUT5により取り込まれる.
- 取り込まれた単糖類は，GLUT2によって血中に放出され，肝臓に運ばれる.

食物繊維

- 食物繊維（難消化性デキストリン，大麦若葉）は，食物の胃内滞留時間を延ばして消化・吸収を穏やかにすることにより血糖の急激な上昇を抑える.

L-アラビノース

- L-アラビノースは，甜菜やとうもろこし，発酵食品に含まれており，甘味度はショ糖の約半分である.
- L-アラビノースは不拮抗阻害によりスクラーゼの酵素活性を阻害するが，その他のα-グルコシダーゼは阻害しない.

その他

- 小麦アルブミンは，小麦の水溶性たんぱく質を精製したものであり，唾液と膵液に含まれるα-アミラーゼの酵素活性を阻害する.
- グァバ葉ポリフェノールはグァバ葉の熱水抽出物で，グァバ葉に特有の分子量5,000〜30,000のタンニンであり，α-アミラーゼ，マルターゼおよびスクラーゼの酵素活性を阻害する.
- ネオコタラノールは，亜熱帯性植物であるサラシアに含まれる成分であり，α-グルコシダーゼの酵素活性を阻害する.

6　ミネラルの吸収促進作用

- 生命活動に重要な栄養素であるミネラルは体内で合成できないため，食事によって補給しなければならない.
- 食べ合わせによって吸収率が下がることがあるためミネラルは不足しがちである.
- 日本では，カルシウムおよび鉄が摂取推奨量に達していない人が多い.
- カルシウムや鉄は胃酸によって可溶化されたのち十二指腸で吸収されるが，胆汁によって中和され，リン酸と不溶性塩を形成すると吸収率が大きく低下する.

カルシウム

- カルシウムは，筋肉の収縮や神経伝達，血液凝固などにかかわる.
- 体内のカルシウムは，骨と歯に99%存在し，残り1%は血液や体液に存在する.
- 血液中のカルシウム濃度は骨の破壊と再生により調節されているため，カルシウムの摂取不足は骨量減少につながり，骨粗鬆症や骨軟化症を引き起こす.
- ほうれんそうに多いシュウ酸や穀物に多いフィチン酸，脂質やリンの過剰摂取はカルシウムの吸収を阻害する.
- ビタミンDはカルシウムの吸収効率を上げる.
- フラクトオリゴ糖は，腸内フローラによる短鎖脂肪酸の産生を促進することで腸管内pHを低下させてミネラルの溶解性を高め，吸収を促進する.
- カゼインホスホペプチド（CPP）は，牛乳の主要たんぱく質であるカゼインをプロテアーゼ処理して得られるリン酸基を多く有するペプチドである. CPPのリン酸基が

【用語解説】

糖輸送担体：高極性のグルコースは細胞膜を通過できないため，膜輸送たんぱく質により細胞質内へ運ばれる. その際にはたらくのが糖輸送担体 で，SGLTは6種，GLUTは14種確認されており，発現する組織や機能が異なる. このうち，GLUT4はインスリンによって活性化し，血糖値の調節に大きくかかわる.

【用語解説】

タンニン：たんぱく質や金属と反応して難溶性沈殿物となる植物由来の水溶性ポリフェノールの総称である. 構造的な特徴から，加水分解型と縮合型に分類される. 加水分解型は，没食子酸などがグルコースとエステル結合したものであり，縮合型はカテキン類が重合したものである.

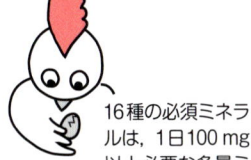

16種の必須ミネラルは，1日100 mg以上必要な多量ミネラル(Ca, P, S, K, Na, Mg, Cl)と100 mg未満の微量ミネラル(Fe, I, Zn, Cu, Se, Mn, Co, Mo, Cr)に分けられるよ！

 豆知識

骨を破壊する細胞は破骨細胞，骨を作る細胞は骨芽細胞という.

2-3 食品の機能／三次機能

- 腸管内でカルシウムと結合することで遊離のリン酸と結合するのを防ぎ，小腸下部でも吸収しやすい状態を維持する．
- クエン酸リンゴ酸カルシウム（CCM）は，クエン酸とリンゴ酸を一定の比率でカルシウムに配合したものであり，消化管内 pH の影響を受けず，吸収性が高い．
- ポリグルタミン酸は納豆の粘り成分で，D-グルタミン酸と L-グルタミン酸が 8：2 の割合で混在するポリマーである．ポリグルタミン酸は陰イオン性ポリマーで，腸管内でカルシウムが不溶性塩になるのを防ぎ，吸収を助ける．

鉄

- 体内の鉄は，機能鉄として，約65％が赤血球のヘモグロビンに結合し，約5％は各種酵素や筋肉のミオグロビンに結合して存在している．残りの約30％は肝臓や脾臓，骨髄に貯蔵鉄として存在し，不足時に利用される．
- ほうれんそうに多いシュウ酸，ワインやお茶に多いタンニン，コーヒーのカフェインは鉄の吸収を阻害する．
- 食物には，動物性のヘム鉄と植物性の非ヘム鉄が含まれるが，日本人が摂取する鉄の大半は吸収効率が悪い（2〜5％）非ヘム鉄からである．
- ヘム鉄は，ブタ血液のヘモグロビンを酵素処理および限外濾過することで製造される．ヘム鉄の吸収率は非ヘム鉄より約5倍高く，ポルフィリン環に配位しているので消化管 pH やタンニンなどの影響を受けず，吸収の良い状態に安定して存在できる．
- ビタミンCは鉄の吸収効率を高める．

7　虫歯の予防

口腔内環境と虫歯の発生機序

- 歯の表面は，リン酸水素カルシウムの結晶であるハイドロキシアパタイトを主成分とするエナメル質で覆われている．
- 口腔内には，約700種類，100億個以上の多種多様な細菌が生息しており，口腔細菌叢（口腔フローラ）を形成している．
- 虫歯の主な原因菌であるミュータンス菌（*Streptococcus mutans*）は，食事の糖質から粘着性の高い不溶性グルカンを産生し，複数の細菌が集まって歯垢（プラーク）を形成する．
- 歯垢内部では細菌が酸を産生し，pH 5.5 以下になるとエナメル質のカルシウムやリンが溶出する（これを脱灰という）．
- 唾液は中性から弱アルカリ性で緩衝能を有し，リゾチームなどの抗菌成分を含むため，口腔細菌の増殖と酸性化を抑制する．
- 唾液により歯の表面が中和されるとカルシウムとリンがエナメル質のハイドロキシアパタイトに再び取り込まれて修復される（これを再石灰化という）．
- 虫歯（う蝕）は，脱灰のスピードが速く，再石灰化が間に合わず歯に穴があいた状態をいう．

糖アルコール

- 糖アルコールのキシリトールやエリスリトール，マルチトール，パラチノースは口腔細菌によって代謝されないため酸が産生されない．
- 糖アルコールは甘味度とカロリーがショ糖より低い低カロリー甘味料として利用されるが，摂りすぎるとお腹が緩くなる緩下作用を示す．

ポリフェノール

- 緑茶は，ポリフェノール（カテキン類）の抗菌作用によりミュータンス菌の増殖を抑制して虫歯になりにくい口腔環境を作る．

CPP-ACP

- カゼインホスホペプチド-非結晶リン酸カルシウム複合体（CPP-ACP）は，ミネラル

の吸収を上げるCPPがACPに配合したものであり，カルシウムとリンをエナメル質に補給して再石灰化を促進する．

POs-Ca

- リン酸一水素カルシウム，フクロノリ抽出物およびリン酸化オリゴ糖カルシウム（POs-Ca）は，カルシウムとリンをエナメル質に補給して再石灰化を促進する．
- フクロノリ抽出物は，海藻のフクロノリから抽出した硫酸化多糖類（フノラン）を豊富に含み，陰イオン性ポリマーとしてカルシウムの供給を助ける．
- POs-Caは，リン酸基をもつオリゴ糖がカルシウム塩になったものであり，じゃがいもでんぷんからブドウ糖を製造する過程で副産物として生成する．
- POs-Caは，プラーク形成を抑制する作用も示す．

フッ素

- フッ素は，エナメル質のハイドロキシアパタイトをフルオロアパタイトに変換して耐酸性を高めるとともに，ミュータンス菌の増殖抑制作用も示す．
- 緑茶フッ素は，茶葉に含まれるフッ素を濃縮したものである．

豆知識

糖アルコール，茶ポリフェノール，リン酸一水素カルシウムおよびフクロノリ抽出物は組み合わせることで効果が高まるため，一緒に配合される場合がほとんどである．

2-3

食品の機能／三次機能

参考文献

- 西川研次郎監．食品機能性の科学．産業技術サービスセンター；2008.
- 文部科学省科学技術・学術審議会資源調査分科会編．日本食品標準成分表2015年版（七訂）．全国官報販売協同組合；2015.
- 厚生労働省健康局がん対策・健康増進課栄養指導室編．日本人の食事摂取基準（2015年版）策定検討会報告書．厚生労働省；2014.
- 野村紀道，岩田　想．哺乳類フルクトース輸送体GLUT5の構造と分子機構．日本結晶学会誌 2016；58：133-8.

引用文献

1）片山高嶺．母乳栄養乳児の腸管におけるビフィズスフローラ形成の謎．化学と生物 2012：50：2-5.

カコモン に挑戦 ‼

◆ 第33回-59

特定保健用食品の関与成分とその表示の組合せである．正しいのはどれか．1つ選べ．

- (1) キトサン ―――――――――「血圧の高めの方に適する食品」
- (2) カゼイン由来ペプチド ――――「コレステロールが高めの方に適する食品」
- (3) フラクトオリゴ糖 ―――――――「血糖値の気になり始めた方の食品」
- (4) パラチノース ―――――――――「虫歯の原因になりにくい食品」
- (5) L-アラビノース ―――――――「ミネラルの吸収を助ける食品」

◆ 第35回-60

特定保健用食品の関与成分と保健の用途の組合せである．誤っているのはどれか．1つ選べ．

- (1) サーデンペプチド ――――――― 血圧の高めの方に適した食品
- (2) キトサン ――――――――――― カルシウムの吸収を促進する食品
- (3) ガラクトオリゴ糖 ―――――――― お腹の調子を整える食品
- (4) 茶カテキン ――――――――――― 体脂肪が気になる方に適した食品
- (5) リン酸化オリゴ糖カルシウム ―― 歯の健康維持に役立つ食品

解答 & 解説

◆ 第33回-59　正解（4）

正しい組合せを提示し，解説とする．

- (1) キトサン ―― 「コレステロールが高めの方に適する食品」
- (2) カゼイン由来ペプチド ―― 「血圧の高めの方に適する食品」
- (3) フラクトオリゴ糖 ―― 「ミネラルの吸収を助ける食品」
- (5) L-アラビノース ―― 「血糖値の気になり始めた方の食品」

◆ 第35回-60　正解（2）

正しい組合せを提示し，解説とする．

- (2) キトサン ―― コレステロールの吸収を抑制する食品

3-2 消化管吸収後の標的組織での生理機能調節

学習目標
- 活性酸素と酸化ストレス，食品成分の抗酸化作用を理解する
- 生活習慣病の病因と食品成分による予防効果を理解する
- 免疫系とアレルギー，食品成分による改善効果を理解する

要点整理
- ✓ 活性酸素によってもたらされる酸化ストレスは，老化やさまざまな疾病にかかわっている．ポリフェノールなどの食品成分には抗酸化作用をもつものがある．
- ✓ 血圧調節，動脈硬化予防，血栓予防などの循環器系に作用する食品成分があり，特定保健用食品または機能性表示食品として認められているものがある．
- ✓ n-3系多価不飽和脂肪酸，茶カテキン，中鎖脂肪酸などは血中中性脂肪濃度の上昇や体脂肪の増加を抑える．
- ✓ n-3系多価不飽和脂肪酸，プロバイオティクス，茶カテキンはアレルギー症状を緩和する可能性がある．
- ✓ 乳塩基性たんぱく質，大豆イソフラボン，ビタミンKには，骨粗鬆症予防効果がある．

1 抗酸化作用

活性酸素と酸化ストレス

- 一般的に酸素分子とは安定な三重項酸素（$^3O_2$）を指すが，体内に取り込まれた三重項酸素のうち，数％は反応性の高い活性酸素（reactive oxygen species：ROS，活性酸素分子種ともいう）に変化する．
- 活性酸素にはヒドロキシラジカル（HO・），スーパーオキシド（$O_2^{-\cdot}$），一重項酸素（$^1O_2$），過酸化水素（H_2O_2）などがある（❶）．
- 活性酸素は，体内のたんぱく質，脂質，DNAなどを酸化し，生体に有害な作用をもたらす．これを酸化ストレスという．
- 酸化ストレスは老化や動脈硬化，糖尿病，がんなどの疾病にかかわっていると考えられている．

抗酸化酵素

- 生体内には，酸化ストレスによる傷害を防ぐスーパーオキシドジスムターゼ（super-oxide dismutase：SOD），カタラーゼ，グルタチオンペルオキシダーゼなどの抗酸化酵素が存在する．
- SODはスーパーオキシドを過酸化水素へ変換し，さらに過酸化水素はカタラーゼによって酸素と水に変換される．
- グルタチオンペルオキシダーゼは還元型グルタチオン存在下で過酸化水素を水に変換するほか，脂質ヒドロペルオキシドをアルコールと水に変換する．

抗酸化物質

- 食品中の抗酸化物質として，必須栄養素のビタミンC，ビタミンEをはじめ（❷），カロテノイド，ポリフェノールなどがある．

●MEMO●
活性酸素は体内に侵入した細菌などを攻撃するためにマクロファージなどの免疫系細胞から酵素反応により放出される．

❶ 主な活性酸素種

ラジカル		非ラジカル	
HO・	ヒドロキシラジカル	$^1O_2$	一重項酸素
$O_2^{-\cdot}$	スーパーオキシド	H_2O_2	過酸化水素
HOO・	ヒドロペルオキシラジカル	LOOH	脂質ヒドロペルオキシド
LOO・	脂質ペルオキシラジカル	HOCl	次亜塩素酸
LO・	脂質アルコキシラジカル		

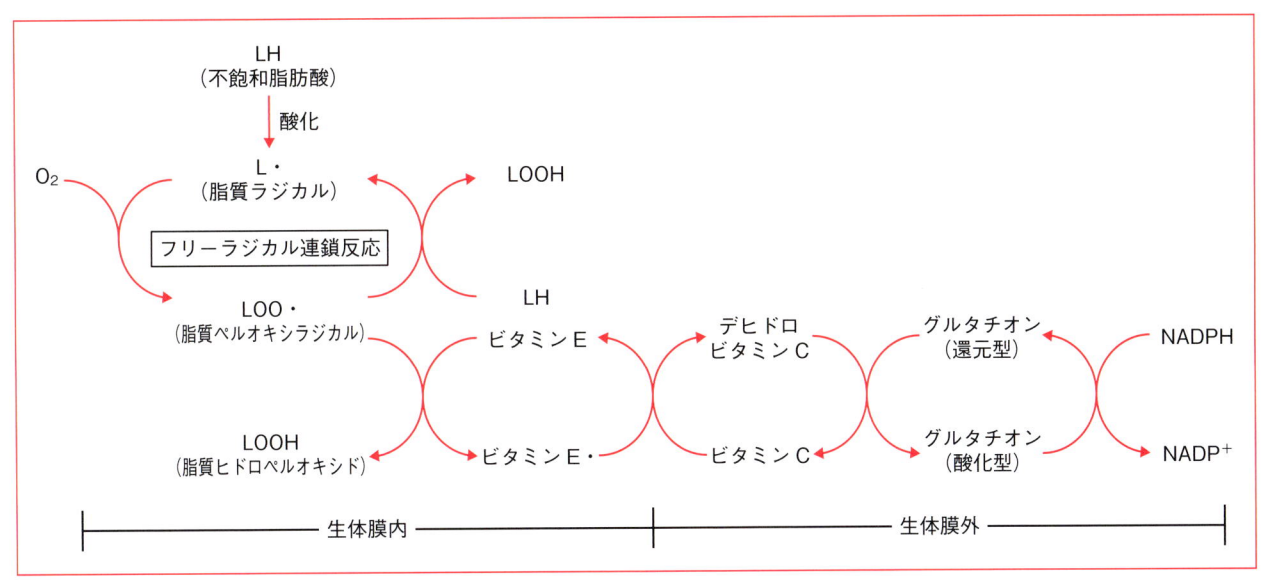

❷ 脂質過酸化反応とビタミンE，ビタミンCの抗酸化作用

❸ 食品中の主なポリフェノール

構造上の分類		成　分	所　在
フラボノイド類	アントシアニン	プロアントシアニジン デルフィニジン シアニジン ナスニン	赤ワイン，黒豆，ぶどう果皮 ブルーベリー，赤ワイン ブルーベリー なす
	カテキン	エピカテキン エピガロカテキンガレート	ココア 緑茶，ウーロン茶，赤ワイン
	フラボノイド（狭義）	ルチン，ケルセチン アピゲニン ヘスペリジン ゲニステイン，ダイゼイン	そば，たまねぎ パセリ，セロリ 柑橘類 だいず
その他		クロロゲン酸 テアフラビン レスベラトロール クルクミン	コーヒー，杜仲茶，りんご 紅茶 赤ワイン ウコン

構造上の違いにより，フラボン，フラボノール，フラバノン，フラバノール，イソフラボンとその誘導体が狭義のフラボノイドに含まれ，アントシアニン，カテキン，タンニンなどは広義のフラボノイドに分類される.

カロテノイド

● カロテノイドは黄，橙，赤色を呈する脂溶性色素成分で，β-カロテンやリコペンなどのカロテン類と，ルテインやアスタキサンチンなどのキサントフィルに大別される.

● カロテノイドは抗酸化作用をもつことが報告されている.

ポリフェノール

● ポリフェノールとは，分子内にフェノール性水酸基を複数もつ化合物の総称である.

● ポリフェノール類はさまざまな植物に含まれ，多くは糖が結合した配糖体（グリコシド）の形で存在する（❸）.

● ポリフェノール類はラジカル捕捉剤（ラジカルスカベンジャー）として作用し，ラジカルの連鎖反応を停止させることで抗酸化作用を示す.

● カテキン，ルチン，ケルセチン，アントシアニン類，イソフラボン類，クロロゲン酸，クルクミンなどに抗酸化活性が認められている.

2　循環器系に作用する食品成分

● 血圧調節・高血圧予防，動脈硬化予防，血栓予防など循環器系疾患に対する機能をもつ食品成分が報告されている.

> 🫘 **豆知識**
>
> α-カロテン，β-カロテン，β-クリプトキサンチンにはビタミンAの前駆体（プロビタミンA）としての機能がある.

ルテインとゼアキサンチンは眼の黄斑部の色素を増やすことで眼の機能を維持するはたらきがあるとして，機能性表示食品の関与成分となっているよ！

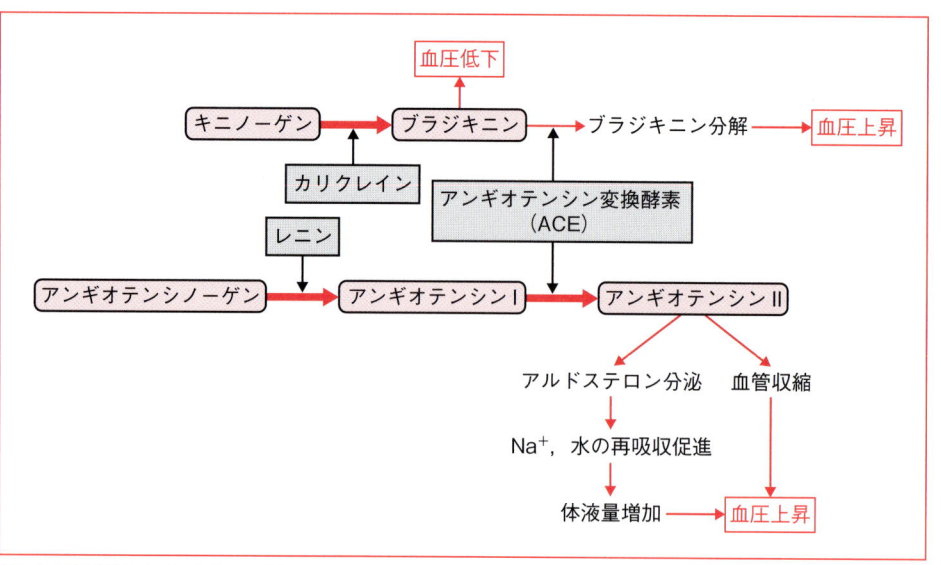

2-3

❹ 血圧調節の主なメカニズム

 豆知識

アンギオテンシンⅡには副腎からのアルドステロンの分泌を促す作用があり，アルドステロンは腎臓でのナトリウムと水分の再吸収を促進し，体液量を増加させ，血圧を上昇させる．

食品の機能／三次機能

血圧調節・高血圧予防

血圧調節
- レニン-アンギオテンシン系，キニン-カリクレイン系，血管平滑筋，自律神経系，ナトリウムなどが血圧の調節にかかわっている（❹）．

レニン-アンギオテンシン系
- レニン-アンギオテンシン系は血圧上昇にかかわる代謝系である．
- 肝臓で合成されるアンギオテンシノーゲンに腎臓から分泌されるたんぱく質分解酵素レニンが作用し，アンギオテンシンⅠが生成される[*1]．アンギオテンシンⅠはアンギオテンシン変換酵素（angiotensin-converting enzyme：ACE）[*2]により部分的に分解され，活性型のアンギオテンシンⅡに変換される．アンギオテンシンⅡには末梢血管を収縮させる作用があるため，血圧が上昇する．

キニン-カリクレイン系
- キニン-カリクレイン系は血圧低下にかかわる代謝系である．
- キニノーゲンにカリクレインが作用し，ブラジキニンが生成される．
- ブラジキニンには血管を拡張させたり，ナトリウムや水分の体外排泄を促進させたりする作用があり，血圧を下げる．
- ブラジキニンは血中でACEによりすみやかに加水分解される．

血管平滑筋と自律神経系
- 血管平滑筋は血流の増減に合わせて血管を収縮させたり，拡張させたりする役割を担う．
- 血管に通る自律神経（交感神経と副交感神経）が血管を収縮させたり，拡張させたりして血圧を調節している．

降圧ペプチド
- 高血圧を予防する食品成分には牛乳由来のラクトトリペプチド，わかめペプチドなどがあり，ACEを阻害することでアンギオテンシンⅡの生成，ブラジキニンの分解，アルドステロンの分泌を抑制し，血圧降下作用を示す．これらのペプチドは，「血圧が高めの方の食品」として特定保健用食品または機能性表示食品に指定されている．

ゲニポシド酸
- 杜仲茶[*3]に含まれるイリドイド配糖体のゲニポシド酸は副交感神経を刺激することで血管平滑筋を弛緩させ，血圧を低下させる．特定保健用食品または機能性表示食品として認められている．

[*1] アンギオテンシノーゲンは分子量約10万の糖たんぱく質，アンギオテンシンⅠはアミノ酸10個から成るペプチドである．

[*2] ACEはブラジキニンの分解酵素キナーゼⅡと同一である．

[*3] 杜仲（*Eucommia ulmoides*）は中国四川省原生の落葉高木樹．樹皮は漢方薬として用いられている．

116

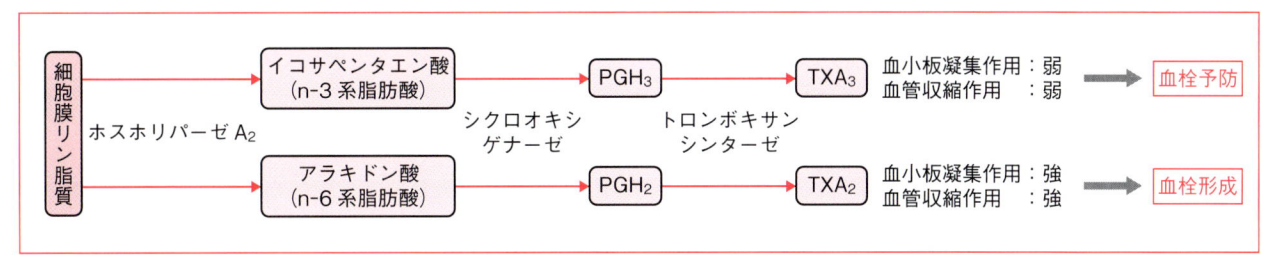

⑤ 血栓形成の主要メカニズム

γ-アミノ酪酸

- γ-アミノ酪酸（γ-aminobutylic acid：GABA）は，末梢神経において血管収縮作用のあるノルアドレナリンの分泌を抑制し，血圧降下作用を示す．特定保健用食品または機能性表示食品として認められている．

動脈硬化予防

動脈硬化とLDL

- 心筋梗塞などの虚血性心疾患の多くは，アテローム性動脈硬化により発症する．
- 血中コレステロールの増加は低密度リポたんぱく質（low-density lipoprotein：LDL）の増加をもたらし，活性酸素によるLDLの酸化変性（酸化LDL）がアテローム性動脈硬化の一因であると考えられている．
- 動脈硬化を予防するためには，酸化LDLの生成抑制，血中LDL-コレステロールの上昇抑制が重要である．
- 食品由来の抗酸化物質がLDLの酸化を抑制し，動脈硬化を予防する可能性が示唆されている．

動脈硬化を予防する食品成分

- 血中コレステロールを低下させる食品成分の多くは，胆汁酸の再吸収またはコレステロールの吸収を阻害するものである[*4]．
- ブロッコリー・キャベツ由来のアミノ酸S-メチル-システインスルホキシド（S-methylcystein sulfoxide）は，コレステロールから胆汁酸への代謝の律速酵素（コレステロール7α-ヒドロキシラーゼ）を活性化し，糞便中への胆汁酸の排泄を促進し，血中LDL-コレステロール濃度を低下させる．

血栓予防

血栓形成過程

- 血管が損傷すると血液凝固が起こり，失血を防ぐ．
- 血液凝固には血小板がかかわっている．血小板は出血の際に活性化され，トロンボキサン A$_2$（thromboxane A$_2$：TXA$_2$）などの血液凝固因子を放出する（**⑤**）．
- TXA$_2$は血小板を損傷部位に凝集させ，最終的に血栓が形成されて止血される．
- 血栓の形成は，脳梗塞や心筋梗塞などの疾患における血栓症にも関係している．

血栓の形成を予防する食品成分

- n-3系多価不飽和脂肪酸であるイコサペンタエン酸（青魚など），イソチオシアネート（だいこんなど），スルフィド類（にんにく，ねぎなど）に血栓の形成を予防する作用があるといわれている．
- 納豆に含まれる酵素ナットウキナーゼには血栓溶解作用があることが報告されている．

3　血中中性脂肪，体脂肪をコントロールする食品成分

- 生活習慣病の改善予防には血中中性脂肪濃度および体脂肪のコントロールが重要である．

🫘 **豆知識**
GABAは，抗利尿ホルモンのバソプレシン分泌抑制作用，レニン分泌抑制作用なども報告されている．

🫘 **豆知識**
LDLは血管内膜下で酸化され，酸化LDLとなる．酸化LDLを取り込んだマクロファージは，泡沫細胞へと変化して血管壁に沈着し，血管が狭くなる．

[*4] 第2章「3-1　消化管内で作用する機能」（p.105）を参照．

●MEMO●
血栓を溶かして分解するしくみを線溶系という．線溶系ではプラスミンが血液凝固にかかわるたんぱく質フィブリンを分解する．

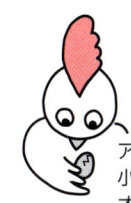
アスピリンの抗血小板作用はシクロオキシゲナーゼ阻害を介したTXA$_2$産生抑制によるものだよ！

IPA, DHA

- n-3系多価不飽和脂肪酸のイコサペンタエン酸(icosapentaenoic acid：IPA)とドコサヘキサエン酸(docosahexaenoic acid：DHA)には血中中性脂肪低下作用がある.
- IPAやDHAは，ステロール調節エレメント結合たんぱく質1c(sterol regulated element-binding protein-1c：SREBP-1c)を介した中性脂肪の合成抑制，ペルオキシソーム増殖因子活性化受容体α(peroxisome-proliferator-activated receptor-α：PPAR-α)を介した脂肪酸のβ酸化亢進によって血中中性脂肪を下げる.

茶カテキン

- 茶カテキンは，肝臓のβ酸化酵素を活性化することで脂肪燃焼を亢進し，体脂肪量を低減させる.
- 茶カテキン摂取と運動を併用することで脂質エネルギー消費量が増加することも報告されている.

中鎖脂肪酸

- 中鎖脂肪酸であるカプリル酸(C8:0)やカプリン酸(C10:0)から成るトリアシルグリセロールは，吸収された後に門脈を経て肝臓へと送られ，分解されてエネルギー源として利用される.
- 食用油脂を中鎖脂肪酸を含む油に置き換えることで体脂肪の減少，中性脂肪の減少が期待できる.

カプサイシン

- とうがらしの辛味成分カプサイシンは，体内のエネルギー代謝を亢進することで中性脂肪の蓄積を防ぐとされている.

4 免疫系を調節する食品成分

免疫系

- 自己と非自己を認識し，体内に侵入した非自己を排除するための機能が免疫である.
- 免疫はウイルスや微生物の感染からわれわれの体を守るために重要であるが，自己組織を攻撃したり(自己免疫疾患)，生体にとって無害な異物(食物や花粉など)に対して過剰に応答し(アレルギー)，生体にとって不都合な結果をもたらすことがある.

免疫増強作用をもつ食品成分

- 生体内に侵入したウイルスや細菌，およびこれらに感染した細胞を非特異的に攻撃・排除する免疫反応を自然免疫という.
- 自然免疫には，マクロファージ，顆粒球，NK細胞などが関与する.
- きのこ類に多く含まれるβ-グルカンは，マクロファージやNK細胞などの免疫細胞を活性化し，免疫機能を増強するとの報告がある.

アレルギー症状を緩和する食品成分

- アレルギーの多くは，原因物質(アレルゲン)に対する特異的な免疫反応によって引き起こされる.
- アレルゲン特異的に結合するIgE抗体[5]がマスト細胞表面でアレルゲンにより架橋されるとマスト細胞内にシグナル(刺激)が入り，ケミカルメディエーター(ヒスタミン，ロイコトリエンなど)が放出されてアレルギー症状が起こる(❻).
- アレルギー症状を緩和する食品成分として，n-3系多価不飽和脂肪酸，プロバイオティクス，茶カテキンなどがあげられる.

n-3系多価不飽和脂肪酸

- アラキドン酸(n-6系脂肪酸)から生成されるイコサノイド(4-シリーズのロイコトリエンなど)には強いアレルギー症状誘導作用があるのに対し，イコサペンタエン酸(n-3系脂肪酸)から生成されるイコサノイド(5-シリーズのロイコトリエンなど)のそれは弱い(❼).

【用語解説】
IPA：IPAはエイコサペンタエン酸(eicosapentaenoic acid：EPA)とも呼ばれているが，IUPACなどではIPAという呼び方を採用している.

豆知識
(−)−エピカテキン，(−)−エピガロカテキン，(−)−エピカテキンガレート，(−)−エピガロカテキンガレートは茶葉中の主要カテキンで，茶葉特有の苦みを呈する水溶性ポリフェノールである.

【用語解説】
中鎖脂肪酸：炭素数8〜10の中鎖脂肪酸を含むトリアシルグリセロールは，やし油やパーム油などに含まれている.中鎖脂肪酸は，一般的な油脂に含まれる長鎖脂肪酸よりも速く分解されてエネルギーとなる.中鎖脂肪酸100%の油脂は，栄養補給源として医療現場で利用されてきた.特定保健用食品として市販されている中鎖脂肪酸を含む油脂は，長鎖脂肪酸を含む油脂と中鎖脂肪酸を含む油脂の間でエステル交換を行い，長鎖脂肪酸の一部を中鎖脂肪酸に置き換えたものである.

●MEMO●
カプサイシンは，副腎髄質ホルモン(アドレナリンなど)の分泌を促し，脂肪組織上のβ-アドレナリン受容体を介して脂肪酸の遊離を促進する.

豆知識
しょうがの辛味成分ジンゲロールやこしょうの辛味成分ピペリンにもカプサイシンと同様の体内エネルギー代謝を亢進する効果がみられるが，その効果はカプサイシンより弱い.

【用語解説】
β-グルカン：グルコースがβ-グリコシド結合で重合したもの.しいたけ由来のレンチナンやすえひろたけ由来のシゾフィランは抗がん剤との併用が許可されている.

[5] 抗体にはIgA, IgD, IgE, IgG, IgMの5種類がある.

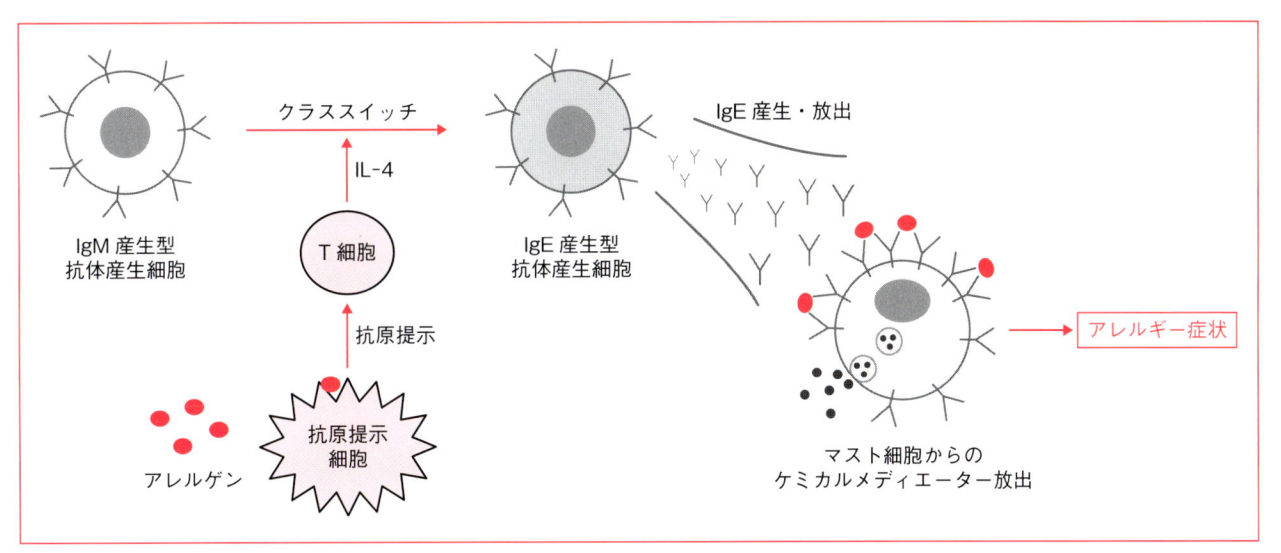

❻ Ⅰ型アレルギー発症メカニズム

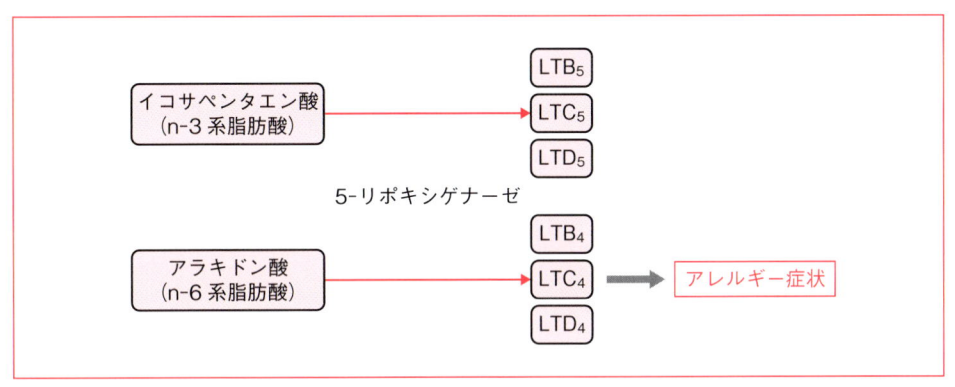

❼ 脂肪酸とイコサノイド

豆知識

抗原抗体反応：体内に異物（抗原）が侵入すると抗原提示細胞が抗原を取り込んで分解し，抗原の一部をT細胞に提示する．T細胞は，細胞表面にある抗原特異的受容体を介して抗原提示細胞からの抗原情報を受け取ることで活性化され，サイトカインなどを産生・放出する．一方，抗原特異的免疫グロブリンを細胞表面にもつB細胞は，抗原やT細胞からのサイトカインなどによる刺激を受けることで増殖し，さらに抗体産生細胞（形質細胞）へと分化し，抗原特異的抗体が産生・放出される．

- n-3系脂肪酸を摂取することで細胞膜リン脂質のn-3系脂肪酸の割合が上昇し，アレルギー症状を緩和すると考えられている．

プロバイオティクス

- アレルギー反応に関与するIgE抗体の産生はT細胞（ヘルパーT細胞，制御性T細胞）によって制御されている．
- 乳酸菌やビフィズス菌などの摂取は，腸管免疫を介してT細胞のバランスを変化させ，IgE産生を抑えることでアレルギーの予防・症状改善をもたらすと考えられている．

茶カテキン

- エピガロカテキンガレートやメチル化カテキンなどの茶カテキンは，マスト細胞に作用してヒスタミンの放出（脱顆粒）を抑制し，アレルギー反応を抑えることが報告されている．

●MEMO●

n-3系脂肪酸を多く含むアザラシの肉を多く食べるイヌイットは，心筋梗塞やアレルギー疾患が少ないという報告がある．細胞膜リン脂質のn-3系脂肪酸の割合が高いためと考えられている．

5　神経系に作用する食品成分

神経系の構造と神経伝達

- 神経系は，脳と脊髄にある中枢神経とそれ以外の全身にある末梢神経から成る．
- 末梢神経には，感覚および運動を制御する体性神経，内分泌系とともに体の内部環境を制御する自律神経があり，自律神経には交感神経と副交感神経がある．
- 神経線維どうしや神経線維と器官との接合部（シナプス）においては，神経伝達物質が受容体と結合して興奮（情報）が伝えられる．
- 神経伝達物質は化学構造により，アセチルコリン，アミノ酸，モノアミン，ペプチド

豆知識

アレルゲン特異的IgE：IgEを含め抗体は，基本的に結合できる抗原・アレルゲンが決まっている（特異性がある）．たとえばアレルゲンが牛乳中のβ-ラクトグロブリンの場合，β-ラクトグロブリン特異的IgEは体内に入ってきたβ-ラクトグロブリンと結合できるが，他のたんぱく質とは結合できない．

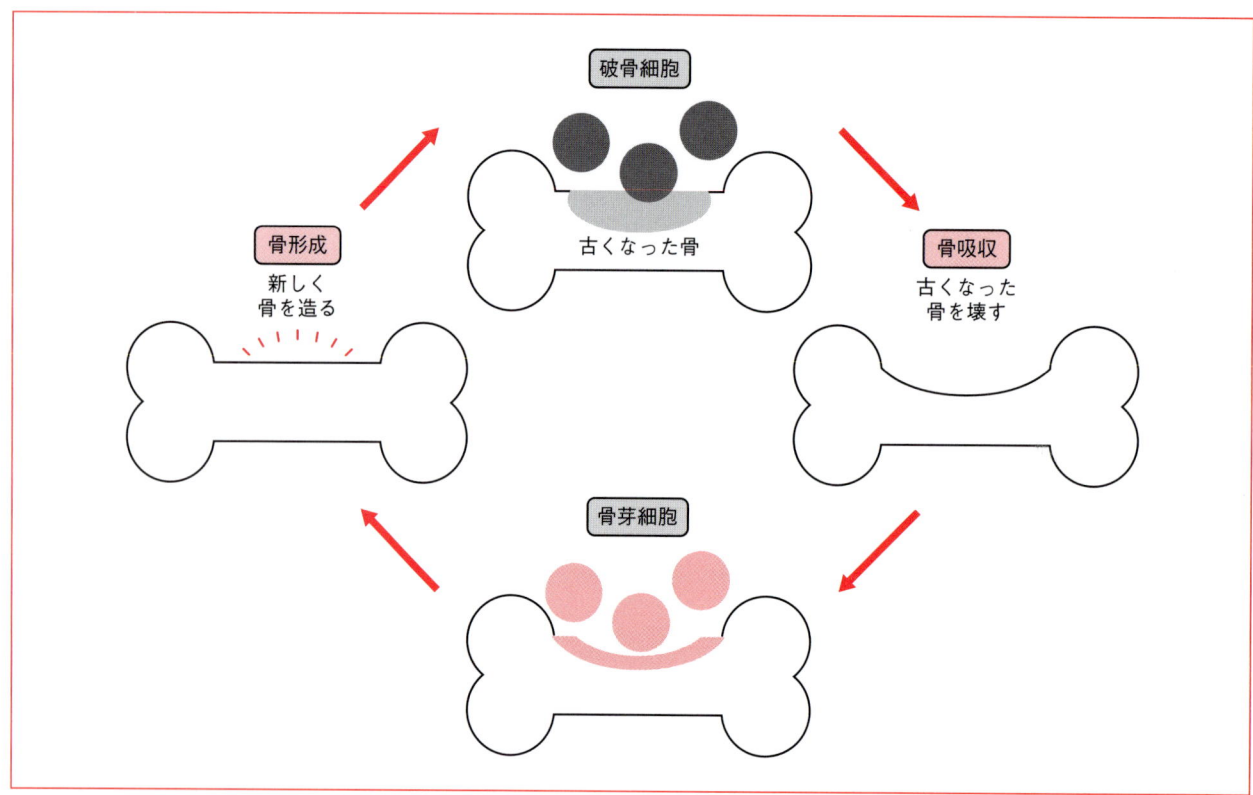

❽ 骨代謝（骨形成と骨吸収）

破骨細胞

古くなった骨

骨形成
新しく
骨を造る

骨吸収
古くなった
骨を壊す

骨芽細胞

などに分類される.

神経系に作用する食品成分

- γ-アミノ酪酸（GABA），ゲニポシド酸，カプサイシン，オピオイドペプチドなどが神経系に作用すると考えられている.
- GABA は脳や脊髄などで抑制性の神経伝達物質としてはたらき，神経の鎮静作用があるといわれている.
- カプサイシンは交感神経を介して副腎からのアドレナリン分泌を促し，脂肪燃焼や体熱産生の亢進をもたらす.

6 骨粗鬆症を予防する食品成分

- 骨は骨芽細胞による骨形成と破骨細胞による骨吸収を絶えず繰り返している（❽）.
- 骨量を維持して骨を健康に保つためには，骨形成と骨吸収のバランスが重要である.
- 腸管からのカルシウム吸収促進のほかに，骨の健康を目的とする食品成分として，乳塩基性たんぱく質，大豆イソフラボン，ビタミンKがある.

乳塩基性たんぱく質

- 乳塩基性たんぱく質（milk basic protein：MBP）は，乳清中の生理活性をもつ塩基性たんぱく質の混合物である．MBPは，破骨細胞による骨吸収の抑制，骨芽細胞の増殖，コラーゲンの合成を促進する.

大豆イソフラボン

- 大豆イソフラボンは大豆胚芽に含まれるイソフラボン類で，女性ホルモン（エストロゲン）と構造が類似しており，植物エストロゲンとも呼ばれる.
- 大豆イソフラボンは女性ホルモンと同様のメカニズムで，破骨細胞による骨吸収を抑制する.
- 大豆イソフラボンの過剰摂取による健康被害が危惧されている．食品安全委員会は，大豆イソフラボンの1日上限摂取量を成人で70〜75 mg/日（大豆イソフラボンアグリ

【用語解説】
骨粗鬆症：骨密度の低下などで骨の強度が低下し，骨折しやすくなる疾患またはその状態を指す．高齢者，特に女性に多くみられる．ビタミンDの産生低下によるカルシウムの吸収低下，女性ホルモン（エストロゲン）の分泌低下が主な原因とされる.

 豆知識
カルシウムには鎮静作用があることが知られている．牛乳はカルシウムを豊富に含むとともに，牛乳たんぱく質分解物はオピオイド受容体と結合するオピオイドペプチドとして作用する.

コン換算値），特定保健用食品による上乗せ摂取目安量を30 mg/日としている．

ビタミンK

● ビタミンKはビタミンK依存性カルボキシラーゼの補酵素で，この酵素はたんぱく質のグルタミン残基のγ-カルボキシ化を触媒する．

● ビタミンKは，骨組織に存在するたんぱく質（オステオカルシンなど）のγ-カルボキシ化に関与し，骨形成を促す．

参考文献
・寺尾純二ほか．三訂食品機能学．光生館；2016.
・青柳康夫編著．Nブックス食品機能学．建帛社；2003.
・西村敏英，浦野哲盟編著．食品の保健機能と生理学．アイ・ケイ コーポレーション；2015.

🫘 豆知識

イソフラボンは大豆中には配糖体（ダイジン，ゲニスチン，グリシチン）として存在し，腸管内で分解されてアグリコン（ダイゼイン，ゲニステイン，グリシテイン）となって吸収される．ダイゼインはある種の腸内細菌によってエクオールに代謝される．エクオールにもエストロゲン活性があり，その活性はダイゼインよりも強いことが報告されている．

カコモン に挑戦 ‼

◆ 第30回-52（一部改変）
特定保健用食品の関与成分とその生理機能である．正しいのはどれか一つ選べ．
(1) 大豆イソフラボンはミネラルの吸収を助ける作用がある．
(2) 植物ステロールは血糖値の上昇を抑える作用がある．
(3) 茶カテキンは血圧を降下させる．
(4) 中鎖脂肪酸は体脂肪の増加を抑える．
(5) ラクトトリペプチドは歯の再石灰化を促進する作用がある．

◆ 第34回-52
食品の三次機能により期待される作用に関する記述である．最も適当なものはどれか．1つ選べ．
(1) 食品の胃内滞留時間の短縮により，食後の血糖値の上昇を穏やかにする．
(2) α-グリコシダーゼの阻害により，インスリンの分泌を促進する．
(3) アンジオテンシン変換酵素の阻害により，アレルギー症状を緩和する．
(4) カルシウムの可溶化により，カルシウムの体内への吸収を促進する．
(5) エストロゲン様作用により，う歯の発生を抑制する．

解答＆解説

◆ 第30回-52（一部改変）　正解(4)
正文を提示し，解説とする．
(1) 大豆イソフラボンは骨吸収を抑える作用がある．
(2) 植物ステロールは血中コレステロールの上昇を抑える作用がある．
(3) 茶カテキンは体脂肪の増加を抑える．
(5) ラクトトリペプチドは血圧を下げる作用がある．

◆ 第34回-52　正解(4)
正文を提示し，解説とする．
(1) 食品の胃内滞留時間の延長により，食後の血糖値の上昇を穏やかにする．
(2) α-グリコシダーゼの阻害により，インスリンの分泌を抑制する．
(3) アンジオテンシン変換酵素の阻害により，血圧の上昇を抑える．
(5) エストロゲン様作用により，骨粗鬆症を予防する．

2-3

食品の機能／三次機能

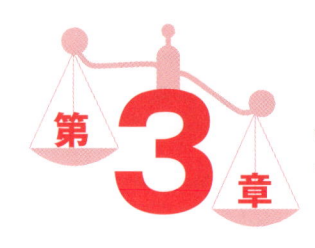

第3章 食品の表示と規格基準

1 食品表示制度

学習目標
- 食品表示法の概要を理解する
- 期限表示や栄養成分表示など食品の表示に関する規定について理解する

要点整理
- ✓ 食品表示法は，食品衛生法，JAS法，健康増進法の3法の食品表示に関する規定を統合し，消費者と事業者の双方にとってわかりやすい表示制度の実現を可能とするため策定された．
- ✓ 期限表示には，劣化しやすい食品に表示される「消費期限」と，劣化が比較的遅い食品に表示される「賞味期限」の2種類がある．

1 食品表示制度の意義

- 食品の表示は，消費者が食品を購入する際に，食品について正しく理解し，自身に合ったものを選択し，適正に使用・摂取するうえで重要な情報源となる．
- また，食中毒などの事故が生じた場合には，その原因の究明や製品回収などの強制措置を迅速かつ適正に実施するための糸口となる．

2 食品表示法

- これまで食品の表示に関する法律として，食品衛生法，JAS法，健康増進法の3法があった．
- 食品表示法は，上記3法の食品の表示に関する規定を統合し，食品の表示に関する包括的かつ一元的な制度を創設するものとして策定され，2015（平成27）年4月1日に施行された．
- 3法が統合されたことにより，消費者と事業者の双方にとってわかりやすい表示制度の実現が可能となった．
- 具体的な表示のルールは，食品表示法第4条の「食品表示基準」に定められた．「食品表示基準」はこれまで上記3法に定められていた58基準の表示基準を統合したものである（❶）．

3 食品表示基準（新基準）の主なポイント

アレルギー表示のルール改善

- 加工食品のアレルギー表示の品目数については，旧制度と変わらず27品目である．
  必ず表示される品目（特定原材料）（7品目）：えび，かに，小麦，そば，卵，乳，落花生．
  表示を推奨する品目（特定原材料に準ずるもの）（20品目）：あわび，いか，いくら，オレンジ，カシューナッツ，キウイフルーツ，牛肉，くるみ，ごま，さけ，さば，大豆，鶏肉，バナナ，豚肉，まつたけ，もも，やまいも，りんご，ゼラチン．
- 旧制度では，原材料ごとにアレルゲンを記載する「個別表示」と最後にまとめて記載

【用語解説】
食品衛生法：食品の安全性を確保して，飲食に起因する衛生上の危害の発生を防止し，国民の健康の保護を図ることを目的として定められた法律である．

【用語解説】
JAS法（日本農林規格等に関する法律）：これまで，国内市場に出回る食品・農林水産品の品質や仕様を一定の範囲・水準にそろえるための規格（JAS規格）を定めていた．2017（平成29）年6月の法改正により，上記に加えて，生産方法（プロセス），取扱方法（サービスなど），試験方法などにも規格対象が拡大された．

【用語解説】
健康増進法：国民の健康の増進の総合的な推進に関し基本的な事項を定めるとともに，国民の健康の増進を図るための措置を講じ，国民保健の向上を図ることを目的として定められた法律である．

3法の規定が統合されて，食品表示基準が新しく定められたんだ！

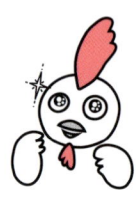

❶ 3法に基づく食品表示規準の策定

法　令	食品衛生法	JAS法	健康増進法
目的	●飲食に起因する衛生上の危害発生を防止	●農林物資の品質の改善 ●品質に関する適正な表示により消費者の選択に資する	●栄養の改善その他の国民の健康の増進を図る
表示に関する規定	＜5基準＞ ●食品衛生法の規定に基づく内閣府令 ●食品衛生法の規定に基づく乳及び乳製品並びにこれらを主要原料とする食品の表示の基準に関する内閣府令 ●乳を原材料とする加工食品の表示基準 ●栄養機能食品の表示基準 ●容器包装の面積により表示を省略できる食品	＜52基準＞ ●加工食品品質表示基準（1基準） ●個別の品質表示基準（加工）（46基準） ●生鮮食品品質表示基準（1基準） ●個別の品質表示基準（生鮮）（3基準） ●遺伝子組換えに関する表示に係る加工食品品質表示基準及び生鮮食品品質表示基準の規定に基づく農林水産大臣の定める基準（1基準）	＜1基準＞ ●栄養表示基準
表示関係以外	●食品，添加物，容器包装等の規格基準の策定 ●都道府県知事による営業の許可　など	●日本農林規格（JAS規格）の制定 ●JAS規格による格付　など	●国民健康・栄養調査の実施 ●特別用途食品に係る許可　など

これら58規準を食品表示規準に統合 ➡

食品表示法施行後も各法律に残る ➡

（東京都福祉保健局健康安全部. 食品表示法ができました！　2015年3月〈http://www.cao.go.jp/consumer/iinkai/2014/177/doc/20141104_shiryou2_3_part1.pdf〉／消費者庁食品表示企画課. 食品の新たな機能性表示制度の概要. 2014年11月／日本栄養士会編. 2016年度版 管理栄養士・栄養士必携―データ・資料集―. 第一出版；2016. p.322をもとに作成）

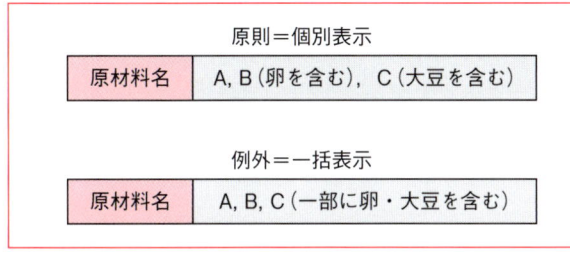

❷ アレルゲンの個別表示と一括表示の例

（東京都福祉保健局健康安全部. 食品表示法ができました！　2015年3月〈http://www.fukushihoken.metro.tokyo.jp/shokuhin/jourei/2016/files/1shingikai/siryo4.pdf〉より）

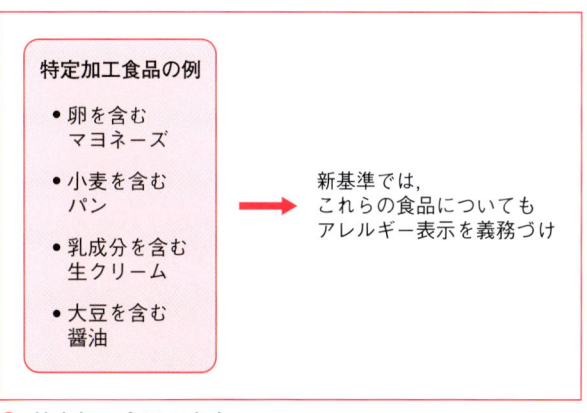

❸ 特定加工食品の廃止

する「一括表示」のどちらでもよいとされていた．しかし新基準では，アレルギー患者の商品選択の幅を広げ安全性を向上させるために，個別表示を原則とした．ただし，表示面積に限りがあり，一括表示でないと表示が困難な場合などでは，例外的に原材料の直後にまとめて括弧書きする方法を可能とした（❷）．

●特定加工食品やその拡大表記が廃止され，これらに分類されていた食品についても他の食品同様にアレルギー表示が義務づけられた（❸）．

●特定加工食品とは，一般的に特定原材料等により製造されていることが明白な加工食品のことである．たとえば，卵の特定加工食品として，マヨネーズ，オムレツ，親子丼，卵黄，卵白などがあげられる．その他，小麦では，パン，うどんなど，乳成分では，生クリーム，ヨーグルトなど，大豆では，醤油，みそなどがあげられる．

●特定加工食品が廃止されたことで，今後は原則として「マヨネーズ（卵を含む）」，「パン（小麦を含む）」，「生クリーム（乳成分を含む）」，「醤油（大豆を含む）」などのように，すべてのアレルゲンが表記される．

加工食品の栄養成分表示の義務化 [*1]

●食品の製造者，加工者，輸入者または販売者（食品関連事業者など）に対し，原則と

●MEMO●

食品表示基準を守らない食品関連事業者に対しては罰則が設けられている．たとえば，原産地の虚偽表示をした場合には2年以下の懲役または200万円以下の罰金（法人は1億円以下の罰金）が科される．

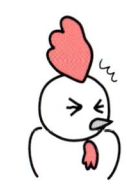

「特定加工食品」の表示は廃止されたんだね！

[*1] 本項「5 食品の表示に関する規準」の「栄養成分表示」（p.127）も参照.

3

食品の表示と規格基準

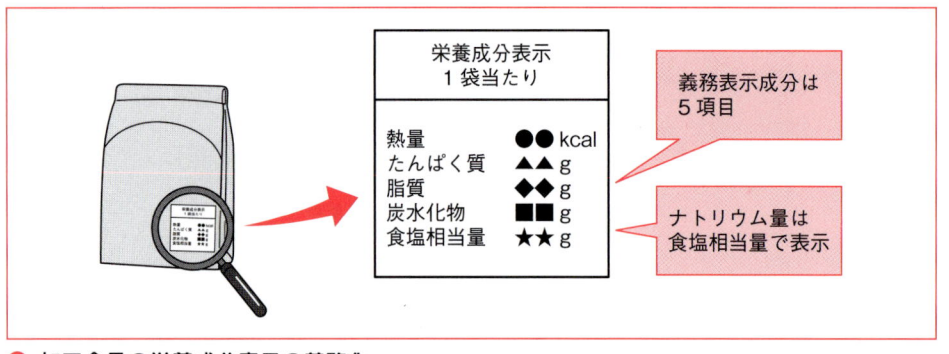

❹ 加工食品の栄養成分表示の義務化
(消費者庁．知っておきたい食品の表示．平成28年6月版・消費者向けをもとに作成)

して，あらかじめ包装されたすべての一般用加工食品への栄養成分表示が義務づけられた．

- 消費者にとっては栄養成分表示を見ることを習慣化することで，適切な食品選択や栄養成分の過不足の確認などに役立てられ，日々の栄養・食生活管理による健康増進に寄与することができる．
- 栄養成分表示の区分には，義務表示成分と任意表示成分がある．

義務表示成分（❹）

- 義務表示成分は，熱量，たんぱく質，脂質，炭水化物，ナトリウムの5項目である．
- ナトリウム量は食塩相当量に換算して表示する．計算式は，ナトリウム（mg）× 2.54 ÷ 1000 ÷ 食塩相当量（g）．なお，ナトリウム量と食塩相当量の両方を表示してもよい．
- 容器包装に入れられた加工食品には，義務表示成分5項目（熱量，たんぱく質，脂質，炭水化物，ナトリウム）を，この順に一定の値または下限値と上限値で表示しなければならない．

任意表示成分（❺）

- 任意表示成分は，上記の義務表示成分5項目以外のものである．
- 表示が推奨される成分として，飽和脂肪酸と食物繊維の2項目が定められている．
- その他の成分として，n-3系脂肪酸，n-6系脂肪酸，コレステロール，糖質，糖類，ミネラル類（ナトリウム除く），ビタミン類がある．また，トランス脂肪酸についても任意表示とされているが，健康リスク要因であるため，表示方法については今後も検討が必要であると考えられている．
- 糖質または食物繊維の量のいずれかを表示しようとする場合は，炭水化物の内訳として必ず両方を表示する．糖類は糖質の内訳であることがわかるように記載する．
- 飽和脂肪酸，n-3系脂肪酸，n-6系脂肪酸を記載する場合には，脂質の内訳として表示する．
- 食品表示基準に定めのない成分（コラーゲン，β-カロテン，ポリフェノールなど）に

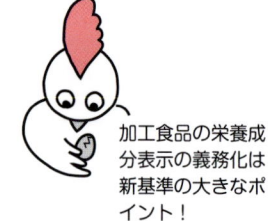

加工食品の栄養成分表示の義務化は新基準の大きなポイント！

●**MEMO**●
「ナトリウム」は「食塩相当量」で表示する．

推奨表示は「飽和脂肪酸」，「食物繊維」の2項目あるんだ！

❺ 任意表示成分を表示する場合の栄養成分表示の例

栄養成分表示 [1個（○g）あたり]	
熱量	○kcal
たんぱく質	○g
脂質	○g
—飽和脂肪酸	○g
—n-3系脂肪酸	○g
—n-6系脂肪酸	○g
コレステロール	○mg
炭水化物	○g
—糖質	○g
—糖類	○g
—食物繊維	○g
食塩相当量	○g
ビタミン類，ミネラル類（ナトリウムを除く）	○mg, ○μg
ポリフェノール	○mg

(東京都福祉保健局．栄養成分表示ハンドブック．〈http://www.fukushihoken.metro.tokyo.jp/shokuhin/hyouji/kyouzai/files/eiyouseibun_handbook.pdf〉より一部改変)

Column　トランス脂肪酸

　トランス型の二重結合を有する不飽和脂肪酸の総称．トランス脂肪酸摂取と心疾患の関連が報告されており，諸外国ではトランス脂肪酸含有量の表示義務化が進んでいる．

　一方，日本人の大多数のトランス脂肪酸摂取量は，WHOの目標（総エネルギー摂取量の1％未満）を下回っており，通常の食生活では健康への影響は小さいと考えられている．ただし，脂肪の多い菓子類や食品の食べすぎなど，偏った食事をしている場合は摂取量が多くなる可能性がある．

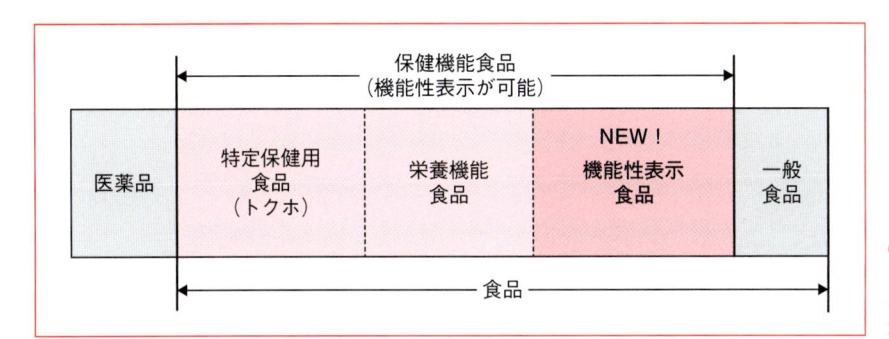

❻「機能性表示食品」制度の創設
（日本栄養士会編. 2016年度版 管理栄養士・栄養士必携―データ・資料集―. 第一出版; 2016. p.330より）

ついて含有量を記載するときは，基準に定められている表示とは区別して表示する.

新たな機能性表示制度の創設 *2

- 食品に機能性が表示できるものとして，特定保健用食品（トクホ），栄養機能食品に続いて，「機能性表示食品」の制度が創設された（❻）.
- 「機能性表示食品」は，特定保健用食品（トクホ）とは異なり，消費者庁長官の個別の許可を受けたものではない. 消費者庁長官に届け出た安全性や機能性に関する一定の科学的根拠に基づき，事業者の責任において機能性の表示を行うものである.
- 事業者は，販売日の60日前までに消費者庁長官に必要な事項を届け出る必要がある.

4 その他，旧制度からの主な変更点

加工食品と生鮮食品の区分統一

- JAS法と食品衛生法において異なっていた食品区分について，JAS法の考え方に基づき統一・整理された.
- 軽度の撒塩，生干し，調味などにより簡単な加工を施したもの（ドライマンゴーなど）は，食品衛生法では生鮮食品として扱われていたが，新基準ではJAS法に基づき加工食品に分類されたことから，加工食品としての表示（アレルゲン，製造所所在地，栄養成分表示〈一部は省略可能〉）が必要とされる.

製造所固有記号の使用ルール改善 （❼）

- これまで，製造所の所在地等の表示が義務づけられていたが，表示スペースの問題などにより，製造所固有記号と呼ばれる記号で代替的に表示することが認められていた.
- 新基準では，製造所固有記号の使用は原則として，同一製品を複数の工場で製造する場合に限り利用可能とされた.
- また，製造所固有記号を使用する場合には，①所在地等の情報提供を求められたときの回答者の連絡先，②所在地等を表示したウェブサイトのアドレス，③製品製造を行っているすべての製造所所在地，のいずれかを表示することが義務づけられた.

栄養強調表示のルール改善

- 栄養強調表示とは，栄養成分の量あるいは熱量について，「高〜」「たっぷり」「低〜」「控えめ」あるいは「無添加」等の表示をするもの（❽）. 絶対表示と相対表示がある.
- 絶対表示の例として，糖類ゼロ，無糖など糖類を含まない旨の強調表示は，食品100 g（ml）あたりの糖類が0.5 g未満の場合に認められる. ナトリウムの場合は，食品100 g（ml）あたりのナトリウム量が5 mg未満の場合に，含まない旨の表示が認められる.
- 相対表示は，他の食品と比較して栄養成分の量や割合が「強化された」あるいは「低減された」ことを強調する表示のことである. たとえば「当社従来品に比べて○○30％カット」などの表示がこれにあたる. 新基準では，定められている基準値以上の絶対差に加えて，25％以上の相対差があれば表示できることになった.
- 糖類やナトリウム塩の無添加に関する強調表示は，一定の要件を満たす必要がある.
- 「高い」「低い」などに言及せずに栄養成分名のみを目立たせて表示するものについて

*2 第3章「2 健康や栄養に関する表示の制度」（p.130）も参照.

【用語解説】

特定保健用食品：健康の維持増進に役立つことが科学的根拠に基づいて認められており，機能性表示が許可されている食品のこと. 個別（食品ごと）に有効性や安全性について審査を受け，表示について国（消費者庁長官）の許可を受ける必要がある. 特定保健用食品および条件付き特定保健用食品には，許可マークが付される.

栄養機能食品：一日に必要な栄養成分（ビタミン，ミネラルなど）が不足しがちな場合，その補給のために利用できる食品のこと. すでに科学的根拠が確認された栄養成分を一定の基準量含む食品であれば，届け出をしなくても，国が定めた表現によって機能性を表示できる.
第3章「2 健康や栄養に関する表示の制度」の❷（p.131）参照.

3

食品の表示と規格基準

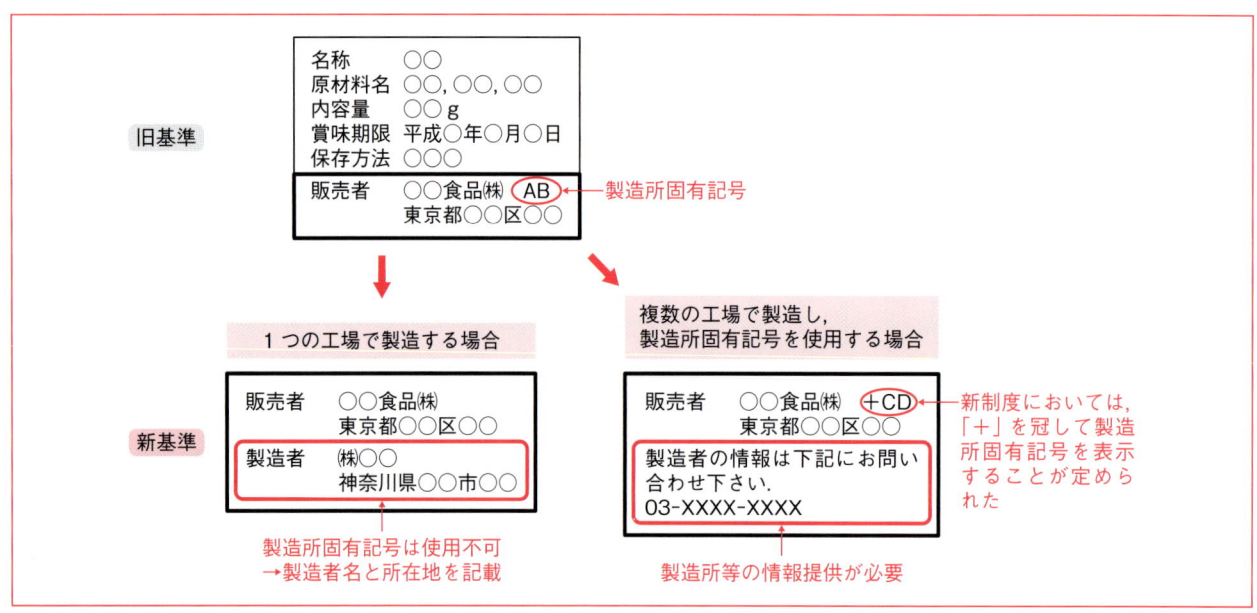

❼ 製造所固有記号の表示例
（消費者庁．新たな製造所固有記号制度の概要〈http://www.caa.go.jp/foods/pdf/160127_siryo_1.pdf〉／東京都福祉保健局健康安全部．食品表示法ができました！ 2015年3月〈http://www.fukushihoken.metro.tokyo.jp/shokuhin/jourei/2016/files/1shingikai/siryo4.pdf〉をもとに作成）

❽ 栄養強調表示の方法

強調表示の種類	補給ができる旨の表示（多いことを強調）			適切な摂取ができる旨の表示（少ないことを強調）			添加していない旨の表示
	高い旨	含む旨	強化された旨	含まない旨	低い旨	低減された旨	無添加強調表示
	絶対表示		相対表示	絶対表示		相対表示	
強調表示に必要な主な基準	・基準値以上であること	・基準値以上の絶対差 ・相対差（25％以上）※ ・強化された量（割合）および比較対象品名を明記		・基準値未満であること		・基準値以上の絶対差 ・相対差（25％以上） ・低減された量（割合）および比較対象品名を明記	・該当栄養成分が添加されていないこと
強調表示の表現例	・高○○ ・△△豊富 ・××多く含む	・○○含有 ・△△入り ・××源	・○○30％アップ ・△△2倍	・無○○ ・△△ゼロ ・ノン×× ・☆ ☆ フリー	・低○○ ・△△控えめ ・××ライト	・○○30％カット ・△△〜gオフ ・××ハーフ	・○○無添加 ・○○不使用
該当する栄養成分	たんぱく質，食物繊維，ミネラル類（ナトリウムを除く），ビタミン類			熱量，脂質，飽和脂肪酸，コレステロール，糖類，ナトリウム			糖類，ナトリウム塩

※強化された旨の相対差（＞25％）は，たんぱく質及び食物繊維のみに適用
（東京都福祉保健局健康安全部．食品表示法ができました！ 2015年3月〈http://www.fukushihoken.metro.tokyo.jp/shokuhin/jourei/2016/files/1shingikai/siryo4.pdf〉より）

は，栄養強調表示の基準は適用されないが，消費者に誤認を与えないよう適切に表記することが求められる．

栄養機能食品のルール変更 *³

● これまで栄養機能食品として表示が認められていた成分は，ビタミン12種類（ナイアシン，パントテン酸，ビオチン，ビタミンA，ビタミンB_1，ビタミンB_2，ビタミンB_6，ビタミンB_{12}，ビタミンC，ビタミンD，ビタミンE，葉酸）およびミネラル5種類（亜鉛，カルシウム，鉄，銅，マグネシウム）であった．

● 新基準では，栄養成分の機能表示ができるものとして新たに「n-3系脂肪酸」，「ビタミンK」，「カリウム」の3種類が追加された．

● 従来は生鮮食品のなかでは鶏卵のみが栄養機能食品の対象であったが，新基準では，鶏卵以外の生鮮食品（野菜，果物等）にも適用が認められた．ただし，生鮮食品に栄養成分の機能を表示する場合，保存方法も明記する必要がある（常温保存は除く）．

● さらに，加熱などにより栄養成分に大きく変化が生じる生鮮食品については，その成分量が定められた基準の上下限値の範囲内にあることを担保する調理法を表示することが求められる．

*³ 第3章「2 健康や栄養に関する表示の制度」（p.130）も参照．

栄養機能食品の対象成分に「n-3系脂肪酸」「ビタミンK」「カリウム」の3種類が追加されたよ！

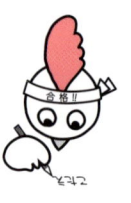

栄養機能食品は鶏卵以外の生鮮食品（野菜，果物等）にも適用されるんだね！

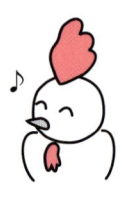

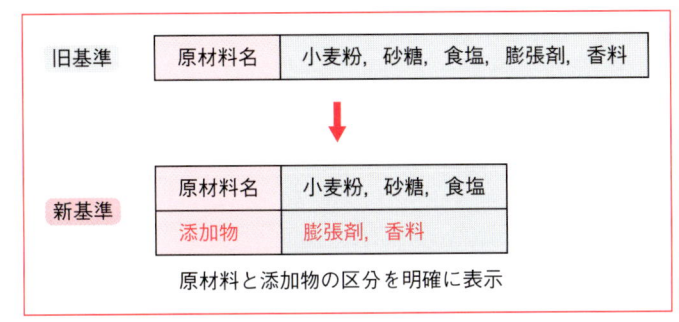

❾ 原材料名の表示方法の例
(東京都福祉保健局健康安全部. 食品表示法ができました！ 2015年3月〈http://www.fukushihoken.metro.tokyo.jp/shokuhin/jourei/2016/files/1shingikai/siryo4.pdf〉をもとに作成)

原材料名表示等のルール変更

- パン類, 食用植物油脂, ドレッシングおよびドレッシングタイプ調味料, 風味調味料は, 他の加工食品同様, 原材料または添加物を区分し, それぞれに占める重量割合の高いものから順に表示する.
- 複合原材料表示について, それを構成する原材料を分割して表示したほうがわかりやすい場合は, 分割して表示可能とする.
- プレスハム, 混合プレスハムは, ソーセージや混合ソーセージと同様, 「でん粉含有率」の表示事項の項目を立てて表示する.

添加物の表示ルール改善

- 一般消費者向け：新たに「内容量」,「表示責任者の氏名又は名称及び住所」を表示する.
- 業務用：新たに「表示責任者の氏名又は名称及び住所」を表示する.

通知等に規定されていた表示ルールの一部を基準に規定

- 通知等に規定されていた以下の表示ルールが食品表示基準に統合された.
  ①フグ食中毒対策およびボツリヌス食中毒対策の表示
  ②食品表示基準と通知等にまたがって表示ルールが示されていたもの(栄養素等表示基準値など)

表示レイアウトの改善

- これまでは表示可能面積がおおむね30 cm²以下の場合, 安全性に関する表示項目(名称, 保存方法, 消費期限または賞味期限, 表示責任者, アレルゲン, L-フェニルアラニン化合物を含む旨)は表示が不要だったが, 新基準では省略不可となった.
- 新基準では, 原材料と添加物の区分を明確に表示することが義務づけられた. なお, 原材料の含有量の多い順で表示し, 続いて食品添加物の含有量の多い順で表示するという原則には変更はない(❾).

経過措置期間

- 食品表示法では, 食品の製造者, 加工者, 輸入者または販売者(食品関連事業者等)に対しては, 消費者等に販売されるすべての食品に食品表示が義務づけられた.
- ただし, 経過措置期間として, 加工食品と添加物は施行(2015〈平成27〉年4月1日)から5年間(2020〈平成32〉年3月31日まで), 生鮮食品は1年6か月の間(2016〈平成28〉年9月30日まで), 旧制度に基づく表示が認められた.

5　食品の表示に関する基準

期限表示

- 期限表示は, これまでJAS法に定められていたが, 2015(平成27)年4月より食品表示法に統合された.

3
食品の表示と規格基準

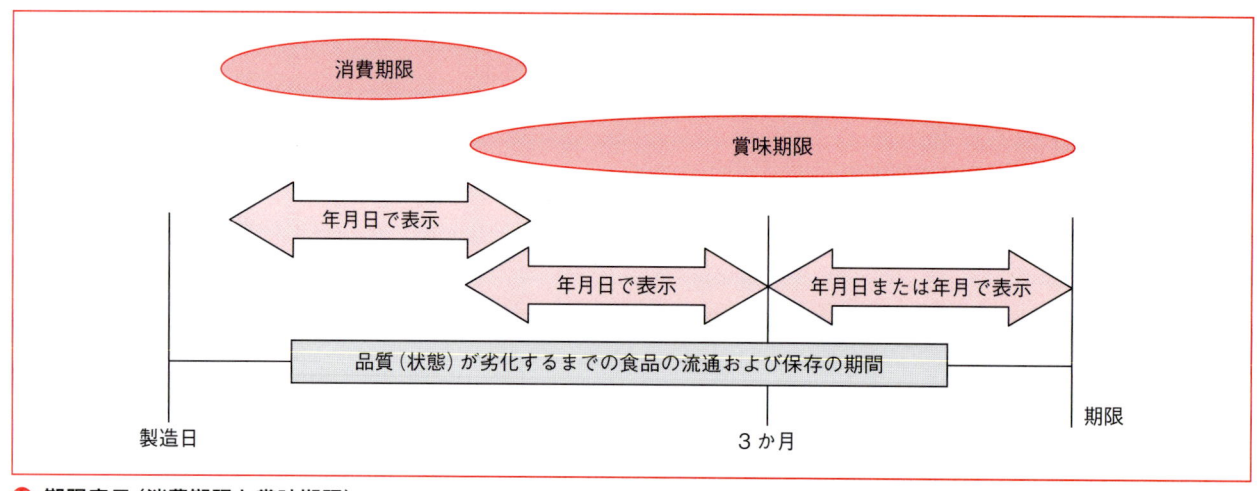

⑩ 期限表示（消費期限と賞味期限）

（消費者庁．加工食品の表示に関する共通Q＆A〈http://www.caa.go.jp/foods/qa/kyoutsuu02_qa.html〉より一部改変）

3

食品の表示と規格基準

- すべての加工食品には，賞味期限または消費期限のどちらかが表示される（⑩）．
- 期限表示は開封する前の製品の期限であり，開封後は期限表示にかかわらずできるだけ早めに食べるほうがよい．

消費期限

- 袋や容器を開けないままで，定められた保存方法を守って保存した場合において，腐敗，変敗その他の品質の劣化に伴い安全性を欠くこととなるおそれがないと認められる期限を示す年月日のことである．
- 弁当，サンドイッチ，ケーキなど，品質が急速に劣化しやすい食品に表示される．
- 期限を過ぎたものは安全衛生上，食べないほうがよいとされている．

賞味期限

- 袋や容器を開けないままで，定められた保存方法を守って保存した場合において，期待されるすべての品質の保持が十分に可能であると認められる期限を示す年月日のことである．
- 製造後3か月以上の保存が可能な食品の賞味期限は，年月で表示されることもある．
- 美味しく食べられる期限を指しており，この期限を過ぎたからといって，すぐに食べられなくなるということではない．
- 消費期限表示のある食品に比べて劣化しにくい食品（スナック菓子，カップ麺，缶詰，ペットボトル飲料など）に表示されている．

栄養成分表示 *4

- 消費者に販売される容器包装に入れられた加工食品および添加物において，食品表示基準に基づき，栄養成分表示が義務づけられている*5．
- ただし，栄養成分表示が省略できる食品もある．たとえば，①きわめて短期間（3日以内）で原材料が変更されるもの（日替わり弁当など），②消費税法第9条に規定する小規模事業者が販売するもの，③容器包装の表示可能面積がおおむね30 cm^{2}以下であるもの，④食品を製造・加工した場所で販売するもの（外食などの対面販売や，スーパーマーケットのバックヤードで製造され販売される食品など），⑤酒類，などは表示を省略できる．
- 経過措置期間（加工食品および添加物は2020〈平成32〉年3月31日まで）においては，以前の健康増進法に定められていた栄養表示基準に基づく表示が認められている．

品質表示基準

- 品質表示基準制度はJAS法に定められていたが，2015（平成27）年4月より食品表示法に統合された．

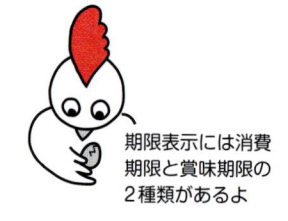

期限表示には消費期限と賞味期限の2種類があるよ

 豆知識

以前は製造年月日の表示が必要であったが，以下の理由などにより，平成7年（1995年）に期限表示をするよう変更された．

①保存技術の進歩により，製造年月日だけではいつまで日もちするか，わからなくなっていたこと

②製造年月日表示が返品や廃棄を増大させていたこと

③国際規格（包装食品の表示に関するコーデックス一般規格）との調和が求められたこと

このため，製造年月日のみを表示することは認められなくなったが，事業者が消費期限または賞味期限の表示を適切に行ったうえで，必要に応じて，消費者への情報提供として，任意で製造年月日を表示することは可能である．

*4 第3章「2 健康や栄養に関する表示の制度」（p.130）も参照．

*5 本項「3 食品表示規準（新基準）の主なポイント」の「加工食品の栄養成分表示の義務化」（p.123）も参照．

- 生鮮食品（農産物，畜産物，水産物など），加工食品，遺伝子組換え食品などの表示基準は個別に定められている．
- 遺伝子組換え食品として義務表示の対象となる食品は，これまでと同様に，農作物8種（大豆〈枝豆，大豆もやしを含む〉，とうもろこし，ばれいしょ，菜種，綿実，アルファルファ，てん菜，パパイヤ）とその加工食品33種（豆腐・油揚げ類，コーンスターチ，ばれいしょでん粉など）である．
- 経過措置期間中であれば，従前のJAS法に基づく表示が認められる．加工食品と添加物は，食品表示法施行（2015〈平成27〉年4月1日）から5年間（2020〈平成32〉年3月31日まで），生鮮食品は1年6か月（2016〈平成28〉年9月30日まで）の猶予期間があるとされた．

参考文献
・清水敏雄．食品安全の表示と科学―食品表示法を理解する．同文書院；2015．
・日本栄養士会編．2016年度版 管理栄養士・栄養士必携―データ・資料集―．第一出版；2016．
・消費者庁．早わかり食品表示ガイド（事業者向け）～食品表示基準に基づく表示～．平成28年6月．http://www.caa.go.jp/foods/pdf/jas_1606_all.pdf
・消費者庁．知っておきたい食品の表示（消費者向け）．平成28年6月．http://www.caa.go.jp/foods/pdf/syoku_hyou_all.pdf
・消費者庁．食品表示法に基づく栄養成分表示のためのガイドライン．第1版．平成27年3月．http://www.caa.go.jp/foods/pdf/150331_GL-nutrition.pdf
・東京都福祉保健局．食品表示法ができました！　平成27年3月．http://www.fukushihoken.metro.tokyo.jp/shokuhin/jourei/2016/files/1shingikai/siryo4.pdf

3

食品の表示と規格基準

カコモン に挑戦 ‼

◆ 第28回-64

食品の期限表示に関する記述である．正しいのはどれか．1つ選べ．
(1) 消費期限は，品質が急速に劣化しやすい食品に表示される．
(2) 消費期限は，年月表示でもよい．
(3) 賞味期限は，包装容器を開封した後にも適用される．
(4) 期限表示した場合には，保存方法の表示は省略できる．
(5) 砂糖や食塩にも期限表示が必要である．

◆ 第31回-61

特定原材料として表示が義務付けられている食品である．正しいのはどれか．2つ選べ．
(1) 大豆
(2) 落花生
(3) 鶏肉
(4) さば
(5) えび

◆ 第35回-58

食品表示基準に基づく一般用加工食品の表示に関する記述である．誤っているのはどれか．1つ選べ．
(1) 品質の劣化が極めて少ないものは，消費期限または賞味期限の表示を省略することができる．
(2) 飽和脂肪酸の量の表示は，推奨されている．
(3) 100g当たりのナトリウム量が5mg未満の食品には，食塩を含まない旨の強調表示ができる．
(4) 栄養機能食品では，原材料の栄養成分量から得られた計算値を，機能成分の栄養成分表示に用いることができる．
(5) 卵を原材料に含む場合は，アレルゲンの表示が義務づけられている．

解答＆解説

◆ 第28回-64　正解（1）
正文を提示し，解説とする．
(1) 消費期限は，品質が急速に劣化しやすい食品に表示される．
(2) 消費期限には，年月日を表示しなければならない．なお，製造後3か月以上の保存が可能な食品の賞味期限は，年月で表示されることもある．
(3) 賞味期限は，開封する前の状態で定められた方法により保存した場合に適用される．
(4) 期限表示した場合でも，保存方法の表示は省略できない．
(5) 砂糖や食塩には期限表示は必要ない．（チューインガムやアイスクリームなどの冷凍食品にも必要ない．）

◆ 第31回-61　正解（2）（5）

◆ 第35回-58　正解（4）
正文を提示し，解説とする．
(4) 栄養機能食品では，原材料ではなく当該食品に含まれる栄養成分量が，定められた上・下限値の基準に適合していることが必要である．

2 健康や栄養に関する表示の制度

学習目標
- 保健機能食品の種類と制度を理解する
- 特別用途食品の種類と制度を理解する
- 栄養成分表示と強調表示を理解する

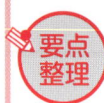
要点整理
✓ 機能性を表示できる保健機能食品は，特定保健用食品，機能性表示食品，栄養機能食品である．このうちの特定保健用食品は，特別の用途に適する旨を消費者庁長官の許可を受けて表示する特別用途食品に位置づけられている．

✓ 特定保健用食品は，有効性や安全性について国の審査を受け，消費者庁長官により許可または承認された食品である．

✓ 機能性表示食品は，科学的根拠に基づき，特定の保健の目的が期待できる旨を事業者の責任において表示する食品で，消費者庁長官への届け出の義務がある．

✓ 栄養機能食品は，体の健全な成長，発達，健康の維持に必要な栄養成分の補給・補完の目的で摂取する食品で，国が定める基準に従い栄養成分の機能を表示する．

✓ 食品表示法に基づき，容器包装に入れられた加工食品には栄養成分表示が義務づけられている．熱量，たんぱく質，脂質，炭水化物，食塩相当量の順に，一定の値または下限値と上限値で表示する．

1 食品の分類と保健機能食品の位置づけ（❶）

- われわれが摂取する飲食物は，食品衛生法などに規定される食品と，「医薬品，医療機器等の品質，有効性及び安全性の確保等に関する法律」（医機法〈旧薬事法〉）で規定される医薬品等に区分されている．

- 食品のうち，食品の三次機能（生体調節機能）による疾病予防や健康の維持・増進が期待できる旨の機能性の表示（ヘルスクレーム）ができるものが保健機能食品（food with health claims：FHC）である．

- 現在のわが国における保健機能食品は，特定保健用食品，栄養機能食品，機能性表示食品の3つであり，国の許可などの必要性や食品の目的や機能などの違いがある（❷）．

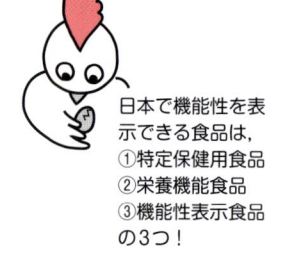
日本で機能性を表示できる食品は，
①特定保健用食品
②栄養機能食品
③機能性表示食品
の3つ！

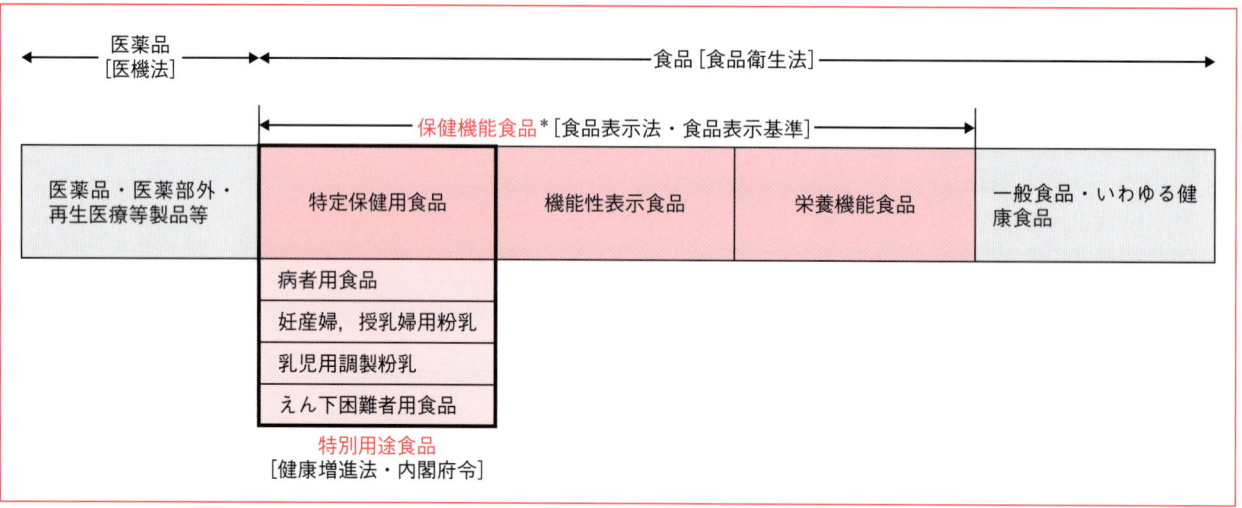

❶ 保健機能食品の位置づけ
＊：機能性が表示できる．
[ ] は，規定している法律等．

食品の表示と規格基準　3

❷ 保健機能食品の分類と特徴

名　称	特定保健用食品	機能性表示食品	栄養機能食品
制度・国の審査	個別審査型 （一部規格基準型） 国が有効性・安全性を審査，消費者庁長官が許可 1. 個別評価型 2. 疾病リスク低減表示 3. 規格基準型 4. 条件付き特定保健用食品	消費者庁に事前届出型 （一定要件を満たせば事業者責任で表示）	規格基準型（自己認証）
表　示	構造・機能表示，疾病リスク低減表示 例：おなかの調子を整える	構造・機能表示 例：おなかの脂肪（内臓脂肪）をはじめとする体脂肪を減らすことをサポート	国が定めた栄養機能表示 例：カルシウムは骨や歯の形成に必要な栄養素
対象成分	食物繊維（難消化デキストリン等），オリゴ糖，茶カテキン，乳酸菌など（❸）	特別用途食品，栄養機能食品，アルコール飲料，塩分等の過剰摂取につながるものは除く，定量および定性確認が可能で作用機序が明確なもの	ビタミン13種類，ミネラル6種類，n-3系脂肪酸
対象食品	加工食品，カプセルなどのサプリメント形状も可能（ただし，現状はほとんど許可されていない）	生鮮食品，加工食品，サプリメント形状の加工食品（容器包装されたもの）	加工食品，錠剤やカプセル形状の食品（カリウムは除く），生鮮食品
許可マーク・表示	消費者庁許可 特定保健用食品　消費者庁許可 条件付き 特定保健用食品	機能性表示食品 （許可マークではない）	なし
表示事項 （加工食品共通）	名称，保存の方法，消費期限または賞味期限，原材料名，添加物，内容量または固形量および内容総量，栄養成分の量および熱量，食品関連事業者の氏名または名称および住所，製造所または加工所の所在地，製造者の氏名（法人にあっては，その名称）		
表示事項 （保健機能食品関連）	特定保健用食品である旨	機能性表示食品である旨	栄養機能食品である旨および当該栄養成分の名称
	許可を受けた表示の内容	科学的根拠を有する機能性関与成分および当該成分または当該成分を含有する食品が有する機能性	栄養成分の機能
	栄養成分（関与成分を含む）の量および熱量	栄養成分の量および熱量（1日あたりの摂取目安あたりの量）	消費者庁長官の個別の審査を受けたものではない旨
	関与成分について栄養素等表示基準値が示されているものにあっては，1日あたりの摂取目安量に含まれる当該関与成分の栄養素等表示基準値に対する割合	1日あたりの摂取目安量あたりの機能性関与成分の含有量	1日あたりの摂取目安量に含まれる機能に関する表示を行っている栄養成分の量が，栄養素等表示基準値に占める割合
	許可証票	届出番号	栄養素等表示基準値の対象年齢および基準熱量に関する文言
		食品関連事業者の連絡先	特定の対象者に対し注意を必要とするものにあっては，当該注意事項
		機能性および安全性について，国による評価を受けたものでない旨	
		疾病の診断，治療，予防を目的としたものではない旨	
		疾病に罹患している者，未成年，妊産婦（妊娠を計画している者を含む）および授乳婦に対し訴求したものではない旨（生鮮食品を除く）	
		疾病に罹患している者は医師，医薬品を服用している者は医師，薬剤師に相談したうえで摂取すべき旨	
		体調に異変を感じた際は速やかに摂取を中止し医師に相談すべき旨	
	1日あたりの摂取目安量，摂取の方法，摂取をするうえでの注意事項，バランスのとれた食生活の普及啓発を図る文言，調理または保存の方法に関し特に注意を必要とするものにあっては当該注意事項		

3

食品の表示と規格基準

2 保健機能食品

特定保健用食品（トクホ）

制度の概略

- 特定保健用食品（food for specified health uses：FOSHU）は，健康増進法（平成14年法律第103号）第26条第1項または第29条第1項の規定に基づき，食生活において「特別の用途」の一つである「特定の保健」の目的で摂取をする者に対し，その摂取により当該保健の目的が期待できる旨を表示することができる食品であり，特別用途食品の一つとして位置づけられている．
- 生理的機能や特定の保健機能を示す有効性および安全性などに関する国の審査を受け，科学的な根拠の存在が確認された範囲内で，特定の保健の用途を表示することについて，消費者庁長官により許可または承認された食品である（❸）．
- 許可を受けた特定保健用食品には，許可マーク（❷参照）が付されている．
- 許可・承認食品の一覧は消費者庁のホームページに掲載されている．1991年の制度開始以降，年間新規許可数は2007年がピークであり（❹），2021（令和3）年9月28日現在，1,076（承認1品目を含む）品目に達している．
- 個別評価型，疾病リスク低減表示，規格基準型，条件付き特定保健用食品の4つに分類される．
- 申請区分としては，さらに「再許可等」があり，すでに許可等が行われた特定保健用食品から，商品のリニューアルの場合やOEM*¹で他社からトクホを導入するときに利用される．申請許可件数の約半分を占めている．
- 容器包装（またはその添付文書）には，食品表示基準*²に基づき，❷に示す表示事項を表示しなければならない．
- 医薬品と誤解されるような，疾病の診断・治療や予防に関する表現は認められない．

特定保健用食品の分類

個別評価型

- 1991年創設．
- 従来型の特定保健用食品であり，個別に生理的機能や特定の保健機能を示す有効性および安全性などに関する国の審査を受けた食品である．許可食品全体の約半数を占めている．

特定保健用食品（疾病リスク低減表示）

- 2005年施行．英語名はreduction of disease risk FOSHU.
- 関与成分の疾病リスク低減効果が医学的・栄養学的に確立されており，疾病リスク低減表示を認める特定保健用食品である．
- カルシウムと葉酸の2つの成分が許可されている（❺）．ただし現在のところ，葉酸を含む特定保健用食品はない．

特定保健用食品（規格基準型）

- 2005年施行．英語名はstandardized FOSHU.
- 特定保健用食品としての許可実績が十分であるなど科学的根拠が蓄積されている関与成分について規格基準を定め，消費者委員会の個別審査なく，事務局において規格基準に適合するか否かの審査を行い許可される特定保健用食品である．
- 食物繊維，オリゴ糖，難消化性デキストリンの3つの成分について，機能別に4区分で認められている（❻）．

条件付き特定保健用食品

- 2005年施行．英語名はqualified FOSHU.
- 特定保健用食品の審査で要求している有効性の科学的根拠のレベルには届かないが一定の有効性が確認される食品について，限定的な科学的根拠（❼）である旨の表示を

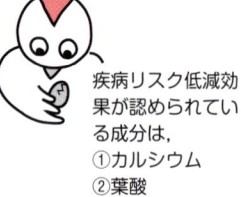

疾病リスク低減効果が認められている成分は，
①カルシウム
②葉酸
の2つ！

❸ 表示許可・承認されている特定保健用食品（平成29年10月10日現在）

	保健の用途の表示内容		代表的な関与成分		許可件数
1	おなかの調子を整える食品	オリゴ糖類	乳果オリゴ糖，イソマルトオリゴ糖，ガラクトオリゴ糖，ポリデキストロース，キシロオリゴ糖，大豆オリゴ糖		358
		乳酸菌類	乳酸菌，ビフィズス菌		
		食物繊維類	寒天由来の食物繊維，低分子化アルギン酸ナトリウム，難消化性デキストリン，小麦ふすま由来の食物繊維，サイリウム種皮由来の食物繊維		
		オリゴ糖類および食物繊維類（複数の成分）	ガラクトオリゴ糖，ポリデキストロース		
		その他の成分	プロピオン酸菌による乳清発酵物（DHNAとして）		
2	おなかの調子に気をつけている人，体脂肪が気になる人の食品	コーヒー豆マンノオリゴ糖（マンノビオースとして）			6
3	コレステロールが高めの人に適する食品	キトサン，植物ステロールエステル，植物ステロール，低分子化アルギン酸ナトリウム，大豆たんぱく質，ブロッコリー・キャベツ由来SMCS，茶カテキン			90
4	コレステロールが高めの人，おなかの調子を整える食品	低分子化アルギン酸ナトリウム，サイリウム種皮由来の食物繊維			23
5	血圧が高めの人に適する食品	カゼインドデカペプチド，ラクトトリペプチド，ごまペプチド，杜仲葉配糖体，コーヒーポリフェノール（クロロゲン酸），燕龍茶フラボノイド，わかめペプチド，ローヤルゼリーペプチド，γ-アミノ酪酸，酢酸			109
6	ミネラルの吸収を助ける食品	CCM（クエン酸リンゴ酸カルシウム），CPP（カゼインホスホペプチド）			2
7	おなかの調子を整え，ミネラルの吸収を助ける食品	乳果オリゴ糖，フラクトオリゴ糖			3
8	骨の健康が気になる人に適する食品	MBP®（乳塩基性たんぱく質），カルシウム〔疾病リスク低減表示トクホ〕，大豆イソフラボン，ビタミンK₂，ポリグルタミン酸			43
9	虫歯の原因になりにくい食品	歯を丈夫で健康にする	キシリトール，リン酸-水素カルシウム，CPP-ACP（乳たんぱく分解物），フクロノリ抽出物（フノランとして）		86
		虫歯になりにくい	キシリトール，パラチノース，還元パラチノース，エリスリトール，茶ポリフェノール，緑茶フッ素		
		口内環境を整える	リン酸化オリゴ糖カルシウム（Pos-Ca）		
	歯の健康維持に役立つ食品	カルシウムの吸収を助ける	CCM（クエン酸リンゴ酸カルシウム），CPP（カゼインホスホペプチド），ビタミンK₂，フラクトオリゴ糖，ポリグルタミン酸		
		カルシウムの維持に役立つ	大豆イソフラボン		
		歯茎	ユーカリ抽出物，カルシウム，大豆イソフラボン		
10	血糖値が気になる人に適する食品	L-アラビノース，グァバ葉ポリフェノール，難消化性デキストリン，小麦アルブミン，難消化性再結晶アミロース，チオシクリトール，サラシア，大麦若葉由来食物繊維〔条件付きトクホ〕			186
11	中性脂肪や体脂肪が気になる人の食品	中性脂肪を抑える食品	DHA，EPA，ウーロン茶重合ポリフェノール，グロビン蛋白分解物（VVYPとして），難消化性デキストリン，β-コングリシニン，モノグルコシルヘスペリジン，高分子紅茶ポリフェノール		65
		体脂肪がつきにくい食品	ウーロン茶重合ポリフェノール，クロロゲン酸類，ケルセチン配糖体，コーヒー豆マンノオリゴ糖，茶カテキン，りんご由来プロシアニジン，葛の花エキス，中鎖脂肪酸		98
12	血中中性脂肪が高めの人，体脂肪が気になる人の食品	ウーロン茶重合ポリフェノール			2
13	血糖値と血中中性脂肪が気になる人の食品	難消化性デキストリン			5
14	体脂肪が気になる人，コレステロールが高めの人の食品	茶カテキン			8
15	肌が乾燥しがちな人の食品	グルコシルセラミド			1
	合計				1,085

（消費者庁．特定保健用食品許可（承認）品目一覧より作成）

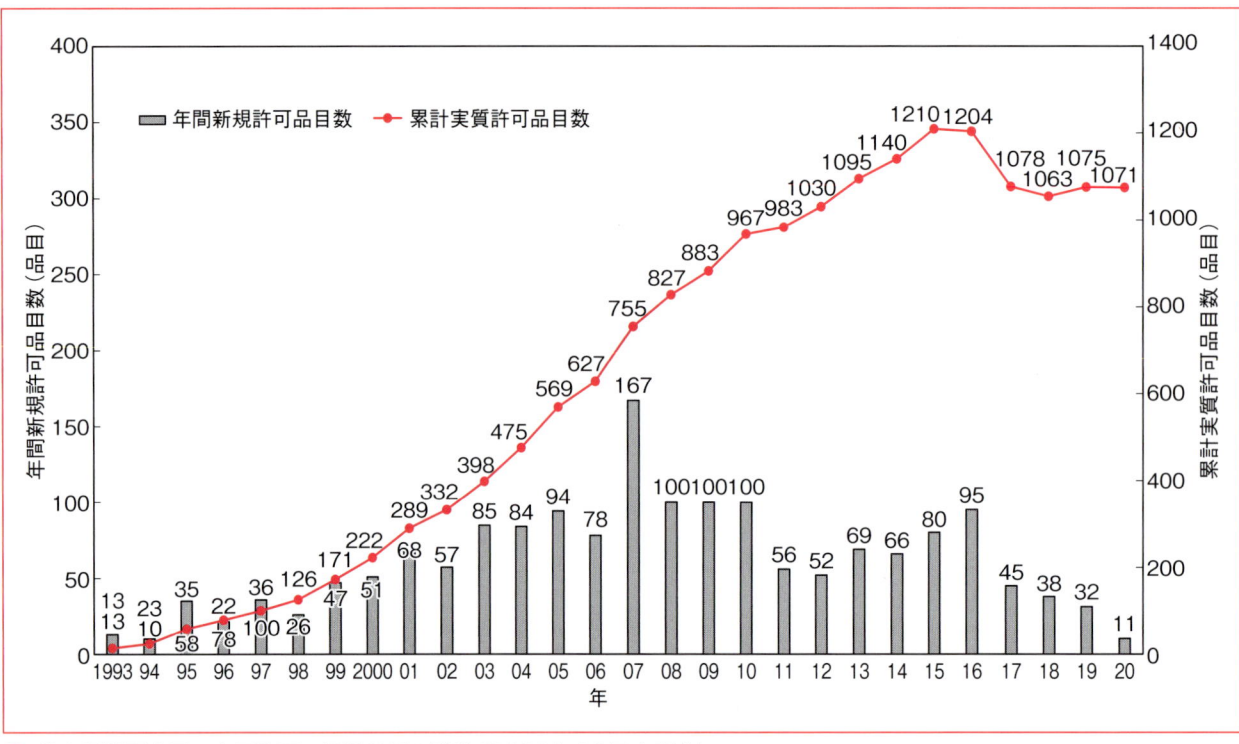

④ 特定保健用食品の表示許可・承認品目の推移（2020年12月末現在）

累計実質許可品目数＝累計許可品目数ー同失効品目数

（公益財団法人 日本健康・栄養食品協会〈http://www.jhnfa.org/topic386.pdf〉より）

⑤ 疾病リスク低減表示が許可される関与成分

関与成分	特定の保健の用途に係る表示	摂取をする上での注意事項	1日摂取目安量の下限値	1日摂取目安量の上限値
カルシウム（食品添加物公定書等に定められたもの又は食品等として人が摂取してきた経験が十分に存在するものに由来するもの）1日摂取目安量：300 mg〜700 mg	この食品はカルシウムを豊富に含みます．日頃の運動と適切な量のカルシウムを含む健康的な食事は，若い女性が健全な骨の健康を維持し，歳をとってからの骨粗鬆症になるリスクを低減するかもしれません．	一般に疾病は様々な要因に起因するものであり，カルシウムを過剰に摂取しても骨粗鬆症になるリスクがなくなるわけではありません．	300 mg	700 mg
葉酸（プテロイルモノグルタミン酸）1日摂取目安量：400 µg〜1,000 µg	この食品は葉酸を豊富に含みます．適切な量の葉酸を含む健康的な食事は，女性にとって，二分脊椎などの神経管閉鎖障害を持つ子どもが生まれるリスクを低減するかもしれません．	一般に疾病は様々な要因に起因するものであり，葉酸を過剰に摂取しても神経管閉鎖障害を持つ子どもが生まれるリスクがなくなるわけではありません．	400 µg	1,000 µg

（消費者庁．食品表示基準第259号〈平成26年10月30日〉別添4より）

することを条件として許可される特定保健用食品である．ただし現在のところ，大麦若葉由来食物繊維の1件のみである．

● 許可表示の仕方は，「○○を含んでおり，根拠は必ずしも確立されていませんが，△△に適している可能性がある食品です．」とする．

機能性表示食品

制度の概要

● 機能性表示食品（food with function claims：FFC）の制度は，2015年4月1日施行．

● 事業者の責任において，機能性関与成分によって，特定の保健の目的（疾病リスクの低減に係るものを除く）が期待できる旨を科学的根拠に基づいて包装容器に表示する食品である．ただし，関与成分として，食事摂取基準が定められた栄養素および食品表示基準別表第9（**8**）に掲げられた成分は対象外である．

【用語解説】

機能性表示食品に表示される機能性関与成分：難消化性デキストリン（血中中性脂肪や血糖値の上昇を抑制する作用），DHA・EPA（血中中性脂肪の上昇を抑制），GABA（血圧が高めの人に適した機能），ヒアルロン酸ナトリウム（肌のうるおい），イソフラボン（体脂肪を減らす），ビフィズス菌（便通改善効果），ルテイン（眼の健康）などの機能が表示されている．

❻ 特定保健用食品（規格基準型）制度における規格基準

区　分	第1欄	第2欄	第3欄	第4欄
	関与成分	1日摂取目安量	表示できる保健の用途	摂取上の注意事項
I（食物繊維）	難消化性デキストリン（食物繊維として）	3〜8g	○○（関与成分）が含まれているのでおなかの調子を整えます．	摂り過ぎあるいは体質・体調によりおなかがゆるくなることがあります．多量摂取により疾病が治癒したり，より健康が増進するものではありません．他の食品からの摂取量を考えて適量を摂取して下さい．
	ポリデキストロース（食物繊維として）	7〜8g		
	グアーガム分解物（食物繊維として）	5〜12g		
II（オリゴ糖）	大豆オリゴ糖	2〜6g	○○（関与成分）が含まれておりビフィズス菌を増やして腸内の環境を良好に保つので，おなかの調子を整えます．	摂り過ぎあるいは体質・体調によりおなかがゆるくなることがあります．多量摂取により疾病が治癒したり，より健康が増進するものではありません．他の食品からの摂取量を考えて適量を摂取して下さい．
	フラクトオリゴ糖	3〜8g		
	乳果オリゴ糖	2〜8g		
	ガラクトオリゴ糖	2〜5g		
	キシロオリゴ糖	1〜3g		
	イソマルトオリゴ糖	10g		
III（食物繊維）	難消化性デキストリン（食物繊維として）	4〜6g※	食物繊維（難消化性デキストリン）のはたらきにより，糖の吸収をおだやかにするので，食後の血糖値が気になる方に適しています．	血糖値に異常を指摘された方や，糖尿病の治療を受けておられる方は，事前に医師などの専門家にご相談の上，お召し上がり下さい．摂り過ぎあるいは体質・体調によりおなかがゆるくなることがあります．多量摂取により疾病が治癒したり，より健康が増進するものではありません．
IV（難消化性デキストリン）	難消化性デキストリン（食物繊維として）	5g※	食事から摂取した脂肪の吸収を抑えて排出を増加させる食物繊維（難消化性デキストリン）のはたらきにより，食後の血中中性脂肪の上昇をおだやかにするので，脂肪の多い食事を摂りがちな方，食後の中性脂肪が気になる方の食生活の改善に役立ちます．	摂り過ぎあるいは体質・体調によりおなかがゆるくなることがあります．多量摂取により疾病が治癒したり，より健康が増進するものではありません．他の食品からの摂取量を考えて適量を摂取して下さい．

※：1日1回食事とともに摂取する目安量．
（消費者庁．食品表示基準 第259号〈平成26年10月30日〉別添3より）

❼ 条件付き特定保健用食品制度における科学的根拠の考え方

試　験	無作為化比較試験		非無作為化比較試験（危険率5％以下）	対照群のない介入試験（危険率5％以下）
作用機序	危険率5％以下	危険率10％以下		
明　確	特定保健用食品	条件付き特定保健用食品	条件付き特定保健用食品	
不明確	条件付き特定保健用食品	条件付き特定保健用食品		

危険率：統計的仮説検定において，帰無仮説を棄却するかどうかを決定する基準となる確率で，有意水準ともいう．一般的に，危険率5％が採用されることが多く，この場合，効果がない食品について効果があると結論が出る危険性を5％は含んでいるということになる．

- 疾病に罹患していない人（未成年者，妊産婦〈妊娠を計画している人を含む〉，授乳婦を除く）を対象にした食品である．
- 対象食品は，生鮮食品を含め，すべての容器包装された食品が対象である．ただし，特別用途食品，栄養機能食品，アルコールを含有する飲料，ナトリウム・糖分などを過剰摂取させる食品は対象外である．
- 発売日の60日前までに消費者庁長官に届出を行い，届出事項の内容は消費者庁のウェブサイトで公開される．
- 届出事項は，表示の内容，食品関連事業者に関する基本情報，安全性の根拠に関する情報（食経験があること），機能性の根拠に関する情報，生産・製造および品質の管理に関する情報，健康被害の情報収集体制，その他必要な事項である．

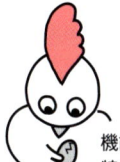

機能性表示食品の特徴は，
①事業者の責任において機能性を表示
②発売の60日前に消費者庁に届出

豆知識

機能性表示食品（生鮮食品）：骨の健康に関するうんしゅうみかん（β-クリプトキサンチン）やもやし（大豆イソフラボン），内臓脂肪の低減に関するりんご（リンゴ由来プロシアニジン），血圧や血中LDLコレステロールを低下させる機能が報告されているトマト（GABA，リコピン）などが届け出られている．

3

食品の表示と規格基準

135

❽ 栄養成分の量および熱量

栄養成分および熱量	表示の単位	許容差の範囲	0と表示することができる量
たんぱく質	g	±20%（ただし，当該食品100g当たり（清涼飲料水等にあっては，100 mL当たり）のたんぱく質の量が2.5 g未満の場合は±0.5 g）	0.5 g
脂　質	g	±20%（ただし，当該食品100g当たり（清涼飲料水等にあっては，100 mL当たり）の脂質の量が2.5 g未満の場合は±0.5 g）	0.5 g
飽和脂肪酸	g	±20%（ただし，当該食品100g当たり（清涼飲料水等にあっては，100 mL当たり）の飽和脂肪酸の量が0.5 g未満の場合は±0.1 g）	0.1 g
n-3系脂肪酸	g	±20%	―
n-6系脂肪酸	g	±20%	―
コレステロール	mg	±20%（ただし，当該食品100g当たり（清涼飲料水等にあっては，100 mL当たり）のコレステロールの量が25 mg未満の場合は±5 mg）	5 mg
炭水化物	g	±20%（ただし，当該食品100g当たり（清涼飲料水等にあっては，100 mL当たり）の炭水化物の量が2.5 g未満の場合は±0.5 g）	0.5 g
糖　質	g	±20%（ただし，当該食品100g当たり（清涼飲料水等にあっては，100 mL当たり）の糖質の量が2.5 g未満の場合は±0.5 g）	0.5 g
糖類（単糖類又は二糖類であって，糖アルコールでないものに限る．）	g	±20%（ただし，当該食品100g当たり（清涼飲料水等にあっては，100 mL当たり）の糖類の量が2.5 g未満の場合は±0.5 g）	0.5 g
食物繊維	g	±20%	―
亜　鉛	mg	+50%，−20%	―
カリウム	mg	+50%，−20%	―
カルシウム	mg	+50%，−20%	―
クロム	µg	+50%，−20%	―
セレン	µg	+50%，−20%	―
鉄	mg	+50%，−20%	―
銅	mg	+50%，−20%	―
ナトリウム	mg（1000 mg以上の量を表示する場合にあっては，gを含む．）	±20%（ただし，当該食品100g当たり（清涼飲料水等にあっては，100 mL当たり）のナトリウムの量が25 mg未満の場合は±5 mg	5 mg
マグネシウム	mg	+50%，−20%	―
マンガン	mg	+50%，−20%	―
モリブテン	µg	+50%，−20%	―
ヨウ素	µg	+50%，−20%	―
リ　ン	mg	+50%，−20%	―
ナイアシン	mg	+80%，−20%	―
パントテン酸	mg	+80%，−20%	―
ビオチン	µg	+80%，−20%	―
ビタミンA	µg	+50%，−20%	―
ビタミンB₁	mg	+80%，−20%	―
ビタミンB₂	mg	+80%，−20%	―
ビタミンB₆	mg	+80%，−20%	―
ビタミンB₁₂	µg	+80%，−20%	―
ビタミンC	mg	+80%，−20%	―
ビタミンD	µg	+50%，−20%	―
ビタミンE	mg	+50%，−20%	―
ビタミンK	µg	+50%，−20%	―
葉　酸	µg	+80%，−20%	―
熱　量	kcal	±20%（ただし，当該食品100g当たり（清涼飲料水等にあっては，100 mL当たり）の熱量が25 kcal未満の場合は±5 kcal）	5 kcal

（消費者庁．食品表示基準〈平成27年内閣府令第10号〉別表第9より）

- 機能性の評価は，最終製品を用いた臨床試験もしくは，最終製品または機能性関与成分に関する文献調査（研究レビュー*3）によってなされる．
- 届出一覧は消費者庁のホームページに掲載されている．2021（令和3）年9月27日現在，有効届出件数（届出が撤回されたものを除く）は，約4,000件に達している*4．
- 食品表示基準に基づき，❷に示す各項目を表示しなければならない．
- 容器包装には「機能性表示食品」と表示する必要があるが（❷参照），消費者庁許可のマークはない．

機能性表示食品制度の問題点

- 安全性の判断基準が不明瞭である．安全性の根拠とされている「食経験」において，特定成分を濃縮したような原材料について十分な経験がないにもかかわらず，サプリメント形状の食品の数年間の販売実績を「食経験」としたり，特定保健用食品の審査過程で安全性が指摘された成分を機能性関与成分として含む食品が機能性表示食品として受理されるなどの矛盾が生じている．
- 機能性の科学的根拠のレベルが低いものがある．最終製品の臨床試験では一つの結果をもとに機能性を表示することが可能であるが，作用機序が不明，査読付き論文かどうか不明確，群間有意差がない，対象者の人数が少ない，摂取期間が短い等の問題を含む食品もある．また，研究レビューの検証事業においても適正性に問題のあるものが多く，チェック項目の1/3で対象とした食品の半数以上が不備と結論されている．
- 品質の担保が求められている．機能性表示食品の機能性関与成分の分析方法に関する検証や買上調査の結果，提出された分析法では定量できない，含有量が表示の範囲外である，ロット間での大きなばらつき等の不適切な品質管理が指摘されている．そこで，第三者の分析によるチェックが行えるように，当初は非公開であった分析方法の開示が義務づけられた．さらに，事業者への国の監視指導の強化が求められている．
- 機能性関与成分が明確でない食品の取り扱いが対象とされた．機能性が部分的に説明できる特定の成分は判明しているが，その成分のみではエキス等全体の機能性のすべてを説明することはできない「植物エキス及び分泌物」が対象とされた．対象食品については，エキス等全体として科学的根拠が得られたエキス等との同等性が担保されることが必要である．また，機能性にかかる作用機序が考察されている必要がある．さらに，特定成分に加えて他の成分も含めたパターン解析などの定性分析なども必要であり，事業者にとってはハードルが高くなった．なお，品質保証の観点から，機能性関与成分の定性確認および定量確認の分析方法は公開される．
- 届出の撤回は，ガイドラインに基づき，法人の吸収合併などによる届出者（正確には法人番号）の変更時，商品の製造・販売が中止されたとき，さらに安全性および機能性の科学的根拠に新たな知見が得られ，機能性関与成分の科学的根拠として不十分な内容となったときに行われる．制度施行2年半の届出総数1,137件中46件が撤回されており，最初の2年間の撤回率は約10％に上る．撤回理由のうち，機能性の根拠が脆弱，関与成分が医薬品成分として知られているため医薬品との誤解を招くおそれがある，などの理由によるものは制度に対する信頼喪失につながる深刻な問題である．
- 制度の問題点の解決のために，行政による検証・監視体制の整備の充実，健康被害情報の収集・評価の標準化，保健機能食品制度に関する理解促進と活用能力の向上に向けた消費者教育の充実，さらに事業者の責務として制度の適切な運用に向けた消費者の誤認を招かない表示や品質管理が求められている．

栄養機能食品

- 栄養機能食品（food with nutrient function claims：FNFC）は，食品衛生法第21条第1項の規定に基づき，日常生活の乱れや加齢等の影響で日常の食生活で不足しがちな特定の栄養成分（ビタミン，ミネラル等）の補給を目的とし，その特定の栄養成分を含むものとして国が定める基準に従ってその栄養成分の機能を表示した食品である．

*3 システマティックレビューといわれ，研究論文が登録されているデータベースを用いて，キーワード検索によって論文を抽出して絞り込み，統計的手法を用いて，最終製品または機能性関与成分に「機能性がある」と認められるかどうかを事業者が判断する．

*4 平成27年度277件に始まって以降，毎年届出数が増加し，令和2年度には年間届出数が1,000件を超えている．

●MEMO●
機能性関与成分となる栄養素の例外：「機能性表示食品制度における機能性関与成分の取扱い等に関する検討会」（2016年12月報告）において，栄養素との作用との違いから，糖質および糖類は対象とされた．ただし，主としてエネルギー源とされるブドウ糖やでんぷん等は過剰摂取につながる懸念があることから除外されている．一方，ビタミンとミネラルについては，過剰摂取の懸念や健康・栄養政策との整合性との問題から，現時点では対象外であるが，今後，栄養機能食品制度において検討される．

3
食品の表示と規格基準

栄養成分	1日当たりの摂取目安量に含まれる栄養成分量		栄養機能表示	注意喚起表示
	下限値	上限値		
n-3系脂肪酸	0.6 g	2.0 g	n-3系脂肪酸は，皮膚の健康維持を助ける栄養素です．	本品は，多量摂取により疾病が治癒したり，より健康が増進するものではありません．1日の摂取目安量を守ってください．
亜鉛	2.64 mg	15 mg	亜鉛は，味覚を正常に保つのに必要な栄養素です．亜鉛は，皮膚や粘膜の健康維持を助ける栄養素です．亜鉛は，たんぱく質・核酸の代謝に関与して，健康の維持に役立つ栄養素です．	本品は，多量摂取により疾病が治癒したり，より健康が増進するものではありません．亜鉛の摂り過ぎは，銅の吸収を阻害するおそれがありますので，過剰摂取にならないよう注意してください．1日の摂取目安量を守ってください．乳幼児・小児は本品の摂取を避けてください．
カリウム[注1)]	840 mg	2,800 mg	カリウムは，正常な血圧を保つのに必要な栄養素です．	本品は，多量摂取により疾病が治癒したり，より健康が増進するものではありません．1日の摂取目安量を守ってください．腎機能が低下している方は本品の摂取を避けてください．
カルシウム	204 mg	600 mg	カルシウムは，骨や歯の形成に必要な栄養素です．	本品は，多量摂取により疾病が治癒したり，より健康が増進するものではありません．1日の摂取目安量を守ってください．
鉄	2.04 mg	10 mg	鉄は，赤血球を作るのに必要な栄養素です．	
銅	0.27 mg	6.0 mg	銅は，赤血球の形成を助ける栄養素です．銅は，多くの体内酵素の正常なはたらきと骨の形成を助ける栄養素です．	本品は，多量摂取により疾病が治癒したり，より健康が増進するものではありません．1日の摂取目安量を守ってください．乳幼児・小児は本品の摂取を避けてください．
マグネシウム	96 mg	300 mg	マグネシウムは，骨や歯の形成に必要な栄養素です．マグネシウムは，多くの体内酵素の正常なはたらきとエネルギー産生を助けるとともに，血液循環を正常に保つのに必要な栄養素です．	本品は，多量摂取により疾病が治癒したり，より健康が増進するものではありません．多量に摂取すると軟便（下痢）になることがあります．1日の摂取目安量を守ってください．乳幼児・小児は本品の摂取を避けてください．
ナイアシン	3.9 mg	60 mg	ナイアシンは，皮膚や粘膜の健康維持を助ける栄養素です．	本品は，多量摂取により疾病が治癒したり，より健康が増進するものではありません．1日の摂取目安量を守ってください．
パントテン酸	1.44 mg	30 mg	パントテン酸は，皮膚や粘膜の健康維持を助ける栄養素です．	
ビオチン	15 μg	500 μg	ビオチンは，皮膚や粘膜の健康維持を助ける栄養素です．	
ビタミンA[注2)]	231 μg	600 μg	ビタミンAは，夜間の視力の維持を助ける栄養素です．ビタミンAは，皮膚や粘膜の健康維持を助ける栄養素です．	本品は，多量摂取により疾病が治癒したり，より健康が増進するものではありません．1日の摂取目安量を守ってください．妊娠3か月以内又は妊娠を希望する女性は過剰摂取にならないよう注意してください．
ビタミンB$_1$	0.36 mg	25 mg	ビタミンB$_1$は，炭水化物からのエネルギー産生と皮膚や粘膜の健康維持を助ける栄養素です．	本品は，多量摂取により疾病が治癒したり，より健康が増進するものではありません．1日の摂取目安量を守ってください．
ビタミンB$_2$	0.42 mg	12 mg	ビタミンB$_2$は，皮膚や粘膜の健康維持を助ける栄養素です．	
ビタミンB$_6$	0.39 mg	10 mg	ビタミンB$_6$は，たんぱく質からのエネルギーの産生と皮膚や粘膜の健康維持を助ける栄養素です．	
ビタミンB$_{12}$	0.72 μg	60 μg	ビタミンB$_{12}$は，赤血球の形成を助ける栄養素です．	
ビタミンC	30 mg	1,000 mg	ビタミンCは，皮膚や粘膜の健康維持を助けるとともに，抗酸化作用を持つ栄養素です．	
ビタミンD	1.65 μg	5.0 μg	ビタミンDは，腸管でのカルシウムの吸収を促進し，骨の形成を助ける栄養素です．	
ビタミンE	1.89 mg	150 mg	ビタミンEは，抗酸化作用により，体内の脂質を酸化から守り，細胞の健康維持を助ける栄養素です．	
ビタミンK	45 μg	150 μg	ビタミンKは，正常な血液凝固能を維持する栄養素です．	本品は，多量摂取により疾病が治癒したり，より健康が増進するものではありません．1日の摂取目安量を守ってください．血液凝固阻止薬を服用している方は本品の摂取を避けてください．
葉酸	72 μg	200 μg	葉酸は，赤血球の形成を助ける栄養素です．葉酸は，胎児の正常な発育に寄与する栄養素です．	本品は，多量摂取により疾病が治癒したり，より健康が増進するものではありません．1日の摂取目安量を守ってください．葉酸は，胎児の正常な発育に寄与する栄養素ですが，多量摂取により胎児の発育が良くなるものではありません．

注1) カリウムについては，過剰量のリスク（腎機能低下者において，最悪の場合，心停止）を回避するため，錠剤・カプセル等の食品は対象外とする．
注2) ビタミンAの前駆体であるβ-カロテンについては，ビタミンA源の栄養機能食品として認めるが，その場合の上限値は7,200 μg，下限値1,620 μgとする．また，β-カロテンについては，ビタミンAと同様の栄養機能表示を認める．この場合，「妊娠3ヶ月以内又は妊娠を希望する女性は過剰摂取にならないように注意してください．」旨の注意喚起表示は，不要とする．

（消費者庁．食品表示基準〈平成27年内閣府令第10号〉別表第11より作成）

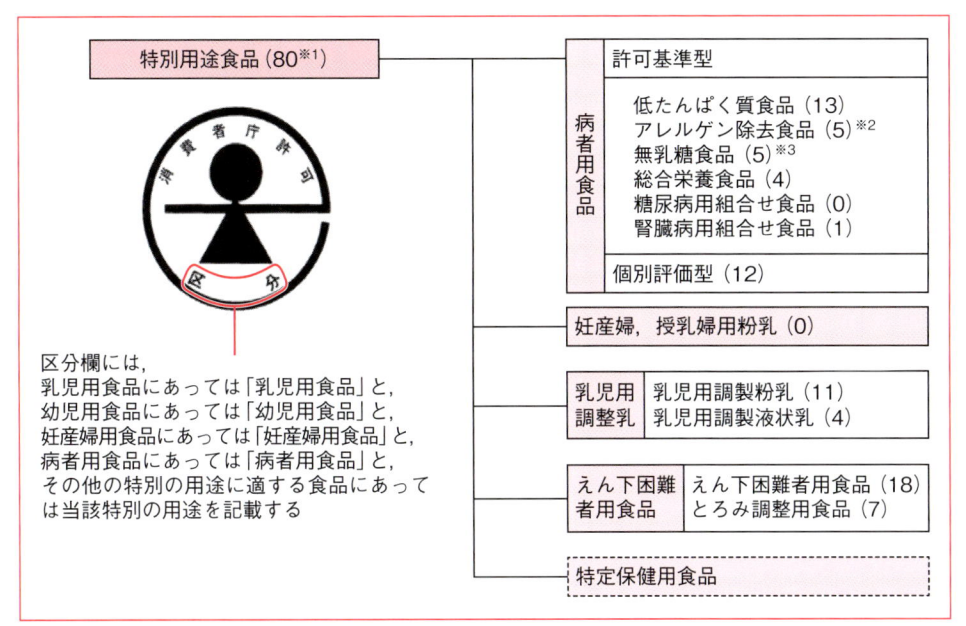

区分欄には,
乳児用食品にあっては「乳児用食品」と,
幼児用食品にあっては「幼児用食品」と,
妊産婦用食品にあっては「妊産婦用食品」と,
病者用食品にあっては「病者用食品」と,
その他の特別の用途に適する食品にあって
は当該特別の用途を記載する

	許可基準型	
病者用食品	低たんぱく質食品（13） アレルゲン除去食品（5）※2 無乳糖食品（5）※3 総合栄養食品（4） 糖尿病用組合せ食品（0） 腎臓病用組合せ食品（1）	
	個別評価型（12）	

妊産婦, 授乳婦用粉乳（0）

乳児用 調整乳	乳児用調製粉乳（11）
	乳児用調製液状乳（4）

えん下困難 者用食品	えん下困難者用食品（18）
	とろみ調整用食品（7）

特定保健用食品

❿ 特別用途食品の分類

（　）は表示許可件数（2021〈令和3〉年12月24日現在）.
※1：特定保健用食品の許可件数を除いた総数．アレルゲン除去食品および無乳糖食品として許可しているもの3
件については，それぞれの食品群で計上しているため，許可品数は77件.
※2：無乳糖食品としても許可しているもの3件を含む.
※3：アレルゲン除去食品としても許可しているもの3件を含む.

- 体の健全な成長，発達，健康の維持に必要な栄養成分の補給・補完の目的で摂取する食品（加工食品，サプリメント形状を含む）である.
- 表示が認められた栄養成分は，ミネラル6種類，ビタミン13種類，およびn-3系脂肪酸である（❾）．このうち，カリウム，ビタミンK，n-3系脂肪酸は2015年4月に追加された.
- 国（消費者庁長官）への許可申請や届出の必要がなく，許可マークはない.
- 対象食品は，消費者に販売される容器包装に入れられた一般用加工食品および一般用生鮮食品（鶏卵以外）である.
- 1日あたりの摂取目安量に含まれる当該栄養成分量が，定められた上限値・下限値（❾）の範囲内にある必要がある.
- 表示は，食品表示基準に基づき，❷に示す表示事項を表示しなければならない.

3 特別用途食品

- 特別用途食品とは，健康増進法第26条に規定される，乳児，幼児，妊産婦，病者などの発育，健康の保持・回復など特別の用途に適する旨について表示する食品である.
- 特別用途食品には，病者用食品，妊産婦・授乳婦用粉乳，乳児用調製粉乳，えん下困難者用食品，および特定保健用食品が含まれる（❿）.
- 特別用途食品（特定保健用食品を除く）は，表示について国（消費者庁長官）の許可を受ける必要がある.
- 表示の許可にあたっては，許可基準があるものについてはその適合性を審査し，許可基準のないものについては個別に評価を行っている.
- 2019（令和元）年9月9日施行の最新の基準等の詳細は，令和元年9月9日付け消食表第296号 別添 特別用途食品表示許可基準並びに特別用途食品の取扱い及び指導要領に掲載されている.
- 対象食品には，許可マーク（❿参照）が付されている.

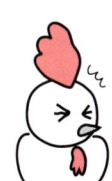

カリウムは，過剰摂取のリスク（腎機能低下者において，最悪の場合，心停止）を回避するため，錠剤・カプセルなどの食品は栄養機能食品の対象外だよ！

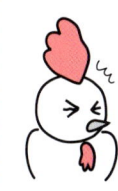

特定保健用食品は，「特別な用途」として特別用途食品に位置づけられている

3

食品の表示と規格基準

4 栄養成分表示

義務表示と任意表示

義務表示の栄養成分および熱量

- 食品表示基準は，栄養成分の量または熱量に関する表示（栄養成分表示）などを定めた基準である．
- 食品表示法第4条第1項の規定に従って，食品表示基準に基づき，容器包装に入れられた加工食品および添加物には，栄養成分表示が義務づけられている．
- 販売される状態における可食部分の100 gもしくは100 mLまたは1食分，1包装，その他1食品単位あたりで表示する．1食分である場合は，1食分の量を併記して表示する．
- 熱量，たんぱく質，脂質，炭水化物，食塩相当量の順に，一定値または下限値と上限値で表示する．一定値で表示する場合（○○kcal，△△gなど）は，定められた誤差の許容範囲内であることが必要である（❽）．下限値と上限値で表示する場合（○○〜□□gなど）は，その範囲内に含まれていることが必要である*5．
- 栄養機能食品，基準に定められている栄養素および熱量の強調表示をする食品，または糖類・ナトリウム塩の無添加表示をしている食品には，表示が認められない．

任意表示の栄養成分

- 任意表示の栄養成分は，義務表示成分以外の糖類，糖質，コレステロール，ビタミン・ミネラル類などであり，表示を推奨される栄養成分は，飽和脂肪酸および食物繊維である*6．
- 食品表示基準で定める栄養成分以外の成分を表示する場合は，線で区切る，枠外に表示するなど区別して表示をする．

栄養強調表示（絶対表示と相対表示）

- 多く含む旨や強化された旨の基準が定められている栄養成分は21成分である（⓫）．
- 少ない旨や含まない旨，低減された旨の基準が定められている栄養成分等は6成分である（⓬）．
- 糖類無添加に関する強調表示および食品へのナトリウム塩無添加に関する強調表示（食塩無添加表示を含む）は，それぞれ一定の条件が満たされた場合にのみ行うことができる．

5 「いわゆる健康食品」の表示

- 「健康食品」という言葉は，法令上の定義はなく，一般的に，広く健康の保持または増進にかかわる効果などを表示して販売される食品全般を指す．
- 健康食品のうち，特定保健用食品，機能性表示食品，栄養機能食品の3つの保健機能食品以外が，「いわゆる健康食品」である．栄養補助食品，健康補助食品，栄養調整食品などが該当する．

6 虚偽・誇大広告などの禁止

概　要

- 「いわゆる健康食品」は，健康の保持増進の効果の表示が不適切である場合，景品表示法および健康増進法の禁止事項に抵触することがある．
- 健康増進法第31条第1項では，健康の保持増進の効果などについて事実と大きく異なる表示や，誤解させるような表示をすることを禁じている（誇大表示の禁止）．
- 消費者庁は，健康増進法に違反して表示した者に対し，その表示に関して必要な措置をとるよう命じることができ，その命令に違反すると懲役または罰金が科される．
- 不当景品類及び不当表示防止法（景品表示法）第5条第1号では，商品の品質や規格な

●MEMO●
栄養成分表示の省略が認められる製品
①酒類
②きわめて短期間で原材料が変更されるもの
③表示可能面積が小さいもの
④栄養供給源としての寄与の程度が小さいもの
⑤小規模事業者が販売するもの

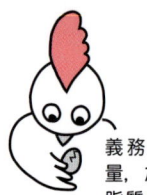

義務表示は，熱量，たんぱく質，脂質，炭水化物，食塩相当量の5項目だよ．記載順序も厳守！

●MEMO●
食塩相当量：2015年4月以前はナトリウムの表示であったが，より消費者にわかりやすく変更された．
ナトリウム（mg）×2.54÷1,000≒食塩相当量（g）
ナトリウム塩を添加していない場合には，ナトリウムでの表示ができるが，その場合でも，ナトリウム量の後に（　）などで「食塩相当量」を表示する必要がある．

*5 合理的な推定により得られた値を適用し，「推定値」「この目安は表示値です」と表示する場合はこの限りではない．

*6 第3章「1 食品表示制度」の❺（p.124）を参照．

●MEMO●
強化された旨の表示：たんぱく質および食物繊維では，絶対値に加え，25%以上の相対差が必要である．ミネラル類（ナトリウムを除く），ビタミン類には，「含む旨」の基準値以上の絶対差に代えて，栄養素等表示基準値の10%以上の絶対値が必要である．

●MEMO●
低減された旨の表示：熱量，脂質，飽和脂肪酸，コレステロール，糖類およびナトリウムでは，絶対値に加え，25%以上の相対差が必要である．

⑪ 栄養強調表示の基準値（高い旨，含む旨および強化された旨）

栄養成分	高い旨の表示の基準値 「高，多，豊富，たっぷり」 栄養成分の量が次のいずれかの基準値以上であること		含む旨の表示の基準値 「源，供給，含有，入り，使用，添加」など 栄養成分の量が次のいずれかの基準値以上であること		強化された旨の表示の基準値 「○％(g)強化，増，アップ，プラス」など 栄養成分の量の比較対象品との絶対差（増加量）が次の基準値以上であり，かつ＊印の成分については比較対象品との相対差（増加割合）が25％以上であること
	食品100gあたり	100kcalあたり	食品100gあたり	100kcalあたり	食品100gあたり
たんぱく質＊	16.2g(8.1g)	8.1g	8.1g(4.1g)	4.1g	8.1g(4.1g)
食物繊維＊	6g(3g)	3g	3g(1.5g)	1.5g	3g(1.5g)
亜鉛	2.64mg(1.32mg)	0.88mg	1.32mg(0.66mg)	0.44mg	0.88mg(0.88mg)
カリウム	840mg(420mg)	280mg	420mg(210mg)	140mg	280mg(280mg)
カルシウム	204mg(102mg)	68mg	102mg(51mg)	34mg	68mg(68mg)
鉄	2.04mg(1.02mg)	0.68mg	1.02mg(0.51mg)	0.34mg	0.68mg(0.68mg)
銅	0.27mg(0.14mg)	0.09mg	0.14mg(0.07mg)	0.05mg	0.09mg(0.09mg)
マグネシウム	96mg(48mg)	32mg	48mg(24mg)	16mg	32mg(32mg)
ナイアシン	3.9mg(1.95mg)	1.3mg	1.95mg(0.98mg)	0.65mg	1.3mg(1.3mg)
パントテン酸	1.44mg(0.72mg)	0.48mg	0.72mg(0.36mg)	0.24mg	0.48mg(0.48mg)
ビオチン	15μg(7.5μg)	5μg	7.5μg(3.8μg)	2.5μg	5μg(5μg)
ビタミンA	231μg(116μg)	77μg	116μg(58μg)	39μg	77μg(77μg)
ビタミンB₁	0.36mg(0.18mg)	0.12mg	0.18mg(0.09mg)	0.06mg	0.12mg(0.12mg)
ビタミンB₂	0.42mg(0.21mg)	0.14mg	0.21mg(0.11mg)	0.07mg	0.14mg(0.14mg)
ビタミンB₆	0.39mg(0.20mg)	0.13mg	0.20mg(0.10mg)	0.07mg	0.13mg(0.13mg)
ビタミンB₁₂	0.72mg(0.36mg)	0.24mg	0.36mg(0.18mg)	0.12mg	0.24mg(0.24mg)
ビタミンC	30mg(15mg)	10mg	15mg(7.5mg)	5mg	10mg(10mg)
ビタミンD	1.65μg(0.83μg)	0.55μg	0.83μg(0.41μg)	0.28μg	0.55μg(0.55μg)
ビタミンE	1.89mg(0.95mg)	0.63mg	0.95mg(0.47mg)	0.32mg	0.63mg(0.63mg)
ビタミンK	45μg(22.5μg)	30μg	22.5μg(11.3μg)	7.5μg	15μg(15μg)
葉酸	72μg(36μg)	24μg	36μg(18μg)	12μg	24μg(24μg)

（　）内は，一般に飲用に供する液状の食品100mLあたりの場合．
（消費者庁．食品表示基準〈平成27年内閣府令第10号〉別表第12より作成）

3

食品の表示と規格基準

どについて，実際よりもはるかに優れていると示したり，他社の類似商品よりもはるかに優れていると示したりするような表示を禁じている（優良誤認表示の禁止，有利誤認表示の禁止）．

● 消費者庁は，表示違反をした事業者に対し，その違反行為を取りやめること，一般消費者に与えた誤認を排除すること，再発防止などを命じることができる（措置命令）．この命令に違反すると懲役や罰金が科される．

● 不当表示を防止するためのガイドラインとして，「健康食品に関する景品表示法及び健康増進法上の留意事項について」（2013〈平成25〉年12月24日制定，2016〈平成28〉年6月30日全部改定，2020〈令和2〉年4月1日一部改定）が消費者庁から示されている．

豆知識
強調表示の考え方：FAO/WHOによる国際食品規格（コーデックス規格）の考え方を導入している．

Column　虚偽・誇大広告等が禁止されている主な事項

健康の保持増進の効果，含有する食品または成分の量，特定の食品または成分を含有する旨，熱量，人の身体を美化し，魅力を増し，容貌を変え，または皮膚もしくは毛髪を健やかに保つことに資する効果などである．例として，許可された表示内容が「食後の中性脂肪の上昇を抑える」であるにもかかわらず，広告において「食後の」という文言を省略して，単に「中性脂肪の上昇を抑える」と表示することにより，中性脂肪の上昇を抑える効果が継続的にあるかのような表示をすること．

第1欄	第2欄	第3欄	第4欄
	含まない旨の表示の基準値	低い旨の表示の基準値	低減された旨の表示の基準値
	「無，ゼロ，ノン，レス」など	「低，控えめ，少，ライト，ダイエット」など	「○%（g）減，オフ，カット」など
栄養成分および熱量	栄養成分の量および熱量が次の基準値未満であること	栄養成分の量および熱量が次の基準値未満であること	栄養成分の量および熱量の比較対象品との絶対差（低減量）が次の基準値以上であり，かつ比較対象品との相対差（低減割合）が25%以上であること
	食品100gあたり（　）内は，一般に飲用に供する液状の食品100mLあたりの場合	食品100gあたり（　）内は，一般に飲用に供する液状の食品100mLあたりの場合	食品100gあたり（　）内は，一般に飲用に供する液状の食品100mLあたりの場合
熱　量	5 kcal（5 kcal）	40 kcal（20 kcal）	40 kcal（20 kcal）
脂　質	0.5 g（0.5 g）※例外あり（備考1参照）	3 g（1.5 g）	3 g（1.5 g）
飽和脂肪酸	0.1 g（0.1 g）	1.5 g（0.75 g）ただし，当該食品の熱量のうち飽和脂肪酸に由来するものが当該食品の熱量の10%以下であるものに限る	1.5 g（0.75 g）
コレステロール	5 mg（5 mg）ただし，飽和脂肪酸の量が1.5 g（0.75 g）未満であって，当該食品の熱量のうち飽和脂肪酸に由来するものが当該食品の熱量の10%未満のものに限る※例外あり（備考2参照）	20 mg（10 mg）ただし，飽和脂肪酸の量が1.5 g（0.75 g）以下であって，当該食品の熱量のうち飽和脂肪酸に由来するものが当該食品の熱量の10%以下のものに限る※例外あり（備考2参照）	20 mg（10 mg）ただし，飽和脂肪酸の量が当該他の食品に比べて低減された量が1.5 g（0.75 g）以上のものに限る
糖　類	0.5 g（0.5 g）	5 g（2.5 g）	5 g（2.5 g）
ナトリウム	5 mg（5 mg）	120 mg（120 mg）	120 mg（120 mg）特例あり（下記［注意］参照）

備考1：ドレッシングタイプ調味料（いわゆるノンオイルドレッシング）について，脂質の「含まない旨の表示」については「0.5 g」を，「3 g」とする．
備考2：1食分の量を15 g以下である旨を表示し，かつ，当該食品中の脂肪酸の量のうち飽和脂肪酸の量の占める割合が15%以下である場合，コレステロールにかかわる含まない旨の表示および低い旨の表示のただし書きの規定は，適用しない．
［注意］「ナトリウムの含有量を25%以上低減することにより，当該食品の保存性および品質を保つことが著しく困難な食品」として，「みそ」と「しょうゆ」が該当する．低減されたナトリウムの含有量の割合（相対差）が以下に定める割合以上である場合に「ナトリウムの低減された旨の表示」をすることができる．みそ15%，しょうゆ20%．
（消費者庁．食品表示基準〈平成27年内閣府令第10号〉別表第13より作成）

- インターネット販売の健康食品の広告などについて，消費者庁により監視業務が行われている．

保健機能食品において虚偽誇大表示等にあたるおそれがあるもの

特定保健用食品

- 許可を受けた表示内容を超える表示．
- 試験結果やグラフの使用方法が不適切な表示．
- アンケートやモニター調査等の使用方法が不適切な表示．
- 医師または歯科医師の診断，治療等によることなく疾病を治癒できるかのような表示（医機法にも違反）．

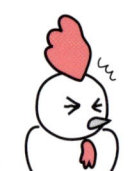

「ゼロ」といっても本当は含まれるんだね！

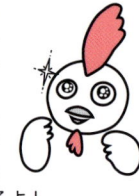

100 gあたり20 mgのコレステロールを含む食品は，低コレステロール食品であるという強調表示ができるよ！

Column　打消し表示はどうなる？

　「カロリーを気にせず食べられる！ガマンしなくていいって幸せ！」という体験談型の強調表示が行われている商品において，「個人の感想です．効果には個人差があります．」という打消し表示に気づいても，一般消費者がだいたいの人に効果があると認識するという調査結果が公表されている．つまり，体験談型の影響が非常に大きいことを示している．実際には当該食品を摂取するだけでは痩身効果が得られないが，あたかも食事制限や運動をしなくても効果があるように一般消費者に誤認される場合は，虚偽誇大表示等にあたる．そのため，体験談の表示にあたっては，商品の性能に適切に対応したものを選び，打消し表示がなくても一般消費者が正しく認識できるような強調表示の内容とすることが求められる．また，打消し表示を記載する場合は，しっかり大きく記載することが必要である．

食品の表示と規格基準　3

機能性表示食品

● 届出内容を超える表示.

● 特定保健用食品と誤認される表示.

● 国の評価，許可等を受けたものと誤認される表示.

● 表示の裏づけとなる科学的根拠が合理性を欠いている場合.

栄養機能食品

● 国が定める基準にかかわる栄養成分以外の成分の機能の表示.

● 国が定める基準を満たさない食品についての栄養成分の機能の表示.

「いわゆる健康食品」において問題となる表示

● 医師または歯科医師の診断，治療等によることなく疾病を治癒できるかのような表示.

● 健康食品を摂取するだけで，特段の運動や食事制限をすることなく，短期間で容易に著しい痩身効果が得られるかのような表示.

● 最上級またはこれに類する表現を用いている場合.

● 体験談の使用方法が不適切な表示.

● 体験結果やグラフの使用方法が不適切な表示.

● 行政機関等の認証等に関する不適切な表示.

● 価格等の取引条件について誤認させる表示.

参考文献

・消費者庁. 食品表示企画. http://www.caa.go.jp/policies/policy/food_labeling/

・公益財団法人日本健康・栄養食品協会. プレスリリース. http://www.jhnfa.org/topic386.pdf

・消費者庁. 健康食品に関する景品表示法及び健康増進法上の留意事項について. http://www.caa.go.jp/policies/policy/representation/extravagant_advertisement/pdf/extravagant_advertisement_200331_0001.pdf

●MEMO●
トクホ製品に対する健康増進法初の違反勧告：「本品は食酢の主成分である酢酸を含んでおり，血圧が高めの方に適した食品です」として許可されていたトクホであるにもかかわらず，許可表示を逸脱して，「血圧低下作用」と誇大表示をしていた. さらに，「薬に頼らずに」とする広告表現もあり，薬物治療によることなく，本件商品を摂取するだけで高血圧を改善する効果が得られるとは認められないことから，健康増進法で禁止する「健康の保持増進の効果について著しく人を誤認させるような表示である」として2016年3月に違反勧告を受けている. また，同年9月には，「ペプチド成分による，血圧が高めの方に適した食品」において，関与成分の含有量が基準値を満たさず，事業者はそのことを把握しながらも販売を続けた悪質性から，トクホ初の許可取り消しが行われた.

3
食品の表示と規格基準

カコモン に挑戦 ‼

◆ 第35回-59
特別用途食品および保健機能食品に関する記述である. 最も適当なのはどれか. 1つ選べ.
(1) 特別用途食品（総合栄養食品）は，健康な成人を対象としている.
(2) 特定保健用食品（規格基準型）では，申請者が関与成分の疾病リスク低減効果を医学的・栄養学的に示さなければならない.
(3) 栄養機能食品では，申請者が消費者庁長官に届け出た表現により栄養成分の機能を表示できる.
(4) 機能性表示食品では，申請者は最終製品に関する研究レビュー（システマティックレビュー）で機能性の評価を行うことができる.
(5) 機能性表示食品は，特別用途食品の1つである.

◆ 第34回-60
栄養機能食品として表示が認められている栄養成分と栄養機能表示の組合せである. 正しいのはどれか. 1つ選べ.
(1) n-3系脂肪酸 ——「動脈硬化や認知症の改善を助ける栄養素です」
(2) カルシウム ——「将来の骨粗鬆症の危険度を減らす栄養素です」
(3) 鉄 ——「赤血球を作るのに必要な栄養素です」
(4) ビタミンE ——「心疾患や脳卒中の予防を助ける栄養素です」
(5) ビタミンC ——「風邪の予防が期待される栄養素です」

解答＆解説

◆ **第35回-59 正解(4)**
正文を提示し，解説とする.
(1) 特別用途食品（総合栄養食品）は，特別な配慮を必要とする者を対象としている.
(2) 特定保健用食品（疾病リスク低減表示）では，申請者が関与成分の疾病リスク低減効果を医学的・栄養学的に示さなければならない.
(3) 栄養機能食品では，食品表示基準に定められた表現により表示しなければならない.
(5) 特定保健用食品は，特別用途食品の1つである.

◆ **第34回-60 正解(3)**
正しい組合せを提示し，解説とする.
(1) n-3系脂肪酸 ——「皮膚の健康維持を助ける栄養素です」
(2) カルシウム ——「骨や歯の形成に必要な栄養素です」
(4) ビタミンE ——「抗酸化作用により，体内の脂質を酸化から守り，細胞の健康維持を助ける栄養素です」
(5) ビタミンC ——「皮膚や粘膜の健康維持を助けるとともに，抗酸化作用を持つ栄養素です」

索 引

中山書店の出版物に関する情報は，小社サポートページを
御覧ください．
https://www.nakayamashoten.jp/support.html

Visual栄養学テキストシリーズ

食べ物と健康 I
食品学総論　食品の成分と機能

2018 年 1 月 20 日　初版第 1 刷発行ⓒ〔検印省略〕
2022 年 3 月 18 日　初版第 2 刷発行

監　修…………津田謹輔・伏木　亨・本田佳子

編　集…………寺尾純二・村上　明

発行者…………平田　直

発行所…………株式会社 中山書店
　　　　　　　〒 112-0006　東京都文京区小日向 4-2-6
　　　　　　　TEL 03-3813-1100（代表）　振替 00130-5-196565
　　　　　　　https://www.nakayamashoten.jp/

装　丁…………株式会社プレゼンツ

印刷・製本……株式会社 真興社

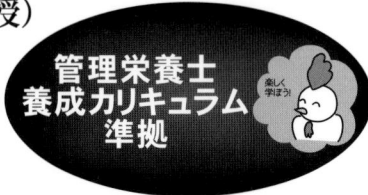
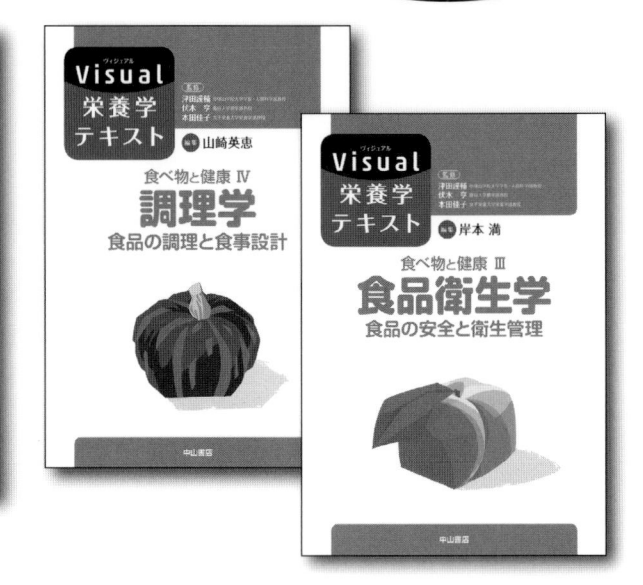